स्त्री रोग ज्ञान

डॉ. शांति राय • डॉ. अलका पांडेय • डॉ. हिमांशु राय

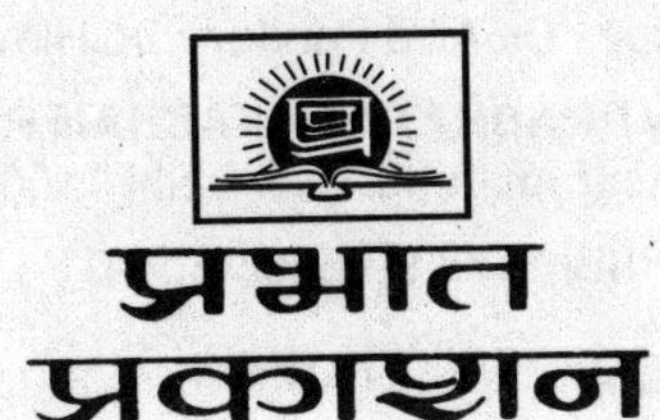

प्रभात
प्रकाशन

प्रकाशक

प्रभात प्रकाशन प्रा. लि.

4/19 आसफ अली रोड, नई दिल्ली–110002

फोन : 23289777 • हेल्पलाइन नं. : 7827007777

इ–मेल : prabhatbooks@gmail.com ❖ वेब ठिकाना : www.prabhatbooks.com

संस्करण

2024

पेपरबैक मूल्य

तीन सौ पचास रुपए

मुद्रक

नरुला प्रिंटर्स, दिल्ली

STREE ROG GYAN

by Dr. Shanti Roy • Dr. Alka Pandey • Dr. Himanshu Roy

Published by **PRABHAT PRAKASHAN PVT. LTD.**

4/19 Asaf Ali Road, New Delhi-110002

ISBN 978-93-5266-656-0

₹ 350.00 (PB)

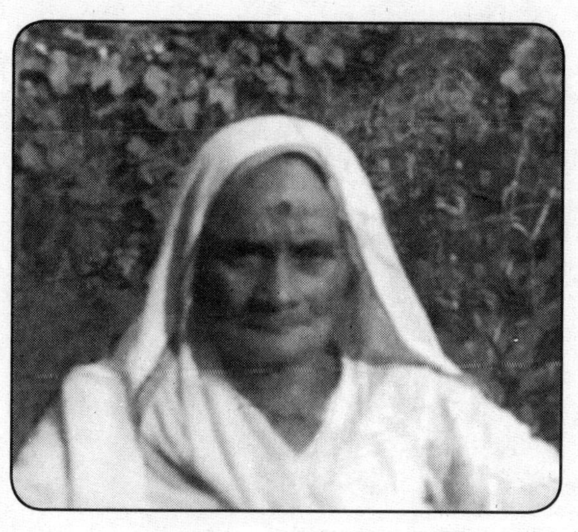

स्वर्गीया भगवती देवी
को समर्पित
जो भारतीय नारी का प्रतिरूप थीं।

प्रस्तावना

स्त्री रोग विज्ञान चिकित्सा शास्त्र की एक महत्त्वपूर्ण शाखा है, जो स्त्रियों में पाई जानेवाली विशेष बीमारियों एवं असामान्यताओं के बारे में ज्ञान प्रदान करती है। विश्व की विभिन्न भाषाओं में स्त्री रोगों पर अनेक पुस्तकें उपलब्ध हैं, पर हिंदी में ऐसी पुस्तकों का सर्वथा अभाव है, जो भारत देश की मातृभाषा है।

हमारे देश की अधिकांश महिलाओं को इस विषय की या तो अधूरी जानकारी है या बिल्कुल ही नहीं, ऐसे में इस पुस्तक को लिखने का मुख्य उद्देश्य महिलाओं को संबंधित रोगों की पूरी जानकारी देना है। इस पुस्तक के प्रारंभ में ही जननांगों की बनावट एवं सामान्य प्रक्रियाओं के विषय में बतलाया गया है। अपने स्वास्थ्य को सही एवं अपने को सक्रिय रखने के लिए किन-किन बातों पर ध्यान देने एवं कब-कब अपने चिकित्सक से मिलना जरूरी है, इसका उल्लेख भी इस पुस्तक में किया गया है। असामान्य रक्तस्राव, श्वेतस्राव या जननांगों संबंधी अन्य समस्याओं का कैसे समाधान करें, इसकी भी जानकारी इस पुस्तक में दी गई है। गर्भावस्था में रक्तस्राव के विभिन्न कारणों एवं उसके लिए किए जानेवाले उपायों का भी विस्तार से वर्णन है।

बाँझपन के कारणों एवं इसकी चिकित्सा के विषय में विशेष जानकारी देने का प्रयास किया गया है, ताकि संबंधित दंपती को उनके प्रश्नों का उत्तर मिल सके। गर्भ निरोध के करीब-करीब सभी उपायों की चर्चा के साथ-साथ किसके लिए कौन सा उपाय कारगर होगा, इसकी चर्चा भी की गई है। जननांगों के कैंसर के लक्षण एवं सावधानियों की जानकारी तथा संक्षिप्त में तत्संबंधी चिकित्सा का वर्णन भी किया गया है।

पुस्तक लेखन के दौरान यह कोशिश की गई है कि तथ्य एवं भाषा एकदम सहज-सरल हो, ताकि आम महिलाएँ इसे समझ सकें एवं इसमें निहित ज्ञान का लाभ उठा सके।

—डॉ. शांति राय

आभार

डॉ. कृष्णा चौधरी, पूर्व असिस्टेंट प्रोफेसर, योग विज्ञान विभाग, देव संस्कृति विश्वविद्यालय, हरिद्वार को, जिन्होंने हमारी कल्पना को यथार्थ रूप दिया।

उन सहकर्मियों एवं सहयोगी चिकित्सक गण को, जिन्होंने हमारे आग्रह पर भिन्न-भिन्न विषयों पर अपना लेख दिया।

उन बच्चियों, किशोरियों, महिलाओं, माताओं, नानियों एवं दादियों को, जिनके मन में पलते हुए भ्रम और सही जानकारी की इच्छा ने हमें हिंदी में इस पुस्तक को लिखने की प्रेरणा दी।

हमारे परिवार के सभी सदस्यों को, जिन्होंने अनेक तरह से इस पुस्तक को लिखने में सहायता दी।

उन सभी को, जिन्होंने इस पुस्तक के लेखन में प्रत्यक्ष या अप्रत्यक्ष रूप से सहयोग किया।

अनुक्रम

महिला स्वास्थ्य

—डॉ. शांति राय

अपने स्वास्थ्य की उचित देखभाल करना हर नागरिक का कर्तव्य है। अच्छे स्वास्थ्य के लिए बीमारी का केवल सही उपचार ही जरूरी नहीं है, बल्कि हर व्यक्ति को यह कोशिश करनी चाहिए कि कोई बीमारी हो ही नहीं। इसके लिए स्वास्थ्य संबंधी कुछ विशेष बातों की जानकारी आवश्यक है।

स्तन की गाँठ—स्तन में किसी भी प्रकार की गाँठ हो, उसे डॉक्टर को दिखाना आवश्यक है एवं जरूरत के अनुसार उसका अल्ट्रासाउंड, मैमोग्राफी और एफ.एन.ए.सी. भी कराना जरूरी है। गाँठ न होने पर भी विभिन्न अध्ययनों से यह निष्कर्ष निकला है कि मैमोग्राफी के द्वारा स्तन के कैंसर की शुरुआत में ही पहचान की जा सकती है, क्योंकि गाँठ का जब तक पता चलता है, तब तक बीमारी काफी आगे बढ़ चुकी होती है। इसके लिए हर महिला को 40 वर्ष की उम्र के बाद एक बार मैमोग्राफी करानी चाहिए। यदि इसमें कोई गड़बड़ी न भी निकले तो पुनः तीन से पाँच वर्षों में यह जाँच कराते रहनी चाहिए। कई महिलाओं को स्तन में कैंसर होने की अधिक संभावना होती है, जैसे नजदीकी रिश्तेदार में स्तन का कैंसर। ऐसी महिलाओं को प्रतिवर्ष मैमोग्राफी कराना चाहिए। केवल मैमोग्राफी कैंसर की प्रारंभिक पहचान में शत-प्रतिशत सफल नहीं है। कभी-कभी अल्ट्रासाउंड भी कराना आवश्यक होता है, खासकर स्तन में अधिक चर्बी होने पर। हाथ से जाँच में कभी-कभी कुछ स्तन कैंसर पहचान में आते हैं, जो मैमोग्राफी में नहीं आते। इसके अलावा 40 वर्ष से कम उम्र की महिलाएँ, जो मैमोग्राफी नहीं कराती हैं, कभी-कभी स्तन कैंसर से ग्रसित पाई जाती हैं। अतः स्तन में छोटी समस्या होने पर भी चिकित्सक से अवश्य अपनी जाँच करा लेनी चाहिए।

गर्भाशय एवं जननांगों की जाँच—यह जाँच भी एक वर्ष में एक बार अवश्य करानी चाहिए, ताकि कोई दुर्दम बीमारी हो रही हो तो प्रारंभिक अवस्था में ही उसका पता चल जाए। जल्दी पहचान होने पर अधिकांश दुर्दम रोग पूर्णतः ठीक किए जा सकते हैं,

जो देर होने के बाद संभव नहीं होता। अधिक रक्तस्राव, मासिक चक्र की अनियमितता, सफेद स्राव इत्यादि भविष्य में बुरा अंजाम दे सकते हैं, अतः इनका उपचार शीघ्र करा लेना चाहिए।

टीकाकरण—रूबेला का टीका उन महिलाओं को लगवा लेना आवश्यक है, जो अभी रूबेला निगेटिव हैं और भविष्य में उन्हें गर्भधारण की संभावना है।

यौन रोगों की पहचान—यौन रोगों की पहचान के लिए विशेष जाँच उन महिलाओं में आवश्यक है, जो एक से अधिक पुरुषों के साथ सहवास करती हों या जिनके पति अन्य स्त्रियों के साथ सहवास करते हों।

गर्भ निरोध—यदि गर्भ धारण की इच्छा नहीं हो तो प्रजनन उम्र में हर महिला को गर्भ निरोधक उपाय अवश्य अपनाने चाहिए। गर्भ निरोध के अनेकों उपाय हैं। चिकित्सक से मिलकर सभी विधियों की जानकारी प्राप्त करना और अपने लिए उचित विधि का चुनाव करना हर महिला की जिम्मेदारी है। गर्भ निरोधक आकस्मिक उपायों का बार-बार उपयोग तथा गर्भपात, स्वास्थ्य को हानि पहुँचाते हैं अतः इनके बदले निरोधक उपाय करने चाहिए, जो अधिक सफल और सुरक्षित हैं।

गर्भाधान—गर्भ धारण के लिए प्रयास करती हुई महिलाओं को प्रतिदिन 4 मिलीग्राम फोलिक एसिड की गोली अवश्य लेनी चाहिए, क्योंकि यह भ्रूण और शिशु को कई तरह की विकृतियों से बचाती है, खासकर तंत्रिका तंत्र की विकृतियों से। माँ और भ्रूण के अच्छे स्वास्थ्य के लिए गर्भ धारण के पहले धूम्रपान एवं मदिरापान भी बंद करना आवश्यक है, क्योंकि इनसे गर्भपात और कालपूर्व प्रसव की आशंका रहती है। जन्म के बाद भी इन बच्चों को मृत्यु का खतरा रहता है।

गर्भाधान के पहले यदि HIV की जाँच करा ली जाए और HIV पॉजिटिव पाए जाने पर उसकी उचित चिकित्सा की जाए तो माँ से बच्चे को HIV संक्रमण होने का डर काफी कम हो जाता है। गर्भाधान के पहले Hepatitis B निगेटिव रहने पर उसका टीका लग जाए तो नवजात को Hepatitis B का खतरा नहीं रहता है। यदि माँ को Hepatitis B हो गया हो तो नवजात को जन्म के तुरंत बाद Immunoglobulin की सुई और Hepatitis B का टीका लगा दिया जाता है। गर्भधारण के पहले वे सारे टीके लग जाने चाहिए, जो विभिन्न रोगों से बचाव के लिए दिए जाते हैं।

मधुमेह से पीड़ित महिलाओं को गर्भाधान से पहले रक्त-शर्करा की मात्रा को सामान्य स्तर पर लाना अत्यंत आवश्यक है, अन्यथा गर्भ के नुकसान होने की और भ्रूण में विकृतियों की संभावना काफी बढ़ जाती है। यदि परिवार में कोई जेनेटिक बीमारी हो तो उसकी संभावना के विषय में भी विशेषज्ञ से विचार लेना आवश्यक है।

कैंसर की पहचान—महिलाओं में गर्भाशय ग्रीवा का कैंसर काफी संख्या में पाया

जाता है, खासकर भारत देश में। यह एक ऐसा कैंसर है, जिसे समय पर पहचाना जा सकता है और समुचित उपायों द्वारा इससे बचा भी जा सकता है। गर्भाशय ग्रीवा की बाहरी सतह पर कैंसर होने से पहले कुछ परिवर्तन होते हैं और कैंसर का रूप लेने में करीब दस वर्ष का समय लग जाता है। इस अवधि में पैप स्मीयर के द्वारा इन परिवर्तनों की पहचान हो सकती है। पैप स्मीयर यौन संबंध शुरू होने के तीन वर्ष बाद से शुरू हो जाना चाहिए और हर तीन वर्षों पर कराते रहना चाहिए। कुछ स्त्रियों में गर्भग्रीवा में कैंसर होने की अधिक संभावना रहती है। उन्हें पैप स्मीयर प्रति वर्ष करानी चाहिए। यौन संबंध शुरू होने से पहले ही यदि HPV (Human Papilloma Virus) का टीका लगवा लिया जाए तो गर्भाशय ग्रीवा के कैंसर से काफी हद तक बचा जा सकता है, क्योंकि HP Virus के संक्रमण का गर्भाशय ग्रीवा के कैंसर से गहरा संबंध है।

मासिकचक्र में अधिक रक्तस्राव, मासिकचक्र के अलावा कम या अधिक अनियमित रक्तस्राव, यौन संबंध के बाद रक्तस्राव या रजोनिवृत्ति के उपरांत रक्तस्राव होना गर्भाशय के कैंसर के लक्षण हो सकते हैं, अतः ऐसी स्त्रियों की पूरी जाँच आवश्यक है।

ओवेरियन कैंसर प्रारंभिक अवस्था में साधारणतया कोई तकलीफ नहीं देता। इसकी पहचान में अधिकतर देर हो जाती है, क्योंकि लक्षण बीमारी के काफी बढ़ने के बाद ही शुरू होते हैं। यदि प्रतिवर्ष एक बार अपनी शारीरिक जाँच करा ली जाए तो प्रारंभिक अवस्था में ही इसकी पहचान संभव है।

बड़ी आँत के कैंसर की पहचान के लिए मल में छुपे रक्त की जाँच एवं कोलोनोस्कोपी की आवश्यकता पड़ती है। ये जाँच पाचन-तंत्र की संदेहात्मक लक्षणों के लिए की जाती हैं, या यदि परिवार में अपने खून के रिश्तेवाले किसी व्यक्ति को बड़ी आँत का कैंसर हो चुका हो, तब।

ऑस्टियोपोरोसिस—यह एक मौन बीमारी है, जो कभी-कभी जानलेवा भी हो सकती है। इस बीमारी में हड्डियाँ खोखली हो जाती हैं और उनके अचानक टूट जाने का डर रहता है। 30 वर्ष की उम्र के बाद ही स्त्रियों की हड्डियाँ धीरे-धीरे कमजोर होने लगती हैं। रजोनिवृत्ति के बाद हड्डियाँ तेजी से एक-दो वर्षों तक खोखली होती जाती हैं, जिसके बाद इस खोखलापन की गति धीमी हो जाती है। ऑस्टियोपोरोसिस कम हो और हड्डियाँ टूटे नहीं, इसके लिए निम्न उपाय किए जाने चाहिए—

1. सभी स्त्रियाँ पर्याप्त मात्रा में कैल्सियम और विटामिन डी लिया करें।
2. नियमित व्यायाम ताकि पेशियाँ मजबूत रहें।
3. धूम्रपान एवं अधिक मदिरापान से परहेज।
4. 65 वर्ष से अधिक उम्र की सभी स्त्रियों के बी.एम.डी. (BMD) यानी बोन

मिनरल डेन्सिटी (Bone Mineral Densit) की जाँच, ताकि हड्डियों के खोखलेपन का आकलन हो सके। यदि ऑस्टियोपोरोसिस होने की अधिक संभावना हो तो बी.एम.डी. टेस्ट और पहले कराना चाहिए। जिन्हें हड्डी की कमजोरी के कारण पहले कभी फ्रैक्चर हो चुका है, उन्हें भी बी.एम.डी. कराना चाहिए।

यदि जाँच में बी.एम.डी. कम आए तो हड्डी टूटने की संभावना अधिक होती है। हड्डियाँ कमजोर होकर टूट न जाएँ, इसके लिए कई तरह की दवाएँ चिकित्सक की सलाह पर उपलब्ध हैं, जैसे बायफौस्फोनेट्स, कैल्सिटोनिन, इस्ट्रोजेन्स, पैराथायरॉयड हॉर्मोन और रैलोक्सीफेन। यदि पूर्व में फ्रैक्चर हो चुका हो या भविष्य में फ्रैक्चर का डर हो तो दवा अवश्य लेनी चाहिए।

मोटापा—किसी भी सामान्य व्यक्ति का बी.एम.आई. (BMI) 18.5 से 24.9 किलोग्राम प्रति मीटर^2 के बीच रहता है। व्यक्ति की मीटर में लंबाई के मीटर^2 से उसके किलोग्राम में वजन को विभाजित करके बी.एम.आई. निकाला जाता है। BMI = Weight in kgs ÷ Height in m^2 बी.एम.आई. के अनुसार कोई भी व्यक्ति निम्न श्रेणी में से किसी एक में हो सकता है।

बी.एम.आई.		श्रेणी
<18.5 kg/m^2	—	कम वजन (Under Weight)
18.5 to 24.9 kg/m^2	—	सामान्य वजन (Normal Weight)
25 to 29.9 kg/m^2	—	अधिक वजन (Over Weight)
30 to 34.9 kg/m^2	—	मोटा (Obese)
35 to 39.9 kg/m^2	—	अधिक मोटा (Severely Obese)
More than 40 kg/m^2	—	अत्यधिक मोटा (Morbidly Obese)

मोटे व्यक्तियों को बहुत सारी बीमारियों का अधिक खतरा रहता है। वजन के अलावा कमर का घेरा भी बीमारियों के प्रति अधिक संवेदनशील बना सकता है। महिलाओं के कमर का घेरा 35 इंच से कम होना चाहिए। उच्च रक्तचाप, हाइपरलिपिडीमिया, मधुमेह, पित्त की थैली की बीमारियाँ, घुटनों का दर्द, नींद में साँस रुकने की शिकायत, दिल की बीमारी एवं कुछ अंगों के कैंसर का मोटापे से गहरा संबंध है, जैसे पित्त की थैली का कैंसर, गर्भाशय का कैंसर इत्यादि। अतः अधिक बी.एम.आई. वालों को वजन कम

करना जरूरी है, जिसके लिए नियमित व्यायाम तथा खानपान और दैनिक व्यवहार में बदलाव की महत्त्वपूर्ण भूमिका है। यदि इनसे काम नहीं चले और मोटापा अधिक हो तो उसे कम करने के लिए दवाओं की जरूरत पड़ती है। यदि दवाएँ भी वजन कम करने में कामयाब न हों और मोटापा अत्यधिक हो तो शल्यक्रिया द्वारा चर्बी को कम किया जा सकता है।

उच्च रक्तचाप—यह एक आम बीमारी है, जिससे अनेकों व्यक्ति ग्रसित पाए जाते हैं। उम्र के साथ-साथ उच्च रक्तचाप की संभावना बढ़ती जाती है। 60 वर्ष से अधिक उम्र में करीब 65 प्रतिशत व्यक्तियों का रक्तचाप सामान्य से अधिक रहता है। रक्तचाप अधिक हो तो दिल का दौरा, मस्तिष्क में रक्तस्राव, हार्ट फेल्योर, किडनी में खराबी एवं रक्त वाहिनियों में खराबी आने का खतरा बढ़ जाता है। सामान्यतः सिस्टोलिक रक्तचाप 120 mm Hg से कम और डायस्टोलिक 80 mm Hg से कम रहता है। जिन्हें रक्तचाप होने की संभावना रहती है, उनका सिस्टोलिक रक्तचाप 120-130 या डायस्टोलिक 80-90 के बीच रहता है। इससे अधिक रक्तचाप उच्च रक्तचाप कहलाता है। उच्च रक्तचाप आँख, हृदय, किडनी एवं मस्तिष्क को विशेष रूप से कुप्रभावित करता है। इसलिए उच्च रक्तचाप की पहचान एवं उसके कुप्रभाव की जाँच समय-समय पर करानी चाहिए, ताकि इन दुष्प्रभावों से विभिन्न अंगों की रक्षा की जा सके। उच्च रक्तचाप से बचाव एवं उसके उपचार में व्यतिगत दिनचर्या का महत्त्वपूर्ण स्थान है। यदि रक्तचाप अधिक हो तो दवाओं का सेवन भी जरूरी है। रक्तचाप कम करनेवाली अनेक दवाएँ बाजार में उपलब्ध हैं। उम्र एवं उच्च रक्तचाप की गंभीरता के आधार पर चिकित्सक दवा का चुनाव करते हैं।

मधुमेह—भारत वर्ष को मधुमेह में पूरी दुनिया की राजधानी माना जाता है। अतः इसके विषय में जागरूकता, इसको रोकने के उपाय एवं उसके दुष्प्रभाव की जानकारी हर व्यक्ति को होनी चाहिए। यद्यपि मधुमेह जेनेटिक बीमारी है, फिर भी इसकी तीव्रता एवं उसके दुष्प्रभाव को अपने व्यवहार में सुधार लाकर काफी कम किया जा सकता है। मधुमेह की बीमारी से कुछ वर्षों बाद किडनी, आँख, हृदय, रक्तवाहिनियों, मस्तिष्क इत्यादि सभी अंग प्रभावित होते हैं। अतः प्रतिवर्ष कम-से-कम एकबार मधुमेह की जाँच करते रहना आवश्यक है। यदि BMI अधिक हो या उच्च रक्तचाप हो तो यह जाँच और भी जरूरी है। 45 वर्ष की उम्र के बाद मधुमेह की संभावना बढ़ जाती है।

व्यायाम—प्रत्येक व्यक्ति को नियमित रूप से व्यायाम अवश्य करना चाहिए, क्योंकि इससे निम्नलिखित बीमारियों से या उनकी तीव्रता से बचा जा सकता है—

- दिल का दौरा
- मधुमेह
- हड्डियों का खोखलापन

- मोटापा
- नींद की कमी
- स्तन, ओवरी एवं बड़ी आँत का कैंसर
- उच्च रक्तचाप
- रक्त में खराब वसा का बाहुल्य

थायरॉयड ग्रंथि—कभी-कभी थायरॉयड अधिक या कम क्रियाशील हो सकता है। दोनों ही स्थितियाँ स्वास्थ्य के लिए हानिकारक हैं। उम्र बढ़ने पर थायरॉयड के काम में गड़बड़ी आने की अधिक संभावना रहती है और पुरुषों की अपेक्षा स्त्रियों में थायरॉयड की गड़बड़ी अधिक पाई जाती है।

मदिरापान, धूम्रपान एवं मादक पदार्थों का सेवन—इनसे स्वास्थ्य में अनेक गड़बड़ियाँ उत्पन्न हो सकती हैं, जिनमें दिल का दौरा, फेफड़े का कैंसर और लीवर का सिरोसिस काफी जटिल और जानलेवा बीमारियाँ हैं। अतः इनका निषेध आवश्यक है।

अपने को स्वस्थ रखने के लिए उपरोक्त बातों की जानकारी आवश्यक है एवं किसी प्रकार की असामान्यता आने पर चिकित्सक से सलाह लेना एवं उनके निर्देश का पालन करना जरूरी है।

□

स्त्री यौन तंत्र एवं मासिक चक्र
(Maternal Anatomy and Menstrual Cycle)

—डॉ. अलका पांडेय

बाह्य यौन अंग

भग (Vulva) : भग ही स्त्री का बाह्य यौन अंग है। इसके अनेक उपांग हैं, जिनमें सबसे सुस्पष्ट अंग है—वृहदोष्ठ।

वृहदोष्ठ (Labia Majora) : मध्यरेखा पर एक-दूसरे से मिलनेवाले दो ओष्ठ योनि को ढाँपते हैं। स्त्री के खड़े रहने पर इनसे एक सँकरे विदर की-सी आकृति बनती है। ये मुख्यतया योनिगुहा में नमी बनाए रखनेवाली कुछ लघु ग्रंथियों और वसा की परतों से मिलकर बने होते हैं।

जघन पटल (Mons) : यह जघनास्थि के ऊपर त्वचा से ढकी हुई वसा की एक परत है, जिस पर वय:संधि काल में रोम उग आते हैं।

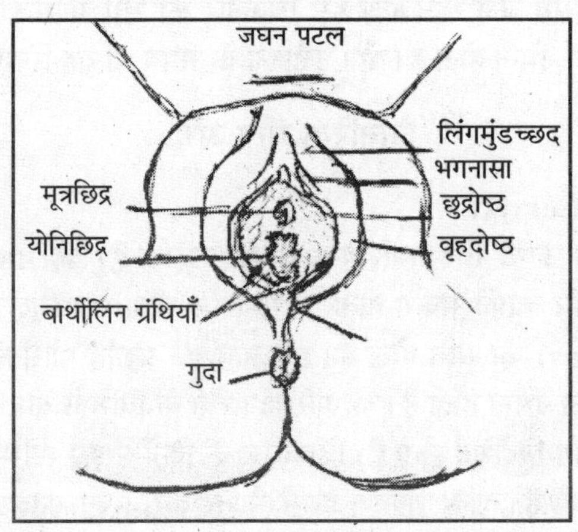

स्त्री बाह्य जननांग

छुद्रोष्ठ (Labia Minora) : वृहदोष्ठ के ठीक नीचे ये दो अपेक्षाकृत छोटी और अधिक संवेदनशील परतें होती हैं। ये भगनासा के सामने उसके ऊपरी हिस्से पर दोनों ओर से मिलती हैं।

भगनासा (Clitoris) : यह तीव्र संवेदी तंत्रिकाओं से भरा हुआ अत्यंत लघु अंग है, जिसमें संवेदित होकर तन आने की क्षमता होती हैं। अनेक बातों में इसकी पुरुष के शिश्न से समानता की जा सकती है। यह समागम के समय स्त्री के यौनानंद और कामतृप्ति का प्रमुख आधार होता है।

मूत्रछिद्र (Urethral Orifice) : यह भगनासा के थोड़ा नीचे एक छोटा मूत्रमार्ग है, जो अंदर जाकर मूत्राशय से जुड़ता है।

योनिछिद्र (Vaginal Orifice) : मूत्रछिद्र के ठीक नीचे यह योनिगुहा का द्वार होता है।

बार्थोलिन ग्रंथियाँ (Bartholin Glands) : योनिछिद्र के दोनों ओर एक-एक छोटी ग्रंथि होती है। इनसे समागम के समय एक चिकने द्रव पदार्थ का स्राव होता है, जिससे समागम की क्रिया में आसानी होती है।

योनि (Vagina) : योनि, मलाशय के ऊपर और मूत्राशय के नीचे अवस्थित होती है और तीन से चार इंच गहरी होती है। यह अंदर ऊपर की ओर कोणीय रूप से बढ़ते हुए, गर्भाशय-ग्रीवा (Cervix) तक जाती है। अत्यंत लचीली होने के कारण इसमें काफी फैलाव की क्षमता होती है। समागम के समय पुरुष अंग इसी हिस्से से मिलता है और शुक्राणु को सर्वप्रथम प्राप्त करने का स्थान भी यही है।

अपने कार्य की सुगमता के लिए योनि में चिकनापन बनाए रखने की एक प्राकृतिक प्रणाली होती है। इसमें बनी रहनेवाली इस चिकनाई का स्तर मासिक चक्र के अलग-अलग दिनों में भिन्न-भिन्न होता है। यौन उत्तेजना के समय भी यह स्निग्धता बढ़ जाती है।

आंतरिक यौन अंग

गर्भाशय-ग्रीवा (Cervix)

योनिगुहा का ऊपरी छोर गर्भाशय-ग्रीवा पर खुलता है। यह गर्भाशय का निचला बाहरी हिस्सा है और काफी संकरा होता है। गर्भाशय-ग्रीवा में मौजूद ग्रंथियों से श्लेष्मा (Cervical Mucus) का स्राव होता है। इस स्राव की प्रकृति मासिक चक्र के भिन्न-भिन्न चरणों में भिन्न-भिन्न होती है। यह परिवर्तन स्त्री के विशिष्ट यौन हॉर्मोनों, ईस्ट्रोजेन और प्रोजेस्टेरोन द्वारा निर्देशित होता है। डिंबक्षरण के दिनों में इस श्लेष्मा-स्राव में काफी अनुकूलता आ जाती है, ताकि शुक्राणु इसमें से तैर कर अपने गंतव्य तक सुगमता से पहुँच सकें।

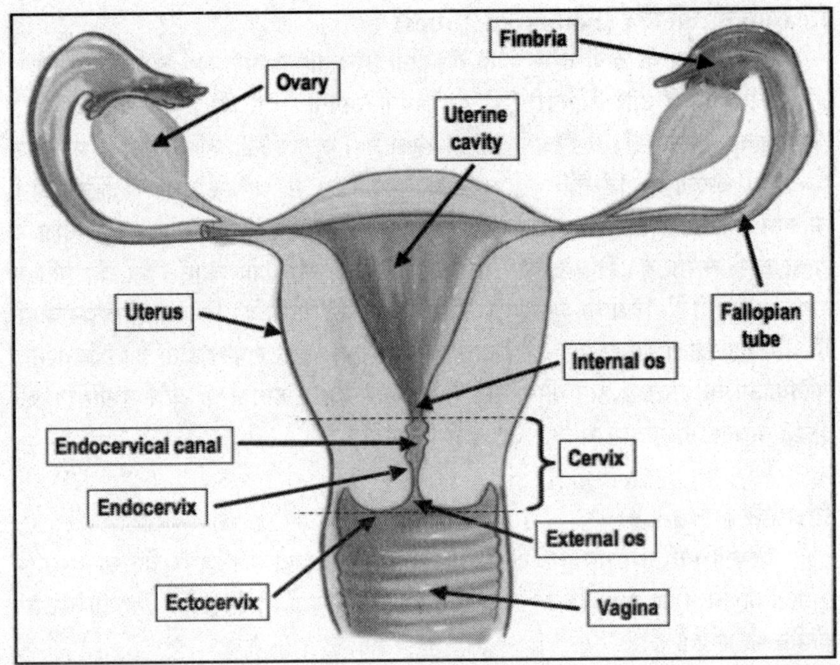

गर्भाशय (Uterus)

गर्भाशय मांसपेशी से बना हुआ नाशपाती के आकार का पोला, लगभग तीन इंच लंबा, दो इंच चौड़ा और एक इंच मोटा आंतरिक अंग है। यह अंदर से एक गुफा के समान होता है। इसके आकार में बहुत अधिक परिवर्तन की क्षमता होती है। विकसित होता गर्भ यहीं आवास करता है। इसी में उसका पोषण होता है, जिससे वह शिशु का रूप लेता है।

गर्भाशय का स्थान शरीर की मध्यरेखा में श्रोणिगुहा में होता है और यह आगे की ओर झुका होता है। इसकी भित्ति पर अंदर की ओर विशेष प्रकार के ऊतक से बनी एक पतली अंत:परत (एंडोमीड्रियम) होती है। इसकी मोटाई मासिक चक्र के दिनों के आधार पर दिन-प्रतिदिन बदलती रहती है। अंडाशय में बननेवाले हॉर्मोन इस परिवर्तन को नियंत्रित करते हैं। इन हॉर्मोनों की क्रिया से संतान बीज के स्वागत के लिए यह अपने को तैयार करता है और मोटा हो जाता है। डिंब के निषेचित न हो पाने की स्थिति में यही सघन ऊतक टूट-टूटकर रज के रूप में बाहर आते हैं। प्रजननक्षम काल में जब तक स्त्री गर्भवती नहीं होती, यह रक्तस्राव तीन से सात दिनों के लिए हर माह होता है।

गर्भाशय के मुख्य हिस्से को पिंड या Body और सबसे ऊपरी हिस्से को बुध्नया (Fundus) कहते हैं। गर्भाशय के दोनों ऊपरी कोनों से एक-एक पतली नाल निकालकर डिंबवाहिनी नलिका में मिलती है।

डिंबवाहिनी नलिका (Fallopian Tubes)

ये गर्भाशय के दोनों तरफ होती हैं। दोनों डिंबवाहिनी नलिकाएँ लगभग चार-चार इंच लंबी होती हैं और आखिरी सिरे पर अपनी-अपनी तरफ की डिंबग्रंथियों के बहुत पास जाकर खुलती हैं। ये डिंबग्रंथियों से सीधी नहीं जुड़ी होतीं, बल्कि उनके सन्निकट एक घेरा बनाती हैं। डिंबग्रंथि से छूटने के बाद डिंब स्वाभाविक रूप से डिंबवाहिनी नलिका की ओर खिंचकर उसमें प्रविष्ट हो जाता है और नीचे गर्भाशय की दिशा में यात्रा जारी करता है। डिंबवाहिनी नलिका के भीतर स्थित रोमिकाएँ डिंब की गति में सहायता करती हैं। डिंब के शुक्राणु के साथ मिलने की क्रिया को डिंब का निषेचन कहते हैं और यह क्रिया समान रूप से डिंबवाहिनी नलिका में ही संपन्न होती है। डिंबवाहिनी नलिकाओं के अवरुद्ध होने की स्थिति में चिकित्सकीय सहायता के बगैर गर्भाधारण की इच्छा केवल एक स्वप्न बनकर रह जाती है।

डिंबग्रंथि (Ovary)

डिंबग्रंथियाँ गर्भाशय के दोनों ओर अवस्थित होती हैं। जन्म के समय इनमें 2,00,000 से 4,00,000 डिंब मौजूद होते हैं। डिंबग्रंथियाँ ही ईस्ट्रोजेन और प्रोजेस्टेरोन हॉर्मोन भी बनाती हैं।

प्रत्येक डिंबग्रंथि बादाम के रूप और आकार की होती है तथा इसका रंग सफेद-भूरा होता है। इसमें जन्म से ही सहस्रों अतिसूक्ष्म अल्प-विकसित प्राइमोरडियल फौलिकल भरे होते हैं। स्त्री के यौन रूप से वयस्क होने के बाद हर माह एक या अधिक डिंब विकसित होकर डिंबग्रंथि से बाहर आता है। इस प्रक्रिया को डिंबक्षरण या ओव्यूलेशन (Ovulation) कहते हैं। यह क्रिया हर चार सप्ताह बाद दोहराई जाती है, इस उम्मीद में कि शायद अबकी बार डिंब का निषेचन हो जाए और गर्भ रुक जाए। स्त्री के गर्भवती हो जाने पर इस प्रक्रिया में विराम आ जाता है, डिंबक्षरण होना रुक जाता है

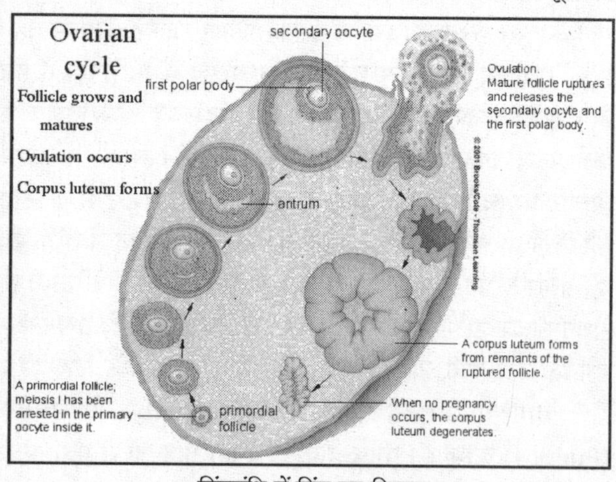

डिंबग्रंथि में डिंब का विकास

और फिर शिशु का जन्म हो जाने के कुछ महीनों बाद ही डिंबग्रंथियाँ अपनी नियमित लय में वापस आती हैं।

स्त्री यौन हॉर्मोन (Sex Hormones) और उनके कार्य

स्त्री में दो यौन हॉर्मोन मूल हैं—ईस्ट्रोजेन और प्रोजेस्टेरोन। ये दोनों हॉर्मोन मुख्य रूप से डिंबग्रंथियों में और थोड़ी मात्रा में ऐड्रिनल ग्रंथियों में उत्पन्न होते हैं। इनके प्रभाव से ही बालिकाओं में वय:संधिकाल में यौन परिपक्वता आती है। मासिक चक्र के दौरान भी ये दोनों हॉर्मोन अपनी-अपनी खास भूमिका निभाते हैं।

प्रधान भूमिका ईस्ट्रोजेन की होती है। यह बहुत ही उपयोगी कार्य संपन्न करता है। बालिका में वय:संधिकाल के आने पर बाह्य यौन अंग, स्तन, गर्भाशय, डिंबवाहिनी नलिकाएँ और डिंबग्रंथियाँ इसी के इशारे से बढ़ते और विकसित होते हैं। नारी-शरीर की सुघड़ता, पतले कंधे और चौड़े कूल्हे का विकास भी काफी हद तक इसी हॉर्मोन का वरदान है। यह तरुणी की हड्डियों के पूर्ण विकसित होने में भी मदद करता है। सभी यौन अंगों के पूर्ण विकसित हो जाने के बाद ईस्ट्रोजेन इन्हें स्वस्थ रहने में भी पूरी मदद करता है। यह प्रतिमाह मासिक रज:स्राव में गर्भाशय की अंत:परत का क्षरण होने के बाद उसकी पुनर्रचना भी करता है और इस प्रकार निषेचित डिंब के लिए एक उत्तम आवास की व्यवस्था किए रहता है।

दूसरा प्रमुख हॉर्मोन प्रोजेस्टेरोन है। यह ईस्ट्रोजेन के कार्यों में उसका साथ देता है। ईस्ट्रोजेन के साथ यह स्तनों के विकसित होने की प्रक्रिया को उद्दीपित करता है और वय:संधिकाल के दौरान गर्भाशय के पेशी तंतुओं को बढ़ने में मदद करता है। स्त्री में जब तक प्रजनन की क्षमता होती है, तब तक यह प्रतिमाह मासिक चक्र के बाद की आधी अवधि में गर्भाशय की अंत:परत को गर्भधारण होने की उम्मीद में पुष्ट और सघन करने में मदद करता है। इसी की सहायता से डिंबवाहिनी नलिकाओं के अंदर गतिशीलता बनी रहती है, जिससे डिंब गर्भाशय की ओर यात्रा कर पाता है। गर्भावस्था के समय में गर्भाशय में होनेवाली वृद्धि इसी हॉर्मोन से प्रेरित होती है।

ये दोनों हॉर्मोन ही मिल-जुलकर जनन अंगों और उनके कार्यों की देख-रेख करते हैं, लेकिन इन पर पीयूष ग्रंथि से आनेवाले कुछ हॉर्मोनों का पूरा नियंत्रण होता है। पीयूष ग्रंथि (Pituitary) मस्तिष्क के आधार तल में विद्यमान होती है और इससे संदेश प्राप्त करने के बाद ही डिंबग्रंथियों में मासिक चक्र की लय स्थापित होती है।

मासिक चक्र

हर स्त्री में 10 से 16 साल की उम्र से (जब वह रजस्वला होती है) लेकर 45 से 50 साल की उम्र होने और रजोनिवृत्ति पाने तक एक मासिक चक्र चलता रहता है। हर माह लगभग 28 दिनों के अंतर पर (इसमें दो-चार दिन घटते-बढ़ते भी रहते हैं) गर्भाशय की अंत:परत टूट-टूटकर रज के रूप में बाहर आती है। दो से सात दिनों तक चलनेवाली यही क्रिया मासिक धर्म कहलाती है। इसी रक्तस्राव के बाद एक नया मासिक चक्र शुरू होता है। अलग-अलग प्रांतों में इसे अलग-अलग नाम दिए जाते हैं और जब कोई स्त्री इसे किसी अनूठे नाम से बताती है, तो यह समझना मुश्किल नहीं होता कि उसका मतलब क्या है।

गर्भाशय भित्ति की अंत:परत के बनने और फिर टूटने का यह मासिक चक्र शरीर के कुछ हॉर्मोन द्वारा संचालित होता है। पीयूष (ग्रंथि) से निकलनेवाले दो हॉर्मोन, पुटिका उद्दीपक हॉर्मोन (फॉलिकिल स्टिमुलेटिंग हॉर्मोन-एफ.एस.एच.) और ल्यूटिनाइजिंग हॉर्मोन (एल.एच.) इस चक्र का नियंत्रण करते हैं। पीयूष ग्रंथि इन्हें रक्त की धारा में निर्मुक्त कर देती है, जहाँ से ये डिंब ग्रंथियों की ओर तेजी से प्रवाहित हो जाते हैं। डिंबग्रंथियों में डिंब निष्क्रिय पुटिकाओं के रूप में मौजूद होते हैं। एफ.एस.एच. और एल.एच. प्रत्येक माह इनमें से एक या एकाधिक पुटिका को परिपक्व कर संभावित गर्भधारण के लिए डिंबग्रंथि से निर्मुक्त होने के लिए उद्दीप्त करते हैं। ये पुटिकाएँ भी पीछे नहीं रहतीं। ये भी दो हॉर्मोन-ईस्ट्रोजेन और प्रोजेस्टेरोन बनाती हैं। ईस्ट्रोजेन की भूमिका चक्र की पहली आधी अवधि में डिंब के परिपक्व होने तक, सर्वाधिक महत्त्वपूर्ण होती है, जबकि प्रोजेस्टेरोन डिंबक्षरण हो जाने के बाद प्रभावी भूमिका में आता है।

मासिक स्राव के बाद गर्भाशयी अंत:परत को अगले दो हफ्तों में फिर से निर्मित करने का कार्य ईस्ट्रोजेन का होता है। इसके प्रभाव में आकर गर्भाशयी अंत:परत (एंडोमीट्रियम) की ग्रंथियों की आंतरिक श्लेष्मा परत की लंबाई बढ़ने लगती है, साथ ही रक्तवाहिकाओं की संख्या में वृद्धि होने और अंत:परत में तंतुओं का जाल निर्मित होने से अंत:परत मोटी हो जाती है। 14वें दिन के आस-पास अर्थात् चक्र के मध्य में, गर्भाशयी अंत:परत चक्र की शुरुआती अवस्था की अपेक्षा लगभग तीन-गुना मोटी हो जाती है और इसमें रक्त की दौड़ भी इसी के अनुरूप काफी बढ़ जाती है।

चक्र के 14वें दिन के आसपास डिंबक्षरण होता है। डिंब ल्यूटिनाइजिंन हॉर्मोन का संकेत प्राप्त कर डिंबग्रंथि से निर्मुक्त हो जाता है। यह निर्मुक्त डिंब डिंबवाहिनी नलिका में खिंचा चला आता है और उसमें प्रविष्ट होकर गर्भाशय की ओर चल पड़ता है। इसे निर्मुक्त करनेवाली पुटिका ल्यूटिनाइजिंग हॉर्मोन द्वारा उद्दीप्त होकर कार्पस ल्यूटियम (Corpus Luteum) नामक एक पीत पिंड का निर्माण करती है। इसी कार्पस ल्यूटियम

से प्रोजेस्टेरोन स्रावित होता है। फिर प्रोजेस्टेरोन गर्भाशयी अंत:परत को उद्दीप्त कर उसे मोटा–ताजा होने में मदद करता है।

यदि डिंब निषेचित होकर गर्भाशयी भित्ति में रोपित हो जाता है, तो कॉर्पस ल्यूटियम से प्रोजेस्टेरोन का स्राव बदस्तूर जारी रहता है, ताकि अंत:परत का पोषण होता रहे, किंतु यदि डिंब का निषेचन नहीं होता, तो कॉपर्स ल्यूटियम कॉपर्स एलबिकेंस बन जाता है, जिससे कोई हॉर्मोन नहीं निकलता है और इन्डोमेड्रियम टूट–टूटकर रज:स्राव के रूप में बाहर आने लगती है। सबसे पहले रक्त का एक छोटा सा धब्बा योनि से बाहर आता दिखता है। दूसरे–तीसरे दिन स्राव की मात्रा काफी बढ़ जाती है और यह तब तक चलता है, जब तक पूरी अंत:परत टूट–टूटकर बाहर नहीं आ जाती। इसे मासिक स्राव कहते हैं। इसके उपरांत गर्भाशयी भित्ति फिर से बढ़ने लगती है और फिर से नया चक्र शुरू हो जाता है।

□

स्त्री जननांगों की असामान्यताएँ
(Abnormalities of the Female Genital Tract)

—डॉ. शांति राय

मानव शरीर की रचना केवल एक कोशिका से शुरू होती है, जो विकास की विविध प्रक्रियाओं से गुजरने के बाद मनुष्य का रूप धारण करती है। जब डिंब का शुक्राणु से निषेचन होता है, तब डिंब में क्रोमोजोम की संख्या 23 होती है और शुक्राणु में भी 23 ही होती है। सामान्य मनुष्य की कोशिकाओं में क्रोमोजोम की कुल संख्या 46 होती है, जो डिंब के 23 और शुक्राणु के 23 क्रोमोजोम के मिलने से बनती है। इन 46 क्रोमोजोम में दो सेक्स क्रोमोजोम और बाकी 44 ऑटोजोम्स कहलाते हैं। दो सेक्स क्रोमोजोम में से एक माँ से प्राप्त होता है, जो हमेशा X होता है और दूसरा पिता से प्राप्त होता है, जो X या Y दोनों में से कुछ भी हो सकता है। इस प्रकार निषेचित भ्रूण में सेक्स क्रोमोजोम या तो X-X होता है या X-Y। इसी के अनुसार भ्रूण का लिंग निर्धारित होता है, यदि X-X हो तो मादा और X-Y हो तो पुरुष। इस तरह लड़का होगा या लड़की यह निषेचन के समय ही पिता से प्राप्त X या Y chromosome के अनुसार सुनिश्चित हो जाता है।

विकास की प्रारंभिक अवस्था में ही निषेचित भ्रूण में अलग-अलग तीन प्रकार की कोशिकाएँ विकसित होने लगती हैं, जिनसे भिन्न-भिन्न तंत्रों का विकास होता है। यौन तंत्रों की रचना गर्भ के तीसरे से पाँचवें सप्ताह के बीच शुरू हो जाती है। गर्भ में सातवें सप्ताह के पहले पुरुष और मादा भ्रूण एक जैसे दिखते हैं। सातवें सप्ताह के बाद मादा जननांगों का विकास पुरुष से भिन्न होने लगता है। ओवरी का विकास इंटरमीडियट मिजोडर्म से होता है, जबकि डिंबवाहिनियाँ, गर्भाशय और योनि का ऊपरी भाग मूलेरियन डक्ट से बनते हैं। पुरुष भ्रूण में जननांगों का विकास मेजोनेफ्रिक डक्ट से होता है और उनमें मूलेरियन डक्ट का विकास नहीं होता है। योनि का निचला भाग बाहरी जननांगों के साथ cloaca से विकसित होता है। भ्रूण के प्रारंभिक विकास के समय ही मिजोडर्म में

दोनों तरफ एक-एक मूलेरियन डक्ट का विकास शुरू होता है। ये डक्ट धीरे-धीरे नीचे की ओर बढ़ते जाते हैं और कुछ दूर जाने के बाद एक-दूसरे से मिल जाते हैं । इस मिले हुए भाग से गर्भाशय, गर्भग्रीवा एवं योनि का ऊपरी तीन-चौथाई बनता है। 20वें सप्ताह तक गर्भाशय पूरी तरह बन चुका होता है। मूलेरियन डक्ट के ऊपरी भाग जो अलग-अलग होते हैं, दोनों तरफ के फैलोपियन ट्यूब बनाते हैं। मूलेरियन डक्ट पहले ठोस होता है, फिर खोखला होकर नली का रूप ले लेता है।

Cloaca को भ्रूण के निचले भाग में पहचाना जा सकता है। शुरू में यह एक छिद्र जैसा होता है, जिसमें मलद्वार, योनिद्वार एवं मूत्र द्वार सबकी संरचना की शुरुआत होती है। गर्भ के सातवें सप्ताह तक एक झिल्ली मलद्वार को अलग कर देती है। बाकी बचा भाग यूरोजेनिटल साइनस कहलाता है, जिससे मूत्राशय, मूत्रनली, योनि का निचला भाग तथा बार्थोलीन और स्कीन (Skene) ग्लैंड विकसित होते हैं।

स्त्री जननांगों के विकास में अनियमितता तरह-तरह की हो सकती है—

1. **क्रोमोजोम की संख्या में गड़बड़ी**
   - 45X (Turner Syndrome)—टर्नर सिंड्रोम से पीड़ित स्त्री की सभी कोशिकाओं में 46 के बदले केवल 45 क्रोमोजोम होते हैं। 44 ऑटोजोम तो ठीक होते हैं, पर सेक्स क्रोमोजोम केवल एक ही होता है—X जबकि सामान्य स्त्री में दो X होते हैं। कुछ टर्नर सिंड्रोम में कुछ कोशिकाओं में क्रोमोजोम की संख्या 45 होती है और कुछ में 46। इस स्थिति को मोजायक कहते हैं।
   - 47XXY (Klinfelter Syndrome)—इसमें क्रोमोजोम की संख्या 46 के बदले 47 होती है। दो X रहने के बावजूद एक और सेक्स क्रोमोजोम Y के रहने के कारण आकृति पुरुष की होती है, पर विकास सामान्य पुरुष जैसा नहीं हो पाता।
   - 45X/46XY (Mixed Gonadal Dysgenesis)—क्रोमोजोम की इस असामान्यता में कुछ कोशिकाओं में क्रोमोजोम की संख्या केवल 45 होती है और बाकी में 46, जिसका एक सेक्स क्रोमोजोम Y होता है।
   - 46XX/46XY (Ovotesticular Dysgenesisn)—कुछ कोशिकाएँ सामान्य स्त्री जैसी और कुछ कोशिकाएँ सामान्य पुरुष जैसी होती हैं।
2. **मूत्राशय एवं मूलाधार (Perineum) की असामान्यताएँ**—क्लोयका के विकास में अनियमितता हो तो मूत्राशय या तो पूरा-का-पूरा या उसका कुछ भाग पेट के बाहर खुला दिखाई पड़ता है (Clocal exstrophy, Bladder

exstrophy)। कभी-कभी मूत्राशय तो पेट के अंदर रहता है, पर उसके नीचे का कुछ भाग खुला दिखता है, जिसे एपिस्पेडियस (Epispadius) कहते हैं। लाइटोरिस की बनावट में भी गड़बड़ियाँ हो सकती हैं।

3. **हाइमेन की अनियमितता**
   - छिद्रहीन (Imperforate Hymen)—यह प्रति एक-दो हजार स्त्रियों में से एक में पाया जाता है।
   - बारीक छिद्र (Microperforate Hymen)
   - जालीनुमा (Cribriform)
   - सेप्टेट (Septate)
   - हाइमेनल सिस्ट (Hymenal Cyst)

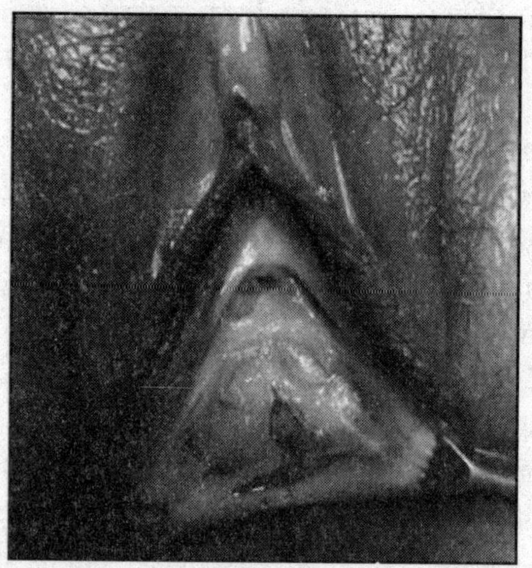

छिद्रहीन हाइमेन

छिद्रहीन हाइमेन की स्थिति में योनि स्राव या मासिक स्राव को बाहर आने का रास्ता नहीं मिल पाता है। बचपन में वहाँ म्यूकस जमा हो जाता है, जो अधिकतर स्वत: ठीक हो जाता है। कभी-कभी म्यूकस की मात्रा इकट्ठा होते-होते इतनी अधिक हो जाती है कि आसपास उसका दबाव पड़ने लगता है। कभी-कभी किडनी के ऊपर भी उसका दबाव पड़ता है और शल्य क्रिया द्वारा अवरुद्धता को हटाना जरूरी हो जाता है। यदि स्राव से कोई परेशानी नहीं हुई, तब छिद्रहीन हाइमेन का पता मासिक चक्र शुरू होने के बाद ही चलता है, क्योंकि रक्त बाहर निकल पाता और योनि में ही जमा होता जाता है। हर महीने योनि में रक्त की मात्रा बढ़ती जाती है और धीरे-धीरे जब योनि अपनी पूरी शक्ति

भर फैल जाती है, तब रक्त ऊपर गर्भाशय में एवं फैलोपियन ट्यूब्स में जमा होने लगता है। ऐसी स्थिति में पेडू में ट्यूमर का एहसास और दर्द होने लगता है। छिद्रहीन हाइमेन के लिए शल्य क्रिया की आवश्यकता होती है, जिसमें हाइमेन को काट-छाँट कर हटा दिया जाता है।

4. योनि की अनियमितताएँ—

- ट्रांसवर्स वेजाइनल सेप्टम
- लौंगीट्यूडिनल वेजाइनल सेप्टम
- कन्जेनिटल सिस्ट

5. मूलेरियन डक्ट संबंधी विषमताएँ

a. दोनों में से किसी एक का भी मूलेरियन डक्ट का सही विकास नहीं होना—रोकिटैंस्की सिंड्रोम।

b. एक डक्ट के सही विकास पर दूसरे का अधूरा या बिल्कुल अविकसित रह जाना। Unicornate uterus (1:4000) चालीस प्रतिशत गें किडनी की अनियमितताएँ भी होती हैं।

c. दोनों तरफ के मूलेरियन डक्ट का एक साथ पूरी तरह मिल नहीं पाना।

Uterine Didelp h y s—यह विषमता दोनों मूलेरियन नलियों को बिल्कुल अलग-अलग विकसित होने के कारण होती है। आपस में दोनों नलियाँ मिलकर एक नहीं हो पातीं।

Bicormuate Uterus—इसमें गर्भाशय का ऊपरी भाग अलग-अलग होता है।

गर्भ पर प्रभाव—गर्भपात, समयपूर्व प्रसव एवं भ्रूण का सीधा न होना।

चिकित्सा—शल्य क्रिया गिने-चुने लोगों में की जाती है, जिसमें गर्भाशय के ऊपरी भाग को एक-दूसरे से मिला दिया जाता है।

Septate Uterus—दोनों मूलेरियन डक्ट एक-दूसरे से जुट तो जाते हैं, पर भीतर बीच में एक झिल्ली रह जाती है।

चिकित्सा—हिस्टेरोस्कोप से देखते हुए बीच की झिल्ली (Septum) को काट देना।

Arcuate Uterus—इसमें गर्भाशय लगभग सामान्य होता है। केवल उसकी ऊपरी सतह बीच में थोड़ी धँसी दिखती है। यदा-कदा गर्भ इससे भी प्रभावित होता है। शारीरिक जाँच, गर्भाशय के विशेष एक्स-रे-हिस्टेरोसैल्पिंगोग्राफी और अल्ट्रासाउंड से इसकी पहचान हो सकती है।

d. **Noncanalisation of Mulerian Duct**—खोखला होने के समय कहीं-कहीं पर मूलेरियन डक्ट का ठोस रह जाना।

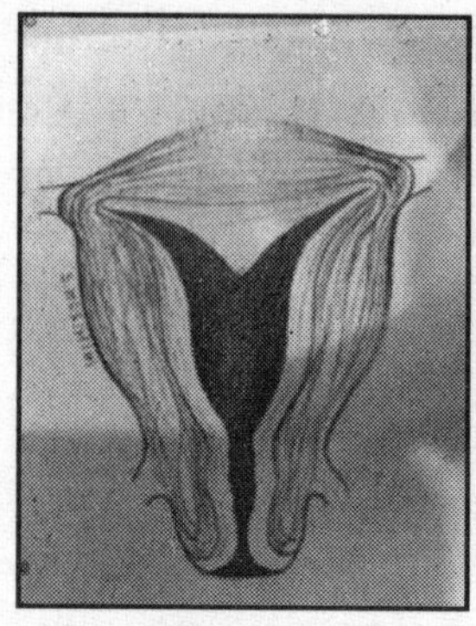
Arcuate Septed

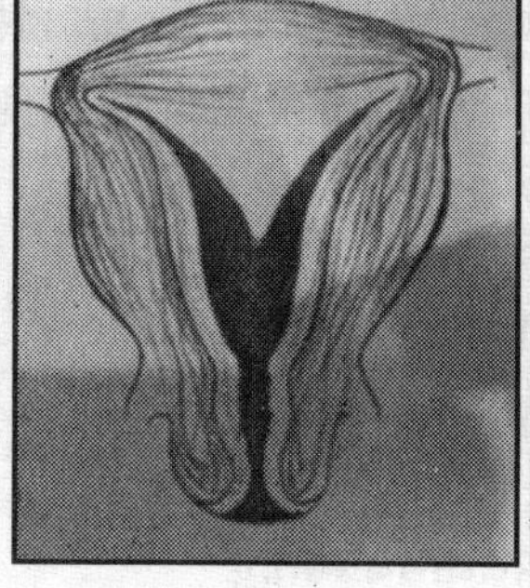
Sub septed Uteres

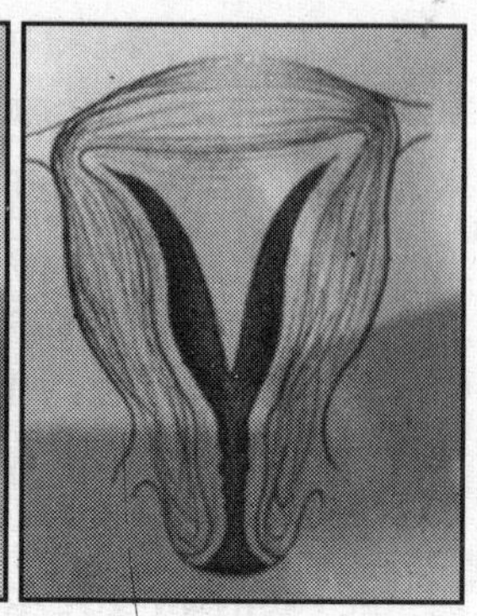
Septed Uteres

जननांगों में विकृति का पता चलने का समय

1. नवजात-बाहरी जननांगों में कोई विषमता हो तो यह नवजात में ही दिखाई दे जाता है।
2. यौवनारंभ के समय—यदि 13 वर्ष की उम्र तक यौन विकास शुरू न हो या मासिक चक्र शुरू नहीं हुआ हो या शारीरिक विकास संतोषजनक होने के बावजूद मासिक चक्र 15 वर्ष की उम्र तक शुरू न हुआ हो तो आंतरिक जननांगों में विकार की संभावना होती है।
3. किशोरावस्था—यदि मासिक स्राव के समय अत्यधिक दर्द होता हो या स्राव की मात्रा अत्यधिक हो तो गर्भाशय में विकास संबंधी गड़बड़ी भी हो सकती है।
4. यौन संबंध—यदि योनि या हाइमेन के विकास की गड़बड़ी हो तो यौन संबंध में परेशानी होती है।
5. गर्भावस्था।
6. प्रसवकाल।

बहुत सारी विकृतियों का अंदाजा लक्षणों से लगाया जा सकता है, जिसकी पुष्टि शारीरिक जाँच द्वारा काफी हद तक हो जाती है। अल्ट्रासाउंड एक अत्यंत ही उपयोगी नैदानिक विधि है, जिससे अनेकों विकृतियों का पता ठीक से चल जाता है। कभी-कभी एम.आर.आई. की भी जरूरत पड़ती है। विशेष परिस्थितियों में कैरियोटाइप, हिस्ट्रोसैल्पिंगोग्राफी (HSG), लैप्रोस्कॉपी (Laparoscopy) और हिस्ट्रेस्कॉपी (Hysteroscopy) की सहायता लेनी पड़ती है। मूलेरियन एजेनसिस से पीड़ित स्त्रियों को मासिक नहीं होता है। जिनका पूरा-का-पूरा मूलेरियन डक्ट अविकसित हो, उनको XY क्रोमोजोम होने की संभावना रहती है।

अदृश्य मासिक-स्राव (Cryptomenorrhoea)—यह समस्या उन स्त्रियों को होती है, जिनका गर्भाशय तो ठीक से विकसित रहता है, पर गर्भाशयग्रीवा या योनि ठीक से विकसित नहीं हो पाती हैं। कभी-कभी एक मूलेरियन डक्ट का विकास सही रहता है, पर दूसरे में अवरुद्धता रहती है। हर महीने एक निश्चित समय पर दर्द होता है, क्योंकि मासिक स्राव में गर्भाशय से निकले हुए रक्त को बाहर आने का रास्ता नहीं मिलता। हर चक्र में थोड़ा-थोड़ा रक्त जमा होता जाता है, जो वहाँ पर तनाव पैदा करता है, जिसके कारण दर्द होता है। हर महीने यह दर्द बढ़ता जाता है और अंत में असह्य पीड़ाजनक हो जाता है। जमा रक्त उल्टी दिशा में फैलोपियन ट्यूब के द्वारा पेट में भी जमा हो जाता है। कुछ महीनों में रक्त के जमा होने के कारण गर्भाशय का आकार काफी बड़ा हो जाता है और फैलोपियन ट्यूब भी रक्त जमा होने के कारण फूल जाती हैं। इन स्त्रियों को एंडोमेट्रियोसिस नाम की बीमारी होने की काफी संभावना रहती है। यदि योनि का केवल निचला भाग अवरुद्ध हो तो उसे ऑपरेशन द्वारा काफी आसानी से ठीक किया जा सकता है, पर योनि के ऊपरी भाग या गर्भग्रीवा की अवरुद्धता एक जटिल समस्या है, जिसका ऑपरेशन भी जटिल है।

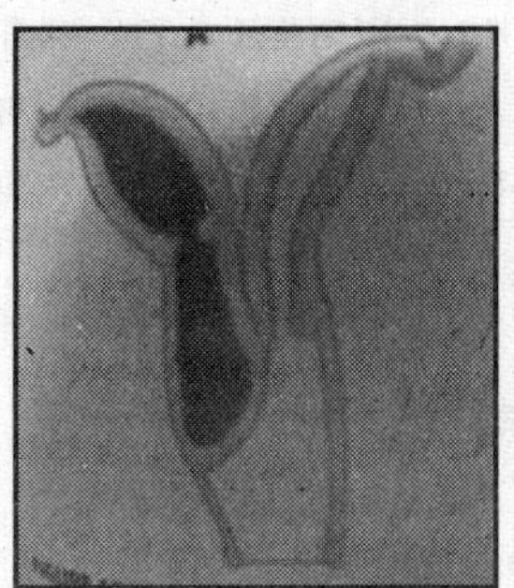
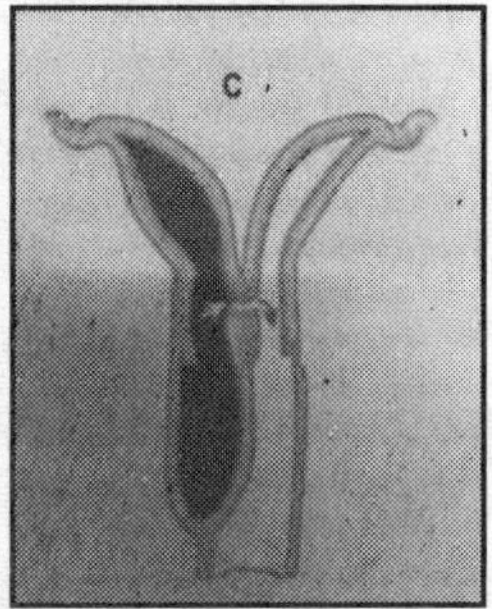

एक मूलेरियन डक्ट में अवरुद्धता

यदि गर्भाशय और योनि दोनों ही अविकसित हों तो ऑपरेशन द्वारा योनिमार्ग तैयार किया जा सकता है, ताकि वैवाहिक संबंध बन सके। गर्भाशय की प्लास्टिक सर्जरी अभी उपलब्ध नहीं है, अत: प्रजनन के लिए इन स्त्रियों को सरोगेसी (Surrogacy) की जरूरत पड़ेगी, यानी इनकी ओवरी से डिंब निकालकर उसे आई.वी.एफ. पद्धति द्वारा उनके पति के शुक्राणु से निषेचित कराकर विकसित होते हुए भ्रूण को किसी अन्य स्त्री के गर्भाशय में आगे विकास के लिए निरोपित करना। गर्भाशय की प्लास्टिक सर्जरी अभी विकास की प्रक्रिया में है। हो सकता है कुछ वर्षों बाद आसानी से इसकी सुविधा उपलब्ध हो सके।

यदि गर्भग्रीवा (Cervix) ठीक से विकसित नहीं हो तो उसे भी ऑपरेशन के द्वारा ठीक करने की कोशिश की जाती है, पर कई बार इसमें असफलता मिलती है और बार-बार ऑपरेशन करना पड़ता है। कई बार गर्भाशय को हटाना जरूरी हो जाता है।

गर्भ पर पड़नेवाले बुरे असर

1. गर्भपात।
2. प्रसव के समय बच्चे का गर्भ में उलटा या तिरछा होना।
3. गर्भस्थ शिशु के विकास में कमी।
4. समयपूर्व प्रसव।
5. प्रसवपूर्व उल्वद्रव की झिल्ली का फट जाना।
6. गर्भस्थ शिशु की मृत्यु।
7. अर्द्धविकसित गर्भाशय में गर्भाशय का फटना।

उपचार—अर्धविकसित भाग को शल्य क्रिया द्वारा हटा देना।

पहचान—इसकी पहचान अधिकांशत: तब होती है, जब बार-बार गर्भपात, समयपूर्व प्रसव, बच्चे का गर्भ के अंतिम चरण में भी उलटा-तिरछा रहना, अकारण भ्रूण की मृत्यु इत्यादि समस्याओं के लिए जाँच की जाती है। गर्भपात एवं समय-पूर्व प्रसव को रोकने के लिए गर्भ के 14वें सप्ताह में गर्भाशय ग्रीवा को टाँका लगाकर बंद कर देने से भी सहायता मिलती है।

फैलोपियन ट्यूब की जन्मजात गड़बड़ियाँ

- ट्यूब में एक से अधिक छिद्र।
- पूरी ट्यूब में या जगह-जगह पर अवरुद्धता।
- "पाराफिम्ब्रियल सिस्ट—यह ट्यूब के फिम्ब्रिया से सटा रहता है और मेजोनेफ्रिक डक्ट के बचे-खुचे भाग से बना होता है।

□

स्त्री रोगों के लिए नैदानिक प्रतिबिंब
(Imaging for Gynaecological Diseases)

—डॉ. शांति राय

विभिन्न स्त्री रोगों की पहचान में नैदानिक प्रतिबिंब का महत्त्वपूर्ण स्थान है। इसके लिए निम्न विधियों का उपयोग जरूरत के अनुसार किया जाता है।

अल्ट्रासाउंड (Sonography)

एक्स-रे (X-ray)

सी.टी. (Computed Tomography)

एम.आर.आई. (Magnetic Resonance Imaging-MRI)

1. अल्ट्रासाउंड (Sonography)—नैदानिक विधियों में अल्ट्रासाउंड सबसे अधिक उपयोग में लाई जानेवाली विधि है। यह आसानी से अधिकांश जगहों पर उपलब्ध है। इसे करने में महिला को कोई तकलीफ नहीं होती और बिना किसी छेड़-छाड़ के महत्त्वपूर्ण जानकारियाँ मिल जाती हैं। अल्ट्रासाउंड एक मशीन है, जिसमें एक मॉनीटर लगा रहता है। मॉनीटर पर जाँच किए जा रहे अंग-प्रत्यंगों की छवि अंकित होती रहती है, जिसे कैमरे में कैद भी किया जा सकता है। इन छवियों के विश्लेषण द्वारा अल्ट्रासाउंड विशेषज्ञ अपना विचार और सलाह देते हैं। अल्ट्रासाउंड की जाँच में एक विद्युत यंत्र, जिसे ट्रांसड्यूसर कहते हैं, का उपयोग किया जाता है, जिसे

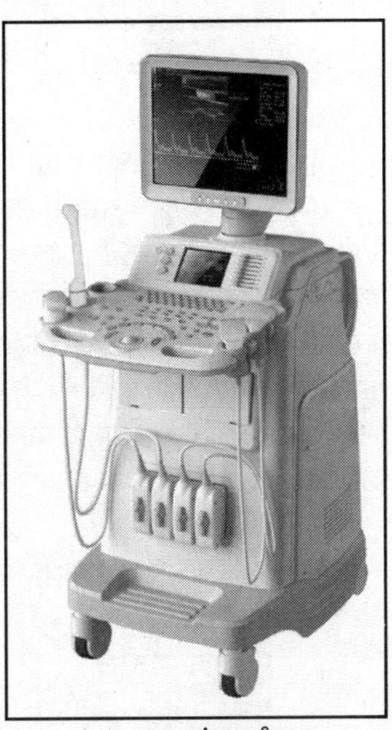

अल्ट्रासाउंड मशीन

महिला के शरीर पर घुमाते हुए भीतरी प्रत्यंगों को जाँचा जाता है। ट्रांसड्यूसर का उपयोग पेट के ऊपर (Transabdominal-TAS) या योनि मार्ग (Transvaginal-TVS) में किया जा सकता है। TAS के समय मूत्र थैली में मूत्र भरा रहना चाहिए। इसका उपयोग पेट या श्रोणि के आंतरिक अंगों को देखने के लिए किया जाता है। TVS के समय मूत्र थैली को खाली रहना चाहिए। TAS और TVS के अलावे मलद्वार (Transrectal) और पेरिनियम (Transperineal) के द्वारा भी अल्ट्रासाउंड किया जा सकता है। इन विधियों का उपयोग अविवाहित और कम उम्र की बालिकाओं में करना पड़ता है। अल्ट्रासाउंड की एक और नई विधि विकसित हुई है, जिसे हॉर्मोनिक इमेजिंग कहते हैं। विभिन्न जाँच के अलावा अल्ट्रासाउंड का उपयोग फायब्रॉयड की चिकित्सा के लिए भी किया जाता है। अल्ट्रासाउंड का एक विशेष उपयोग गर्भाशय एवं गर्भवाहिनी नलियों के आकलन के लिए किया जाता है, जिसे सलाइन इन्फ्यूजन सोनोग्राफी (Saline Infusion Sonography) कहते हैं।

TVS का उपयोग निम्नलिखित परिस्थितियों में विशेष आकलन के लिए किया जाता है—

1. गर्भाशय एवं अन्य आंतरिक जननांगों का आकलन एवं रोग की पहचान
2. इक्टोपिक प्रीग्नेंसी
3. बंध्यापन
4. ओवरी एवं गर्भाशय का कैंसर

TVS का उपयोग सभी महिलाओं में आसानी से किया जा सकता है। अपवाद केवल इम्परफोरेट हाइमेन है, जिसमें इसका उपयोग नहीं किया जा सकता। कई स्त्रियों को योनि में ट्रांसड्यूसर डलवाकर जाँच कराना ठीक नहीं लगता है। उनके अस्वीकार करने पर भी इसका उपयोग नहीं किया जाता है। काफी चिकित्सक अविवाहित महिलाओं में इसका उपयोग नहीं करते हैं। टी.वी.एस. द्वारा गर्भाशय का प्रतिबिंब बहुत पास से लिया जाता है, अत: गर्भाशय या ओवरी की जाँच के लिए इसकी नैदानिक क्षमता पेट के द्वारा किए गए अल्ट्रासाउंड की अपेक्षा अधिक है।

अल्ट्रासाउंड के गर्भाशय संबंधी नैदानिक उपयोग

1. फायब्रॉयड।
2. एडिनोमायोसिस।
3. गर्भाशय की अंत:परत (Endometrium) एवं गुहिका (cavity) का

आकलन। यह सलाइन इन्फ्यूजन सोनोग्राफी (SIS) के द्वारा किया जाता है, जिसके निम्नलिखित उपयोग हैं—

- आंतरिक सतह के रोग।
- टेमोक्सीफेन (Tamoxifen) से चिकित्सा के दौरान आंतरिक सतह का आकलन।
- बंध्यापन-गर्भाशय की गुहिका (cavity) एवं डिंबवाहिनी नलियों के खुलेपन की जाँच।
- पूर्व में लगाया हुआ IUCD अगर मिल नहीं रहा हो।
- पूर्व में किए हुए सिजेरियन के चिह्न की मजबूती का आकलन।
- गर्भाशय की आंतरिक सतह से बायोप्सी की जगह की सही पहचान।
- मोलर प्रिग्नैंसी एवं अन्य बीजपोषक बीमारियाँ।

अल्ट्रासाउंड के ओवरी संबंधी उपयोग

TVS का उपयोग सामान्य ओवरी के आकलन एवं इसके विभिन्न रोगों की पहचान के लिए किया जाता है। निम्न रोगों की पहचान में इसकी विशेष भूमिका है—

1. पी.सी.ओ.डी. (Polycystic Ovarian Disease)
2. सामान्य सिस्ट
3. सुगम (Benign) सिस्ट
4. दुर्दम (Malignant) सिस्ट
5. ओवरी का ऐंठन (Torsion)
6. जननांगों का संक्रमण (Pelvic Inflammatory Disease)

डिंबवाहिनी नलियों के आकलन में उपयोग

1. सोनोसैल्पिंगोग्राफी द्वारा नलियों के खुलेपन की जाँच।
2. अस्थानिक गर्भ।
3. जल डिंबवाहिनी (Hydrosalpinx)।
4. पूयडिंबवाहिनी (Pyosalpinx)।

बंध्यापन में अल्ट्रासाउंड की भूमिका

बंध्यापन के विभिन्न पहलुओं के आकलन में अल्ट्रासाउंड का विशेष योगदान है। इससे निम्न बातों का पता चलता है—

1. जननांगों की संरचना।

2. असामान्य संरचना, जो गर्भधारण में रुकावट डाल सकती है।
3. कोई विशेष रोग, जो गर्भधारण के लिए रुकावट है।
4. मासिक चक्र में ओवरी के फॉलिकल में विकास का आकलन
5. मासिक चक्र में गर्भाशय की अंत:परत में परिवर्तन का आकलन।
6. बंध्यापन के लिए दी जा रही चिकित्सा का मूल्यांकन।

सोनोसैल्पिंगोग्राफी (Sonosalpingography)—यह अल्ट्रासाउंड की सहायता से की जानेवाली एक नैदानिक विधि है, जिसमें गर्भाशय की गुहा एवं डिंबवाहिनी नलियों की जाँच की जाती है। अल्ट्रासाउंड द्वारा छवि देखते हुए गर्भाशय के अंदर नॉर्मल सलाइन डाला जाता है, जो गर्भाशय की गुहा की छवि को अंकित करते हुए डिंबवाहिनी नलियों द्वारा पेट के अंदर चला जाता है, यदि नलियाँ खुली हों। नलियों के बंद होने पर पानी वहीं रुक जाता है और पेट में नहीं जा पाता।

कंप्रेशन सोनोग्राफी—इस विधि का उपयोग पैरों में डीप वेन थ्रम्बोसिस (Deep Vein Thrombosis) यानी DVT की पहचान के लिए किया जाता है। इसमें सोनोग्राफी के साथ-साथ कलर डॉप्लर का भी उपयोग किया जाता है।

2. एक्स-रे (X-ray)

1. **छाती या पेट का सामान्य एक्स-रे**—स्त्री रोगों के अलावा कभी-कभी अन्य रोगों की पहचान के लिए सामान्य एक्स-रे की जरूरत पड़ सकती है।
2. **आई.वी.पी. (Intravenous Pyelography)**—इस विधि द्वारा मूत्र तंत्रिका की जाँच की जाती है। जननांगों के असामान्य विकासवाली स्त्रियों में मूत्रांगों के आकलन के लिए इसका उपयोग किया जाता है। कभी-कभी श्रोणि में बड़े ट्यूमर होने पर भी इस जाँच की जरूरत पड़ती है, जिसमें ट्यूमर के कारण मूत्र नलियों पर दबाव एवं मूत्र प्रवाह में रुकावट की जाँच की जाती है। आई.वी.पी. के लिए एक विशेष द्रव का इस्तेमाल किया जाता है, जो रेडियोओपेक होता है। इसे सुई से दिया जाता है, जिससे कभी-कभी रिएक्शन भी हो सकता है।

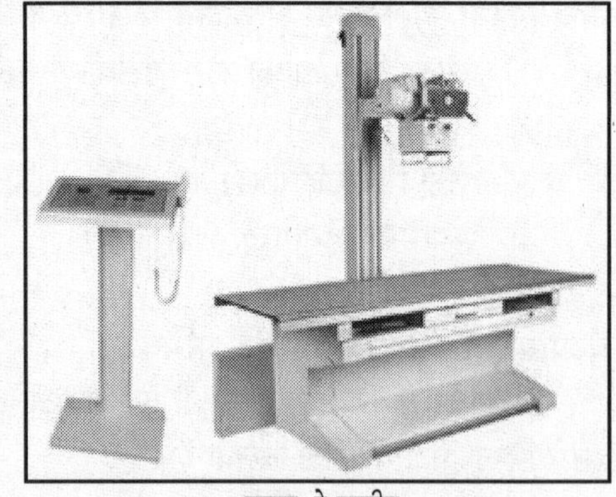
एक्स-रे मशीन

मधुमेह, गुर्दा रोग एवं हार्ट फेल्योर से पीड़ित व्यक्ति के गुर्दे पर इस दवा का बुरा प्रभाव पड़ता है, अतः ऐसे व्यक्तियों में आई.वी.पी. के लिए अन्य सुरक्षित दवा का उपयोग करना पड़ता है।

3. **एच.एस.जी. (Hysterosalpingography)**—अधिकांशतः इसका उपयोग बंध्यापन से पीड़ित स्त्रियों में उनकी फैलोपियन ट्यूब की जाँच के लिए किया जाता है। इस प्रक्रिया से आधा घंटा पहले दर्द की दवा दे देने से प्रक्रिया में आसानी होती है। एक्स-रे टेबल पर चित्त अवस्था में लेटने के बाद योनि मार्ग द्वारा कैथेटर या अन्य ट्यूब के माध्यम से एक रेडियोओपेक द्रव गर्भाशय में डाला जाता है, जिसकी छवि एक्स-रे में अंकित होती है। यदि ट्यूब खुली हों तो दवा पहले गर्भाशय में, फिर दोनों ट्यूब से होते हुए पेट में जाते हुए दिखती है। दवा की छवि एक्स-रे द्वारा अंकित हो जाती है, जिसे देखकर गर्भाशय की गुहा, दोनों या एक ट्यूब के खुले होने की जानकारी और उनमें या गर्भाशय में किसी असामान्यता की जानकारी मिलती है। साधारणतया तीन एक्स-रे लिये जाते हैं—एक प्रक्रिया से पहले, दूसरा सुई द्वारा दवा देते समय और तीसरा प्रक्रिया पूरी होने के पश्चात्।

4. **बोन डेन्सिटोमेट्री (Bone Densitometry)**—इस विधि द्वारा बी.एम.डी. यानी हड्डियों के स्वास्थ्य की जाँच की जाती है। इनके लिए दो तरह की जाँच उपलब्ध है—डेक्सा (DEXA) और क्यू.सी.टी. (QCT)। अधिकांशतः डेक्सा उपयोग में लाया जाता है। डेक्सा में बी.एम.डी. कम पाए जाने पर हड्डियों को मजबूत बनाने की दवाएँ दी जाती हैं और दवा की अवधि पूरी होने पर पुनः जाँच कर देखा जाता है कि बी.एम.डी. बढ़ा या नहीं।

5. **यू.ए.ई. (Uterine Artery Embolization)**—यू.ए.ई. का उपयोग गर्भाशय से अत्यधिक रक्तप्रवाह रोकने के लिए किया जाता है, मुख्यतः फायब्रॉयड एवं पी.पी.एच. की मरीजों में। इस प्रक्रिया में एक्स-रे द्वारा देखते हुए रेडियोओपेक डाई पैर की मुख्य रक्तावाहिनी नली (Femoral Artery) में सुई द्वारा दी जाती है। यह डाई एक पतली ट्यूब के माध्यम से यूटेराईन आर्टरी तक पहुँचाई जाती है, जहाँ रक्त प्रवाह होते हुए नलिका को बंद करने के लिए कुछ पदार्थ ट्यूब के द्वारा ही पहुँचा दिए जाते हैं, जो नली को बंद कर देते हैं, जिससे रक्त प्रवाह बंद हो जाता है।

3. **सी.टी. (Computed Tomography)**—इस नैदानिक विधि का उपयोग किसी भी अंग को बारीकी से देखने के लिए किया जाता है। सी.टी. का उपयोग स्त्री जननांगों की दुर्दम बीमारियों के आकलन के लिए किया जाता

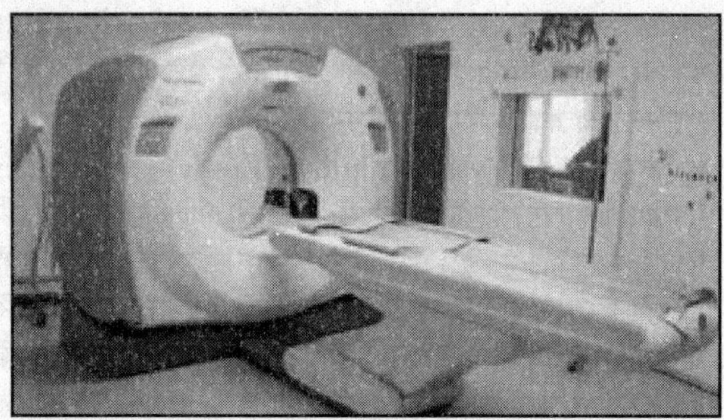

सी.टी. मशीन

है, जिसमें गर्भाशय के अगल-बगल के ऊतकों एवं लसिका ग्रंथियों को देखा जाता है कि उनमें दुर्दम रोगों का प्रवेश हुआ है कि नहीं। एम.आर.आई. के आविष्कार के बाद सी.टी. का उपयोग अपेक्षाकृत सीमित हो गया है।

4. **एम.आर.आई. (Magnetic Resonance Imaging)**—यह एक आधुनिक नैदानिक विधि है, जिसमें चुंबकीय शक्ति का उपयोग किया जाता है और रेडियेशन बिल्कुल नहीं होता। किसी भी अंग या ऊतक को यह अत्यंत बारीकी से दर्शा सकता है। यह एक अत्यंत ही सुरक्षित विधि है, जिससे अब तक कोई भी हानि नहीं पाई गई है। इसका उपयोग कुछ लोगों में वर्जित है, जिन्हें चुंबक-सक्रियतावाले इम्प्लांट या डिवाइस लगे हों, जैसे हृदय का पेसमेकर,

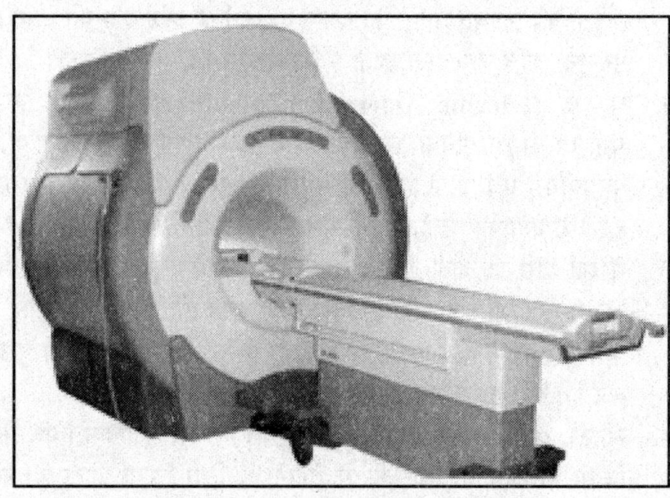

एम.आर.आई. मशीन

न्यूरोस्टीम्यूलेटर, हृदय का डीफीब्रीलेटर, इम्प्लांटेबल इलेट्रॉनिक इन्फ्यूजन, कान में कॉक्लियर इम्प्लांट, मस्तिष्क में कुछ एन्यूरिज्म क्लिप और आँख के आसपास बाहरी धातु का पदार्थ इत्यादि। स्त्री रोगों की पहचान में इसका मुख्य उपयोग दुर्दम रोगों के स्टेजिंग के लिए किया जाता है, मुख्यत: यह देखने के लिए कि रोग कितनी दूर तक फैला है और अन्य किन-किन अवयवों या अंगों पर इसका प्रभाव पड़ा है। दुर्दम रोगों के अलावा यदि अल्ट्रासाउंड द्वारा बीमारी की सही पहचान नहीं हो पाती है, तब एम.आर.आई. करानी पड़ती है। बड़े ट्यूमर्स, एंडोमेट्रीयोसिस, एडिनोमायोसिस, फाइब्रोमायोमा, स्त्री जननांगों की असामान्य संरचना, गर्भाशय के समीपवर्ती अवयवों में शोथ, गर्भाशयग्रीवा के कैंसर, गर्भाशय के कैंसर एवं ओवरी के कैंसर के सही आकलन एवं चिकित्सा के बाद उनके प्रभाव के आकलन के लिए भी एम.आर.आई. का उपयोग काफी महत्त्वपूर्ण है।

□

श्वेत प्रदर (Leucorrhoea) एवं यौन रोग

—डॉ. शांति राय

ल्यूकोरिया—योनि मार्ग से रक्त या रक्त मिश्रित द्रव के अलावा और किसी भी तरह के स्राव को आम जनता ल्यूकोरिया के नाम से जानती है। यह स्राव हमेशा किसी बीमारी का ही लक्षण नहीं होता और बिना किसी कारण के भी स्राव हो सकता है। हर स्त्री को प्रजनन उम्र में सामान्यत: योनि से थोड़ा-बहुत स्राव होता रहता है, जिसमे से कुछ स्राव बाहर भी आ सकता है, विशेषकर डिंबक्षरण के समय, गर्भावस्था में एवं मासिक स्राव के पहले। बहुत चिंता करने पर या अधिक देर बैठकर रहनेवालों में भी इसकी मात्रा बढ़ सकती है। यह सामान्य स्राव रंगहीन और पानी के जैसा पतला या लसलसा होता है। सामान्य स्राव के साथ कोई घाव या खुजली नहीं होती और इसके लिए किसी दवा की जरूरत नहीं होती। इसके विपरीत असामान्य या रोगजनित स्राव तकलीफदेह होता है और उसकी चिकित्सा जरूरी होती है।

असामान्य या पैथोलॉजिकल स्राव के कारण

1. योनि का संक्रमण
2. योनि में ट्यूमर या पॉलिप
3. गर्भग्रीवा में इक्टोपी या नैवोथियन सिस्ट
4. गर्भग्रीवा में पॉलिप या फाइब्रॉयड
5. गर्भग्रीवा या गर्भाशय का संक्रमण
6. गर्भग्रीवा का कैंसर
7. गर्भाशय का कैंसर
8. फैलोपियन ट्यूब का कैंसर

योनि संक्रमण—यह एक आम बीमारी है और अधिकांश स्त्रियाँ अपने जीवन में कभी-न-कभी इससे पीड़ित होती हैं। योनि के अधिकांश संक्रमण यौन रोगों के कारण

होते हैं। संक्रमण से होनेवाला स्राव पीला, उजला या गाढ़ा और अधिक मात्रा में होता है। अधिकांश संक्रमण में प्रदर के साथ-साथ जननांगों में खुजली भी होती है। यह शिकायत मासिक स्राव के बाद, किसी अन्य बीमारी के होने पर एवं ऐंटीबायोटिक लेने के बाद बढ़ जाती है। संक्रमण के लिए यथोचित दवा लेने से यह स्राव एवं खुजली ठीक हो जाती है। कभी-कभी संक्रमण बार-बार होता है, विशेषकर उन लोगों को, जिन्हें मधुमेह की बीमारी है। यदि पति को मधुमेह की बीमारी हो तब भी बार-बार संक्रमण हो सकता है। अधिकांश संक्रमण पत्नी के साथ-साथ पति को भी होता है, अत: दवा दोनों को दी जाती है। कभी-कभी लंबे समय तक दवा की जरूरत पड़ सकती है।

कैंसर से होनेवाला स्राव बदबूदार, गंदा, मात्रा में अधिक एवं रक्त मिश्रित होता है। कभी-कभी यह स्राव पतला पानी जैसा या मवाद जैसा भी हो सकता है। ऐसे स्राव की समुचित जाँच एवं शीघ्र उपचार अत्यंत आवश्यक है।

गर्भग्रीवा में पॉलिप या इटोपी होने पर स्राव रंगहीन या सफेद पानी जैसा और अधिक मात्रा में होता है। कभी-कभी यह लसलसा भी हो सकता है। इटोपी में गर्भग्रीवा पर लाल दाने हो जाते हैं, जिसका कारण है-गर्भग्रीवा की अंत:परत का अपनी सीमा से बाहर तक विस्तार हो जाना। इसे एक लघु शल्य क्रिया-कौटेराइजेशन (Cauterisation) के द्वारा ठीक किया जाता है। यदि पॉलिप या गर्भाशय के मुँह पर मस्सा हो तो उसे भी लघु शल्य क्रिया द्वारा हटा दिया जाता है।

यौन रोग

स्त्री पुरुष के सहवास के कारण एक से दूसरे को लगनेवाले रोगों को यौन रोग कहा जाता है। ये शारीरिक संबंध से फैलते हैं और इन्हें गुप्त रोग या वेनेरियल रोग भी कहते हैं। यौन रोग विभिन्न प्रकार के होते हैं, जो वायरस, जीवाणु, फंगस तथा परजीवी के संक्रमण से उत्पन्न होते हैं। यदि एक से ज्यादा लोगों से असुरक्षित यौन संबंध हो तो यौन रोग या एच.आई.वी. होने का खतरा बढ़ जाता है।

निम्नलिखित संक्रमण यौन रोग की श्रेणी में आते हैं—

1. सिफिलिस (Syphilis)
2. गोनोरिया (Gonorrhoea)
3. क्लेमाइडिया (Chlamydia)
4. हरपिस सिम्प्लेक्स (Herpes Simplex)
5. एच.पी.वी. (Human Papilloma Virus)
6. योनिशोथ (Vaginitis)
7. एच.आई.वी. (Human Immunodeficiency Virus/AIDS)

योनि मार्ग के कुछ संक्रमण शारीरिक संबंध के बगैर भी हो सकते हैं, जैसे कि जननांग का क्षय रोग। इन्हें आर.टी.आई. (Reproductive Tract Infection) कहते हैं।

पी.आई.डी. (Pelvic Inflammatory Disease) एक चिकित्सीय शब्द है, जिसका उपयोग स्त्री के आंतरिक जननांगों के संक्रमण के लिए किया जाता है। 10 लाख से अधिक स्त्रियाँ प्रति वर्ष पी.आई.डी. का शिकार होती हैं। यह अधिकांशतः एक से अधिक जीवाणुओं के एक साथ संक्रमण यानी मिश्रित संक्रमण से होता है और इसका दुष्प्रभाव काफी गहरा हो सकता है। अधिकांश स्त्रियों में इसका कोई प्रारंभिक लक्षण नहीं मिलता।

यौन रोगों के सामान्य लक्षण

- पेडू में दर्द तथा सिहरन।
- कमर दर्द।
- सहवास के समय दर्द।
- योनि मार्ग से असामान्य स्राव, जो योनि या गर्भाशय-ग्रीवा से स्रावित होता है।
- बुखार।
- निचले जननांगों पर जख्म।
- मूत्र विसर्जन में जलन।
- निचले जननांगों पर मांसनुमा उभार।

इन तकलीफों के अलावा यौन रोगों के निम्न दूरगामी दुष्प्रभाव भी होते हैं—

- अस्थानिक गर्भ, जो पी.आई.डी. से ग्रसित महिलाओं में छह गुणा ज्यादा पाया जाता है।
- फैलोपियन ट्यूब (डिंबवाहिनी) की क्षति तथा उसके बंद हो जाने के कारण बाँझपन। जिन्हें एक बार पी.आई.डी. हुआ है, उन्हें आठ प्रतिशत तथा जिन्हें तीन या ज्यादा बार पी.आई.डी. हुआ है, उन्हें 40 प्रतिशत बाँझ होने की संभावना रहती है।
- कमरदर्द लगभग 18 प्रतिशत पी.आई.डी. से ग्रसित महिलाओं में देखा जाता है।

ल्युकोडर्मा (Leucoderma)—इस रोग में चमड़ी का रंग कम हो जाता है और कभी-कभी यह यौन रोग के कारण या ठीक हुए यौन रोग की निशानी हो सकता है। सामान्यतः चमड़ी का रंग बदलना यौन रोग इंगित नहीं करता है। फफूँदी के संक्रमण के कारण भी ल्युकोडर्मा होता है और कभी-कभी बूढ़े लोगों में यह कैंसर का लक्षण भी होता है। शंका की स्थिति में चिकित्सक का परामर्श लेना चाहिए।

गोनोरिया (Gonorrhoea)—गोनोरिया प्रमुख यौन रोगों में एक है। अब तक जितने गुप्त रोगों की पहचान हो सकी है, उसमें सबसे पुराना गोनोरिया है तथा यह पूरे विश्व में व्याप्त है। निजेरिया गोनाकोकाई (Neisseria Gonococci) नामक जीवाणु के संक्रमण से यह बीमारी होती है। संक्रमण होने पर बदबूदार, मवाद की तरह स्राव, पेशाब करने के समय दर्द और प्रायः बारथोलिन ग्रंथि में सूजन हो सकती है। संक्रमित होने के बाद एक से चौदह दिनों के भीतर इस रोग के लक्षण प्रकट होते हैं। कभी-कभी मुख-मैथुन के बाद टॉन्सिल में दर्द इस रोग से होता है। लगभग 80 प्रतिशत संक्रमित महिलाएँ लक्षणरहित रोगवाहक होती हैं, जबकि सभी संक्रमित पुरुषों में रोग के लक्षण पाए जाते हैं। गरीबी, मादक द्रव्यों का सेवन, अकेलापन, कच्ची उम्र, वेश्यावृति एवं अन्य यौन रोगों से पीड़ित स्त्रियों में इसके होने का अधिक डर रहता है। अधिकांशतः यह संक्रमण मूत्रमार्ग, उसके इर्द-गिर्द की ग्रंथियों, योनि और गर्भाशय ग्रीवा को प्रभावित करता है, पर कभी-कभी ऊपर फैलकर फैलोपियन ट्यूब में भी पहुँच सकता है। यह रोग पी.आई.डी. और बाँझपन का सबसे महत्त्वपूर्ण कारण है। इसका तीव्र संक्रमण गर्भावस्था में यदा-कदा ही होता है। मवाद के जैसा अधिक स्राव इसका लक्षण है और कल्चर जाँच से इसकी पहचान होती है। गर्भवती में गोनोरिया के संक्रमण के कारण सेप्टिक एबॉरसन, समयपूर्व प्रसव, समयपूर्व प्रसवपूर्व झिल्ली का फटना, गर्भावस्था की झिल्लियों में संक्रमण एवं प्रसव पश्चात् संक्रमण होने की आंशका काफी बढ़ जाती है। पेनिसिलिन इस संक्रमण के इलाज की काफी असरदार दवा है। यदि पेनिसिलिन से रिएक्शन होता हो तो ऐसे व्यक्तियों का उपचार सेफट्रैक्सन (Ceftriaxone) की सुई से या एजिथ्रोमाइसिन की एक ग्राम की गोली से किया जाता है। पति या लैंगिक साथी का भी साथ-साथ उपचार होना आवश्यक है। कभी-कभी गोनोरिया का संक्रमण शरीर में जगह-जगह फैल जाता है और तीव्र रूप धारण कर लेता है। ऐसे लोगों को लंबे समय तक सुई देनी पड़ती है।

सिफिलिस (Syphilis)—यह ट्रिपोनिमा पैलिडम नामक कीटाणु के संक्रमण से होता है, जो खरोंच या किसी अन्य खुली हुई रक्तवाहिनी द्वारा शरीर में प्रवेश पा जाते हैं। प्रवेश के बाद लगभग तीन सप्ताह (3 से 90 दिन) के बाद प्रवेश के स्थान पर जख्म हो जाता है, जिसे प्राइमरी सिफिलिस कहते हैं। इस जख्म में साधारणतया दर्द नहीं होता और उपचार नहीं करने पर भी यह स्वतः दो से आठ सप्ताह में ठीक हो जाता है। कभी-कभी एक से अधिक जख्म भी हो सकते हैं। उपचार नहीं करने पर साधारणतया कुछ दिनों के उपरांत ये कीटाणु धीरे-धीरे फैलकर शरीर के अन्य अंगों या अवयवों को कुप्रभावित करते हैं, जिसे सेकंडरी सिफिलिस कहते हैं।

सेकंडरी सिफिलिस से लिवर, किडनी, आँखें एवं हड्डियाँ प्रभावित हो सकती हैं और पीड़िता को चमड़ी में फोड़े, पैपुल तथा कौनडाइलोमा हो जाता है। चमड़ी के ये रोग कोई दर्द या परेशानी नहीं पैदा करते हैं। यदि अभी भी चिकित्सा नहीं की गई तो सेकंडरी सिफिलिस के ये जख्म स्वतः धीरे-धीरे खत्म हो जाते हैं। इसके कुछ दिनों बाद रक्त की जाँच में सिफिलिस का पता चलता है। सेकंडरी सिफिलिस के बाद टर्सियरी सिफिलिस होता है, जिसके दो स्टेज हैं—प्रारंभिक (early) और आखिरी (Late)। टर्सियरी सिफिलिस में केवल रक्त की जाँच से बीमारी का पता चलता है। शारीरिक जाँच में देखने पर कोई जख्म नहीं मिलता। प्रारंभिक यानी अर्ली टर्सियरी उस सिफिलिस को कहते हैं, जिसका संक्रमण गत एक वर्ष के भीतर हुआ हो। उसके पहले के संक्रमण को लेट टर्सियरी कहते हैं। टर्सियरी सिफिलिस में स्नायु पद्धति, हृदय एवं त्वचा मुख्यतः प्रभावित होते हैं। लेट सिफिलिस से प्रभावित अवयव धीरे-धीरे खराब होने लगते हैं। प्राइमरी, सेकंडरी और अर्ली टर्सियरी सिफिलिस से पीड़ित व्यक्ति अन्य व्यक्तियों को संक्रमित कर सकता है। इनके जख्मों में सिफिलिस के कीटाणु काफी मात्रा में रहते हैं, जो उसके संपर्क में आनेवाले व्यक्ति को आसानी से संक्रमित कर देते हैं।

यदि गर्भवती माँ को सिफिलिस का संक्रमण हो तो सिफिलिस के कीटाणु आसानी से गर्भस्थित शिशु को संक्रमित कर देते हैं। यह संक्रमण साधारणतया गर्भ के 18वें सप्ताह के बाद होता है। भ्रूण का लीवर बढ़ जाता है, रक्त की कमी हो जाती है, पेट में पानी और फिर पूरे शरीर में पानी जमा होने लगता है। भ्रूण की मृत्यु होने की भी आशंका रहती है। नवजात को पीलिया, शरीर पर लाल जख्म, बढ़े हुए लिम्फनोड, न्यूमोनिया, हृदय में सूजन, किडनी में गड़बड़ी एवं भुजाओं की हड्डियाँ प्रभावित हो सकती हैं।

सिफिलिस की पहचान—गर्भाधान के बाद प्रथम चिकित्सीय जाँच के समय ही सिफिलिस के लिए रक्त की जाँच की जानी चाहिए और पहचान हो जाने के बाद उसका सही उपचार करना चाहिए। उपचार जितनी जल्दी होता है, भ्रूण में संक्रमण एवं विरूपता की संभावना उतनी ही कम होती है। सिफिलिस का उपचार पेनिसिलिन की सुई द्वारा किया जाता है। किसी-किसी व्यक्ति को पेनिसिलिन से एलर्जी होती है। ऐसे लोगों को एरिथ्रोमाइसिन या एजिथ्रोमाइसिन दिया जाता है। सिफिलिसवाली सभी गर्भवतियों की जाँच एच.आई.वी. के लिए भी की जानी चाहिए।

क्लेमाइडिया का संक्रमण—क्लेमाइडियल संक्रमण एक यौन रोग है, जो क्लेमाइडिया ट्रैकोमेटिस नामक जीवाणु के संक्रमण से होता है। सामान्यतः इस संक्रमण

में ध्यान देने लायक कोई तकलीफ नहीं होती। प्राय: इसके साथ-साथ गोनोरिया नामक यौन रोग भी होता है। इसके लक्षण हैं—श्वेत प्रदर या मूत्र मार्ग से पारदर्शी स्राव और मूत्र विसर्जन में दर्द। मूत्रमार्ग और बार्थोलिन ग्रंथि में सूजन एवं गर्भाशय ग्रीवा से मवाद जैसा स्राव भी हो सकता है। गर्भावस्था में इसका संक्रमण होने से मृत बच्चा, समयपूर्व प्रसव, नवजात को न्यूमोनिया तथा आँखों के संक्रमण (conjunctivitis) का खतरा रहता है। प्रसव के दो-तीन सप्ताह बाद गर्भाशय में भी संक्रमण का डर रहता है, जिसके लक्षण हैं—अधिक रक्तस्राव, हल्का बुखार, पेडू में दर्द और जाँच करते समय गर्भाशय में दर्द। प्रसव के समय योनि के द्रवों के संपर्क में आने के कारण नवजात का संक्रमण होता है। क्लेमाइडियल संक्रमण की जाँच भी गर्भावस्था की प्रथम जाँच के समय ही हो जानी चाहिए। यह रोग अपने लक्षणों से पहचाना जा सकता है तथा उचित दवाओं से उपचार करने पर इसे पूरी तरह ठीक भी किया जा सकता है। उपचार के लिए मुख्यत: एजिथ्रोमाइसिन या एमौक्सिसिलिन दी जाती है।

हरपिस सिम्प्लेस वायरस (Herpes Simplex Virus-HSV)—मुख्य यौन रोगों में एच.एस.वी. का भी स्थान है। जब इसका संक्रमण पहली बार होता है, तब यौन संपर्क के करीब एक सप्ताह बाद संपर्क की जगह पर दाने निकल आते हैं, जिसमें खुजली होती है और बाद में दर्द तथा फोड़ा। ये वायरस रक्तनलिकाओं में प्रवेश पा जाते हैं और तब इन्लुएन्जा के जैसा हल्का बुखार, देह में दर्द हो सकता है। अति तीव्र संक्रमण यदा-कदा ही होता है, जब लिवर, मस्तिष्क और फेफड़े हरपिस से संक्रमित हो जाते हैं। पहली बार दानों की संख्या अधिक होती है, पर उसके बादवाले संक्रमण में इनकी संख्या कम होती है। संक्रमण के स्थान पर ये वायरस कुछ दिनों के बाद शांत होकर पड़े रहते हैं, जहाँ से कभी-कभी ये काफी संख्या में बाहर निकलते हैं, जिसे शेडिंग (Shedding) कहते हैं और दुबारा-तिबारा भी दो से पाँच दिनों के लिए उसी स्थान पर जख्म होते रहते हैं। हरपिस (HSV) की पहचान कल्चर या पी.सी.आर. (PCR) से होती है। गर्भ की प्राथमिक अवस्था में हरपिस का कोई बुरा प्रभाव नहीं देखा गया है। इसका उपचार ऐंटीवायरस दवाओं से किया जाता है, जैसे एसाइक्लोविर, गैनसाइक्लोविर इत्यादि। इनकी गोलियाँ एवं मलहम उपलब्ध हैं। अत्यधिक दर्द या तकलीफ होने पर दर्द की गोलियों का उपयोग किया जाता है। यदि एच.एस.वी. का संक्रमण पूरे शरीर में फैल चुका हो तो गर्भवती को अस्पताल में भरती कर सात से दस दिनों तक एसाइक्लोविर की सुई नस में दी जाती है और उसके बाद इसकी गोलियाँ एक सप्ताह तक। गर्भ के अंतिम महीने में हरपिस होने पर समयपूर्व प्रसव एवं उल्वद्रव की झिल्ली के फटने का डर रहता है और संक्रमण

भी फैल सकता है। इन जटिलताओं को रोकने के लिए अंतिम महीने में हरपिस पाए जाने पर एक महीने तक दवा दी जाती है।

एच.पी.वी. संक्रमण—यह एक आम यौन रोग है, जो एच.पी.वी. वायरस के द्वारा होता है। अधिकांश संक्रमण कोई लक्षण उत्पन्न नहीं करते एवं कुछ ही दिनों में ठीक भी हो जाते हैं, पर कुछ स्त्रियों में संक्रमण के स्थान पर वार्ट (Warts) बनने लगते हैं, जो भग की त्वचा एवं योनि में फूलगोभी के दाने जैसे दिखते हैं। इनमें खुजली भी होती है। गर्भावस्था में ये वार्ट कभी-कभी बहुत बढ़ जाते हैं और वल्वा, योनि तथा गर्भग्रीवा तक फैल जाते हैं। इसकी चिकित्सा 90 प्रतिशत ट्राइक्लोरएसिटिक एसिड को एक-एक सप्ताह के अंतराल पर जख्म पर लगाकर की जाती है। दवा से ठीक नहीं होने पर इनका उपचार क्रायोथेरैपी (Cryotherapy) या लेजर से किया जाता है। कभी-कभी जख्म को काटकर हटाना भी पड़ता है, पर गर्भावस्था में ऑपरेशन नहीं किया जाता है। माँ से बच्चे में यह संक्रमण यदा-कदा फैल सकता है और बच्चे के गले में यह बीमारी (Laryngeal papillomatosis) हो सकती है।

एच.पी.वी. का टीका उपलब्ध है, पर ये टीके गर्भावस्था में नहीं लगाए जाते हैं। यह टीका तीन डोज में लगता है। पहले टीके के दो महीने के बाद दूसरा और छह महीने के बाद तीसरा। यदि टीका लगने के दौरान गर्भ का पता चले तो बाकी के टीके प्रसव के बाद दिए जाते हैं। स्तनपान के समय भी टीके लग सकते हैं। एच.पी.वी. का संबंध गर्भाशय ग्रीवा के कैंसर से है और इसके बचाव के लिए ये टीके किसी भी यौन संपर्क से पहले लग जाएँ तो बहुत फायदा होता है।

योनिशोथ (Vaginitis)

A. **बैक्टीरियल वेजिनोसिस (Bacterial Vaginosis)**—योनि में सामान्यत: कुछ कीटाणु मौजूद होते हैं, जो वहाँ के वातावरण को सही रखते हैं एवं संक्रमण को रोकने में सहायक होते हैं। कुछ स्त्रियों में इन कीटाणुओं में हेरफेर हो जाता है और लाभ पहुँचानेवाले कीटाणुओं की कमी हो जाती है। यह एक आम समस्या है, जो प्रजनन उम्र की लगभग 30 प्रतिशत स्त्रियों को परेशान करती है। ऐसी दशा में अत्यधिक स्राव, बाहरी जननांगों में खुजली तथा स्राव के साथ मछली जैसी दुर्गंध हो सकती है। विटामिन डी की कमी के साथ इसका संबंध पाया गया है। इसका उपचार मेट्रोनिडाजोल या क्लीन्डामाइसिन की गोलियों द्वारा किया जाता है। यह बीमारी बार-बार सता सकती है। गर्भावस्था में इसके कारण समयपूर्व प्रसव एवं झिल्ली के फटने की संभावना रहती है।

B. **ट्राइकोमोनियेसिस (Trichomoniasis)**—यह बाह्य जननांगों में बहुलता से पाया जानेवाला एक संक्रमण है, जो ट्राइकोमोनस वेजाइनलिस नामक जीवाणु से होता है। गर्भावस्था में लगभग 20 प्रतिशत माताओं में यह बीमारी पाई जाती है। इसके लक्षण हैं क्रीम या सफेद रंग का फेनीला और अत्यधिक स्राव, जिसके साथ-साथ तीव्र खुजली होती है। ट्राइकोमोनस वेजाइनलिस को माइक्रोस्कोप में आसानी से पहचाना जा सकता है। इसका उपचार मेट्रोनिडाजोल की गोलियों द्वारा किया जाता है। जरूरी होने पर ये गोलियाँ गर्भ के किसी भी चरण में दी जा सकती हैं।

C. **कैन्डिडियेसिस (Candidiasis)**—यह एक आम समस्या है, जो स्त्रियों को काफी परेशान करती है। मधुमेह के साथ इसका गहरा संबंध है, यहाँ तक कि यदि यौन साथी को मधुमेह हो तो स्त्री में संक्रमण की संभावना बढ़ जाती है। इसके अलावा यदि किसी अन्य बीमारी के लिए ऐंटीबायोटिक लिये जा रहे हों या रोग प्रतिरोधक क्षमता कम करनेवाली दवाएँ ली जा रही हों, तब इस संक्रमण की संभावना बहुत बढ़ जाती है। यह फंगस की बीमारी है, जो कैन्डिडा ऐल्बीकैंस से होती है। लगभग 25 प्रतिशत गर्भवती स्त्रियाँ इससे ग्रसित पाई जाती हैं। इसके लक्षण हैं—तीव्र खुजली एवं बैचैनी, वल्वा में दर्द और सूजन और कभी-कभी अत्यधिक मात्रा में स्राव। इसका उपचार योनि में लगानेवाली एजोल की गोलियों से किया जाता है, जो सात दिनों तक लगानी पड़ती हैं। खानेवाली गोलियाँ भी भ्रूण के लिए सुरक्षित पाई गई हैं और जरूरी हो तो दी जा सकती हैं। कुछ स्त्रियों में यह संक्रमण बार-बार होता है और दवा की जरूरत बार-बार पड़ती है। यदि कोई तकलीफ न हो तो उपचार की जरूरत नहीं है।

एच.आई.वी. या एड्स (Human Immunodeficiency Virus)—यह वायरस से होनेवाला एक संक्रमण है, जिसने विश्व भर में तहलका मचा दिया। एच.आई.वी. के संक्रमण के बाद मनुष्य की रोग प्रतिरोधक क्षमता धीरे-धीरे कम होती जाती है, क्योंकि ये वायरस टी-लिम्फोसाइट्स (जिनका प्रतिरोधक क्षमता बनाए रखने में काफी योगदान है) को धीरे-धीरे बर्बाद करने लगते हैं। फलतः वह व्यक्ति विभिन्न रोगों एवं संक्रमणों के लिए अति संवेदनशील हो जाता है और उसके विभिन्न तंत्र रोगग्रसित हो जाते हैं। रोगग्रसित होने के बाद इस बीमारी को एड्स कहा जाता है। उसके पहले वह केवल एच.आई.वी. पॉजिटिव होता है। एच.आई.वी. पॉजीटिव हो या एड्स से पीड़ित, दोनों ही तरह के व्यक्तियों के रक्त या उनके अन्य शारीरिक द्रवों के

संपर्क में आनेवाला सामान्य मनुष्य एच.आई.वी. से ग्रसित हो सकता है। एच.आई.वी. वायरस का संक्रमण मामूली खरोंच या जख्मों के माध्यम से रक्त में पहुँचने के कारण होता है। संक्रमण मुख्यत: तीन तरह से होता है—

1. सहवास के द्वारा।
2. रक्त या रक्त संघटकों के आधान के द्वारा।
3. माँ से भ्रूण या नवजात को।

निम्न परिस्थितियों में एच.आई.वी. की संभावना अधिक रहती है—

1. मादक द्रव्यों का सेवन
2. वेश्यावृत्ति
3. पति या लैंगिक साथी एच.आई.वी. पीड़ित
4. एक से अधिक लैंगिक साथी
5. कोई अन्य यौन रोग

संक्रमण के तीन से छह सप्ताह के भीतर पीड़ित व्यक्ति को कुछ सामान्य तकलीफें होती हैं, जैसे बुखार, रात में पसीना, थकावट, त्वचा पर दाने, सिर में दर्द, गिल्टियाँ, गले में खरास, माँसपेशियों में दर्द, जोड़ों में दर्द, मिचली, उल्टी और दस्त। कुछ दिनों में ये तकलीफें ठीक हो जाती हैं और उस व्यक्ति के रक्त में एक निश्चित मात्रा (Set Point) में वायरस रह जाते हैं। अब यह व्यक्ति अन्य सामान्य व्यक्तियों जैसा ही दिखता है, पर वह दूसरों को संक्रमित कर सकता है। एच.आई.वी. की जाँच करने पर जाँच पॉजिटिव आती है। इस चरण के बाद एड्स होने में लगभग दस वर्ष लग जाते हैं। गर्भावस्था में एच.आई.वी. की जाँच शुरू में ही कर लेनी चाहिए। यदि जाँच में एच.आई.वी. का निश्चित पता चल जाता है, तब भ्रूण एवं नवजात में संक्रमण रोकने के लिए माँ को पूरी गर्भावस्था में ऐंटीवायरल दवाएँ दी जाती हैं। वायरल लोड अधिक हो तो इन्हें प्रसव के समय जिडोवूडिन नामक सुई नस में दी जाती है। जन्म के बाद नवजात को भी कुछ दिनों के लिए दवाएँ दी जाती हैं। माँ से नवजात को संक्रमण होने की आशंका सबसे अधिक प्रसव के समय होती है, अत: बहुत चिकित्सक सामान्य प्रसव के बजाय सिजेरियन करना नवजात के लिए अधिक सुरक्षित मानते हैं। यह संक्रमण माँ के दूध द्वारा भी नवजात को हो सकता है। समयपूर्व प्रसव, लंबे प्रसव एवं उल्वद्रव की झिल्ली फटने के बाद बच्चे के संक्रमण की आशंका बढ़ जाती है।

एच.आई.वी. से पीड़ित स्त्रियों को यदि गर्भधारण की बहुत इच्छा न हो तो उसे ऐसे गर्भनिरोधक उपाय अपनाने चाहिए, जो गर्भ रोकने में काफी सफल हैं। इनके रक्त में क्रियाटिनिन, लीवर एन्जाइम, वायरल लोड, सी.डी.4 की संख्या, हीमोग्लोबिन

की मात्रा, एच.एस.वी., सी.एम.वी., हेपेटाइटिस सी, टॉसोप्लाजमोसिस की जाँच होनी चाहिए। छाती का एक्स-रे एवं टी.बी. का टेस्ट तथा गर्भवती हो तो भ्रूण के आकलन के लिए अल्ट्रासाउंड करना भी आवश्यक है। प्रसव के बाद यदि माँ को एच.आइ.वी. के कारण कोई अन्य तकलीफ नहीं हो रही हो, सी.डी.4 की संख्या ठीक हो एवं वायरल लोड कम हो तो दवाएँ बंद की जा सकती हैं।

□

स्त्री बाह्य जननांगों की सुगम बीमारियाँ
(Benign Diseases of External Female Genital Tract)

—डॉ. शांति राय

स्त्री जननांगों को मुख्यत: दो भागों में विभाजित किया जाता है—आंतरिक जननांग और बाह्य जननांग। आंतरिक जननांगों में दो डिंब ग्रंथियाँ, दो डिंब वाहिनियाँ एवं एक गर्भाशय होता है। बाह्य स्त्री जननांगों में जघन शैल (Mons Pubis), बृहद् भगोष्ठ (Labia Majora), लघु भगोष्ठ (Labia Minora), भगशिश्निका (Clitoris), योनि प्रघाण (Vestibule), बार्थोलिन ग्रंथियाँ (Bartholin Glands), योनिच्छद (Hymen), योनि छिद्र (Vaginal Orifice), एवं बाह्य मूत्र मार्ग छिद्र (External Urethral Orifice) सम्मिलित हैं।

बाह्य या निम्न स्त्री जननांगों में मुख्यत: निम्नलिखित सुगम बीमारियाँ पाई जाती हैं—

भग की त्वचा में चर्म रोग—ये चर्म रोग विभिन्न प्रकार के हो सकते हैं, जिनमें से कुछ तो आसानी से ठीक हो जाते हैं, पर कुछ में लंबी चिकित्सा करनी पड़ती है। कुछ चर्म रोग बाद में कैंसर का रूप भी ले सकते हैं। अत: इन रोगों की पहचान एवं समय पर समुचित चिकित्सा आवश्यक है। इन चर्मरोगों को मुख्यत: तीन श्रेणियों में बाँटा गया है—

1. लाइचेन सिम्प्लेस
2. लाइचेन स्क्लेरोसिस
3. अन्य त्वचाजनित बीमारियाँ

1. **लाइचेन सिम्प्लेस (Lichen Simplex- Squamous Cell Hyperplasia)**—हमेशा खुजलाने या रगड़ने के कारण वहाँ की त्वचा

मोटी हो जाती है। मोटी त्वचा में और अधिक खुजलाहट होती है और इस तरह एक चक्र बन जाता है-खुजलाने के कारण त्वचा का मोटा होना और मोटे होने के कारण अधिक खुजलाहट होना। त्वचा पर रासायनिक पदार्थों के उपयोग से यह तकलीफ शुरू हो सकती है। इसका मुख्य उपचार है—इस चक्र को तोड़ना। खुजलाहट शांत करने के लिए वहाँ कॉर्टिजोन की क्रीम लगाई जाती है। गर्म पानी से भी फायदा पहुँचता है। यदि तीन सप्ताह के अंदर फायदा न पहुँचे तो बायोप्सी जाँच की जाती है।

2. **लाइचेन स्क्लेरोसिस (Lichen Sclerosis)**—यह बीमारी अधिकांशत: रजोनिवृत्त महिलाओं में पाई जाती है और मलमार्ग के इर्दगिर्द और वल्वा की त्वचा को प्रभावित करती है। त्वचा में सूजन एवं उसका रंग सफेद होने लगता है। उसमें काफी खुजलाहट होती है और चमड़ा दिनोदिन और मोटा होता जाता है। इस बीमारी से बाद में कैंसर होने की भी आशंका रहती है। अत: रोग की पहचान होने के बाद बायोप्सी जाँच भी करानी जरूरी है, ताकि कैंसर या कैंसर-पूर्व परिवर्तन की पहचान हो सके और उसकी चिकित्सा की जा सके। उसके बाद भी इन महिलाओं की जाँच प्रति 4 से 6 महीने पर की जानी चाहिए और यदि नए सिरे से त्वचा में बदलाव नजर आए तो उसकी पुन: बायोप्सी होनी चाहिए। 20 से 30 प्रतिशत लाइचेन स्क्लेरोसिस से पीड़ित महिलाओं में थायरॉयड या मधुमेह की बीमारी भी पाई जाती है, अत: उनकी भी जाँच अवश्य करानी चाहिए।

3. **अन्य त्वचाजनित बीमारियाँ**

A. **एलर्जिक डर्मेटायटिस**—यह अधिकांशत: रासायनिक पदार्थों के संसर्ग से होता है, जो पॉउडर, क्रीम या साबुन इत्यादि के साथ मिले होते हैं। कोई-कोई सैनिटरी पैड भी एलर्जी का कारण बन सकता है। यदि त्वचा में कोई अन्य बीमारी हो तो उसके लिए उपयोग किए जानेवाले मरहम से भी एलर्जी हो सकती है।

B. **इंटरट्राइगो (Intertrigo)**—यह बीमारी त्वचा की दो सतहों के आपस में रगड़ते रहने के कारण होती है और अधिकांशत: मोटे लोगों में पाई जाती है। कीटाणु एवं फंगस से संक्रमण का ऐसी जगहों पर होने की संभावना रहती है। इसके उपचार के लिए उस जगह को सूखा रखना और वजन कम करना जरूरी है। जरूरी हो तो कॉर्टिजोन की क्रीम लगाई जा सकती है।

C. **एक्जिमा**—इसमें बहुत तीव्र खुजलाहट के साथ त्वचा पर पपड़ीदार पैच हो जाता है, जो उपचार के बाद कुछ दिनों के लिए ठीक हो जाता है, पर बार-

बार होता रहता है। इसकी चिकित्सा भी कॉर्टिकोस्टीरॉयड की क्रीम द्वारा की जाती है। सूखी चमड़ी के लिए तेल भी फायदा करता है।

D. **सोरायसिस (Psoriasis)**—एक से दो प्रतिशत महिलाओं में इस बीमारी के होने की संभावना रहती है। इसका मुख्य कारण इम्यूनिटी की गड़बड़ी है। मानसिक तनाव से इसमें बढ़ोत्तरी होती है। मासिक स्राव के समय भी इसका प्रकोप अधिक रहता है और गर्मी के दिनों में थोड़ी राहत रहती है। इस बीमारी में खुजलाहट नहीं होती या होती भी है तो बहुत कम। इसकी चिकित्सा भी जख्म पर कॉर्टिकोस्टीरॉयड लगाकर की जाती है। आजकल अन्य नए उपचार भी उपलब्ध हैं, जो इम्यूनिटी के सुधार के लिए उपयुक्त हैं।

E. **लाइचेन प्लेनस (Lichen Planus)**—इस बीमारी में त्वचा में काफी खुजलाहट होती है। यह यदा-कदा पाई जानेवाली, इम्यूनिटी से संबंधित बीमारी है। इसके लक्षण हैं—योनि स्राव के साथ अत्यंत खुजलाहट। यौन संपर्क के बाद रक्तस्राव भी हो सकता है। छोटी-छोटी लाल फुँसियाँ धड़ पर, बाँहों पर एवं मुँह के अंदर मिल सकती हैं। इसकी चिकित्सा लंबे समय तक कॉर्टिकोस्टीरॉयड का मरहम लगाकर की जाती है। यदि कॉर्टिकोस्टीरॉयड के साथ टेट्रासाइक्लीन और निस्टाटिन भी मिला हुआ हो तो अधिक फायदा होता है। मरहम के अलावा बाहरी जननांगों की स्वच्छता पर भी ध्यान देना आवश्यक है।

F. **विटीलिगो**—इसमें त्वचा का रंग हल्का होते-होते अंत में सफेद हो जाता है। 0.1 से 0.2 प्रतिशत मनुष्य इससे पीड़ित पाए जाते हैं। इसके कारणों का ठीक-ठीक पता अब तक नहीं चल पाया है। वल्वा के अलावा अन्य जगह की त्वचा भी प्रभावित हो सकती है, जो धीरे-धीरे कुछ वर्षों में उजली हो जाती है। इसकी चिकित्सा विशिष्ट फोटोथैरेपी, लाइटथैरेपी एवं लगानेवाली दवाइयों से की जाती है।

G. **अन्य बीमारियाँ**—ऐप्थस अल्सर, फोड़े, बेचेट डिजीज, एकैन्थोसिस निग्रीकैन्स, तिल एवं मस्सा, ऐप्रोकॉर्डन, फाइब्रोमा, लियोमायोमा, लाइपोमा इत्यादि।

बार्थोलिन सिस्ट—भग में दोनों तरफ लेबिया माइनोरा के पीछे बार्थोलिन ग्रंथियाँ स्थित रहती हैं, जिनकी नलिकाएँ बाहर खुलती हैं। ये नलिकाएँ बार्थोलिन ग्रंथि से निकलनेवाले चिपचिपे स्राव को बाहर निष्कासित करती हैं। यह स्राव यौन संपर्क में सहायक होता है। कभी-कभी सूजन या संक्रमण के कारण इन नलिकाओं का मुँह बंद हो जाता है और बार्थोलिन ग्रंथि का स्राव बाहर न आकर नलिकाओं में ही जमा होने लगता

है। धीरे-धीरे वहाँ गिल्टी जैसी सूजन हो जाती है। अधिकांशतः बार्थोलिन सिस्ट से कोई तकलीफ नहीं होती और उसका ऑपरेशन करना जरूरी नहीं है, पर 40 वर्ष या उससे अधिक उम्र की महिलाओं में कैंसर की पहचान आवश्यक होती है, अतः ऑपरेशन द्वारा उस ग्रंथि को हटाकर उसकी जाँच करानी चाहिए। अन्य महिलाओं में भी यदि उस गिल्टी के कारण कोई परेशानी हो रही हो तो उसकी शल्य क्रिया करनी पड़ती है। शल्य क्रिया द्वारा या तो पूरी की पूरी ग्रंथि को हटा दिया जाता है या उसमें केवल चीरा लगाकर (Marsupilisation) ग्रंथि को खुला छोड़ दिया जाता है।

वल्वोडायनिया (Vulvodynia) या भग में दर्द—कुछ महिलाओं को बिना किसी प्रत्यक्ष कारण के भग में दर्द की शिकायत होती है, जो दबाव पड़ने पर बढ़ जाता है जैसे संभोग के समय या उंगली से किसी विशेष बिंदु पर दबाव पड़ने से। इसके कारण का निश्चित पता नहीं, शायद कई कारण एक साथ मिलकर इसके लिए जवाबदेह हैं। इसके लक्षण एवं पहचान के तरीके भी आसान नहीं। कई बार कॉल्पोस्कॉपी एवं बायोप्सी करनी पड़ती है, ताकि कैंसर की संभावना को नकारा जा सके। इसका उपचार वल्वा की उचित देखभाल, सहानुभूतिपूर्ण बर्ताव, लगानेवाले मरहम, खानेवाली दवाओं एवं स्थानीय सुई द्वारा किया जाता है। यदा-कदा शल्य क्रिया द्वारा भी इसका उपचार करना पड़ता है।

वल्वा पर चोट—वल्वा में रक्तशिराएँ काफी मात्रा में होती हैं और चोट लगने से वहाँ त्वचा के नीचे रक्त जमा होने (Haematoma) की काफी संभावना रहती है। रक्त का थक्का बहुत बड़ा हो तो इसे हटाना पड़ सकता है, पर अधिकांशतः इसकी जरूरत नहीं पड़ती तथा ठंडा सेंक और दर्द की दवाओं से आराम पहुँच जाता है। यदि रक्त का थक्का चार सेंटीमीटर से बड़ा हो तो शल्य क्रिया द्वारा उस रक्तशिरा को खोजकर बाँधना पड़ता है, जिससे रक्तस्राव हो रहा है।

योनि में चोट—इसके लिए पीड़िता को शल्य कक्ष में ले जाकर बेहोश करके अच्छे प्रकाश में देखना आवश्यक है कि चोट कहाँ तक पहुँची है और उसके अनुसार उसको सुधार कर टाँके लगाने पड़ते हैं और रक्तस्राव को रोकने के उपाय किए जाते हैं।

योनि में बाहरी वस्तु—कभी-कभी गलती से या जान-बूझकर भी योनि में कोई बाहर की वस्तु पड़ी रह सकती है, जो बाद में संक्रमण, स्राव और दुर्गंध का कारण बन जाती है, जैसे पेसरी, टैम्पन, पेन्सिल के टुकड़े, अनाज के दाने इत्यादि। इसका उपचार बाहरी वस्तु को हटाकर किया जाता है, जिसके लिए कभी-कभी बेहोश भी करना पड़ सकता है।

II. गार्टनरडक्ट सिस्ट (Gartner Duct Cyst)—गार्टनरडक्ट सिस्ट योनि मार्ग में बाईं या दाईं तरफ कहीं भी हो सकता है। यह मिजोनेफ्रिक डक्ट के बचे खुचे भाग

से उत्पन्न होता है। यह कोई जटिलता उत्पन्न नहीं करता और इसे हटाना भी जरूरी नहीं है। कभी-कभी संभोग के समय दर्द या यों भी योनि में दर्द या रुकावट का एहसास हो सकता है और ऐसी अवस्था में सिस्ट को शल्य क्रिया द्वारा हटाना पड़ता है।

गर्भाशय ग्रीवा (Cervix) की सुगम बीमारियाँ

1. इवर्सन (Eversion)—इसमें गर्भाशय ग्रीवा की आंतरिक सतह बाहर की ओर खिसक जाती है और बाहरी सतह गुलाबी के बदले लाल दिखने लगती है। इससे स्राव की मात्रा बढ़ जाती है। स्राव की मात्रा बहुत अधिक हो तो इसकी चिकित्सा कॉटेराइजेशन द्वारा की जाती है। कॉटेराइजेशन के पहले पैपस्मीयर कराना आवश्यक है।
2. नैबोथियन सिस्ट—इसमें गर्भ ग्रीवा की बाहरी सतह पर छोटी-छोटी फुंसियाँ हो जाती हैं, जो ग्रंथियों के मुँह बंद हो जाने से स्राव जमा हो जाने के कारण बन जाती हैं।
3. पॉलिप—यह लाल मस्सा की तरह गर्भाशय ग्रीवा से लटकता हुआ एक डंठलवाला अर्बुद है। सफेद स्राव तथा यौन संपर्क के बाद इससे रक्तस्राव हो सकता है। इसकी चिकित्सा इसे हटाकर की जाती है और हटाने के बाद पॉलिप की जाँच करा ली जाती है, ताकि उसमें कैंसर की आशंका न हो।

भग (Vulva) को स्वस्थ रखने के उपाय

1. जेल, सुगन्धित साबुन या शैंपू और पोंछने के लिए नम कपड़ों (Moisteurizing wipes) का उपयोग नहीं करें।
2. भग की सफाई के लिए पानीवाली क्रीम का उपयोग करें।
3. रुखड़े तौलिया या कपड़े से नहीं पोंछें।
4. रगड़कर पोंछने के बजाय हल्का दबाव डालकर वहाँ के पानी को सुखाएँ।
5. अधिक तंग या चुस्त जाँघिया से परहेज करें।
6. सफेद सूती ढीले वस्त्र पहनें।
7. जाँघिया को रासायनिक पदार्थों से नहीं धोएँ और सादे पानी से बार-बार खँगालें।
8. यदि संभव हो तो रात में सोते समय जाँघिया का उपयोग नहीं करें।

□

नियोजित परिवार

—डॉ. अमिता सिन्हा

नियोजित परिवार का अर्थ है कि दंपती अपनी इच्छा से यह निर्णय ले कि उन्हें बच्चे कब और कितने चाहिए, ताकि उनका परिवार स्वस्थ और खुशहाल रह सके। योग्य दंपती को परिवार नियोजन के सभी साधनों की जानकारी उपलब्ध होनी चाहिए, जिससे वे अपनी इच्छा के अनुसार साधन का चुनाव कर सकें। बच्चों के जन्म में मनचाहे अंतर से माँ और बच्चे दोनों स्वस्थ रहते हैं।

गर्भनिरोध

गर्भधारण का अर्थ है—गर्भवती होना और गर्भनिरोध का अर्थ है स्त्री-पुरुष तो मिलें, परंतु उनके शुक्राणु और अंडे/डिंब का मिलन न हो। एक स्त्री के गर्भधारण के लिए निम्नलिखित परिस्थितियाँ जरूरी हैं।

- अंडे का अंडाशय से निकलना।
- गर्भाशय की खुली हुई नलिका।
- पुरुष के वीर्य में शुक्राणुओं की पर्याप्त संख्या एवं गतिशीलता।
- शुक्राणुओं का योनि में पहुँचने के बाद ऊपर की ओर तीव्र गति से दौड़ना।
- गर्भाशय की नर्म और गुदगुदी अंदरूनी सतह, जिसमें भ्रूण निरोपित हो सके और एक शिशु के रूप में विकसित हो सके।

उपरोक्त स्थितियों में से किसी भी स्थिति को बदल दिया जाए तो गर्भाधान से बचा जा सकता है।

गर्भनिरोध के प्रचलित तरीके

प्राकृतिक—इनमें गर्भनिरोधन का काम बिना किसी बाहरी या कृत्रिम चीजों का इस्तेमाल किए होता है—

1. **बाह्य वीर्यपात।**
2. **उर्वरक दिनों की पहचान**—मासिक चक्र शुरू होने के लगभग 14 दिन पूर्व डिंबक्षरण होता है। इस दिन के तीन दिन पहले और दो दिन बाद तक यौन संबंध बनने पर गर्भधारण की संभावना रहती है।
3. **स्तनपान (लैम)**—यह स्तनपान करानेवाली उन औरतों के लिए एक असरदार और सुरक्षित तरीका है, जिनका मासिक चक्र प्रसव के बाद शुरू नहीं हुआ हो, जिनका बच्चा छह महीने से कम का हो और पूरी तरह से सिर्फ माँ के दूध पर ही निर्भर हो। यदि तीनों शर्तें पूरी हो रही हों तो लैम 98 प्रतिशत तक सफलता से गर्भनिरोधन कर सकता है।

कृत्रिम तरीके

1. कंडोम—कंडोम यौन प्रक्रिया के समय पुरुषों द्वारा इस्तेमाल किया जाने वाला गर्भनिरोधक है, जिसमें वीर्य कंडोम में रुक जाता है और स्त्री के योनि मार्ग में नहीं जा पाता है। गर्भ निरोध के अलावा कंडोम दोनों जीवन साथियों को यौन रोगों और एड्स से बचाता है एवं गर्भग्रीवा के कैंसर से बचने में भी मदद करता है, जो यौन संसर्ग से शरीर में प्रवेश करनेवाले वायरस (HPV) से होता है।

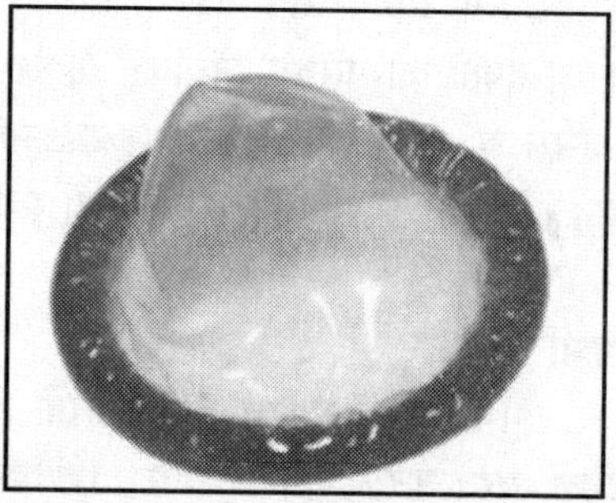

पुरुष कंडोम

2. गर्भनिरोधक गोलियाँ—खाने की गर्भनिरोधक गोलियाँ पूरे विश्व में सबसे लोकप्रिय, सुविधाजनक और विश्वसनीय उपाय मानी गई हैं। इन गोलियों में एस्ट्रोजन और प्रोजेस्ट्रोन दोनों मिले होते हैं। ये ऐसे हॉर्मोन हैं, जो स्त्री के शरीर में प्राकृतिक तौर पर भी मौजूद रहते हैं।

गर्भनिरोधक गोलियाँ कैसे काम करती हैं ?

- डिंब को विकसित और निष्कासित होने से रोकती हैं।
- गर्भग्रीवा के द्रव को गाढ़ा कर देती हैं, जो शुक्राणु को गर्भाशय के अंदर जाने से रोकता है।
- गर्भाशय के अंत:परत (Endometrium) को पतला कर देती हैं, जिसके कारण निषेचित डिंब अपने को निरोपित नहीं कर पाता है।

कब लेना शुरू करें ?

- मासिक चक्र के पहले दिन से पाँचवें दिन के अंदर।
- प्रसव के बाद—अगर स्तनपान न करा रही हों तो 6 हफ्ते बाद, अगर स्तनपान करा रही हों तो 6 महीने बाद।
- गर्भपात के तुरंत बाद।

गोलियाँ कैसे लें ?

बाजार में दो प्रकार की गोलियाँ मिलती हैं, एक में एक पत्ते में 21 गोलियाँ होती हैं, जो सबकी सब हॉर्मोन की गोलियाँ होती हैं और दूसरे प्रकार में 28 गोलियाँ होती हैं, 21 हॉर्मोन की और 7 आयरन की लाल गोलियाँ। रोज एक गोली लें और एक ही समय पर। यदि 28 गोलीवाले पत्ते का इस्तेमाल करना हो तो सफेद गोली से शुरू करें। अंतिम लाल गोली खत्म होने के दूसरे दिन से नया पैक शुरू करें। 21 गोलीवाले पत्ते में 21 दिन गोली लेने के बाद सात दिन का अंतराल देकर आठवें दिन से पुनः नया पैक शुरू करें। अगर गोली लेने के तीस मिनट के भीतर उल्टी हो जाए तो दूसरी गोली लें।

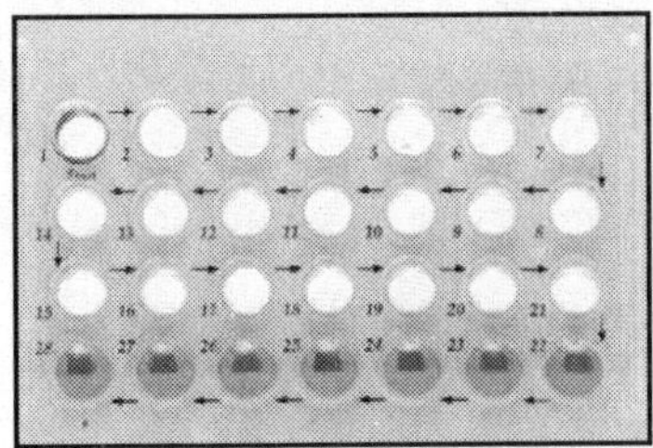
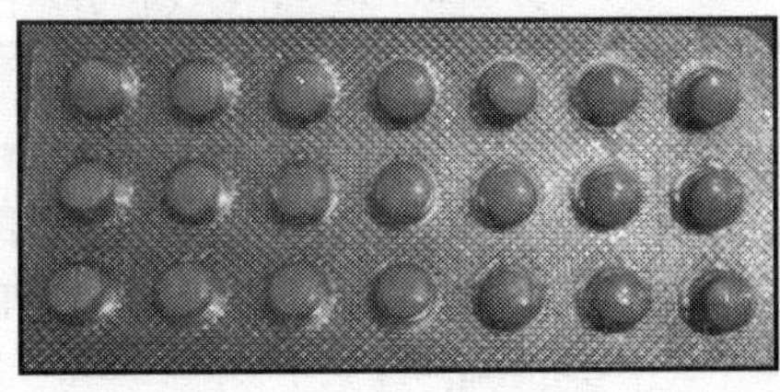

गर्भनिरोधक गोलियाँ

यदि गोली लेना भूल जाएँ ?

1. अगर एक दिन भूलें तो जैसे ही याद आए, भूली/छूटी हुई गोली ले लें और उसके बाद प्रतिदिन नियत समय पर गोली लेती रहें।
2. अगर दो दिन भूलें तो अगले दो दिनों तक सुबह और रात में एक-एक गोली लेती रहें, यानी दिन में दो बार। पुनः तीसरे दिन से नियत समय पर सिर्फ एक गोली लेती रहें, साथ ही अगले सात दिनों तक गर्भनिरोध का कोई अन्य तरीका भी इस्तेमाल करें, जैसे कंडोम या सहवास से परहेज।
3. अगर दो दिनों से ज्यादा भूलें तो इस पत्ते को फेंक दें, मासिक चक्र का इंतजार करें तथा मासिक शुरू होने पर पाँचवें दिन से नए पत्ते की सफेद गोली से पुनः चक्र आरंभ करें।

गोलियों से अन्य स्वास्थ्य लाभ

- मासिक चक्र को नियमित करती हैं और अत्यधिक रक्तस्राव तथा मासिक चक्र की पीड़ा को कम करती हैं।
- रक्त की कमी (एनीमिया) को दूर कर सकती हैं।
- अंडाशय और गर्भाशय के कैंसर से बचाव करती हैं।
- स्तन संबंधी रोगों को कम करती हैं।
- अस्थानिक गर्भाधान को कम करती हैं।
- गर्भाशय के संक्रमण को कम करती हैं, क्योंकि गोलियों से गर्भाशय के द्वार पर का द्रव गाढ़ा हो जाता है, जिसकी वजह से रोगों के कीटाणु गर्भाशय में प्रवेश नहीं कर पाते।

गोलियों का इस्तेमाल किन्हें नहीं करना चाहिए

- 35 वर्ष से अधिक आयु की उन स्त्रियों को, जो बहुत ज्यादा बीड़ी-सिगरेट पीती हों।
- जिन्हें लीवर रोग या पीलिया हो।
- जिनके स्तन में गाँठ या सूजन की शिकायत रहती हो।
- जिन्हें कैंसर और ट्यूमर की आशंका हो।
- जिन्हें लगातार बहुत ज्यादा सिरदर्द रहता हो, उच्च रक्तचाप हो या हृदय रोग हो।
- जो 6 महीनों से कम आयु के बच्चे को दूध पिलाती हों।
- गर्भावस्था में।

गोलियों का प्रारंभिक कुप्रभाव

- उल्टी/चक्कर महसूस होना।
- मासिक चक्र के बीच में धब्बे लगना या खून आना।
- बेचैनी-उदासी।
- सिरदर्द।
- स्तनों में भारीपन और हल्का दर्द।

ये छोटी-मोटी शारीरिक शिकायतें किसी बड़ी बीमारी के लक्षण नहीं हैं और जब शरीर गोलियों का आदी हो जाता है, तब ये बंद भी हो जाती हैं, साधारणतया 2-3 महीने के भीतर। यदि 2-3 महीने के बाद भी परेशानी होती रहे तो गर्भनिरोध के लिए किसी अन्य तरीके का इस्तेमाल करना चाहिए, पर जब तक दूसरा तरीका अपना न लें, तब तक गोलियों को बंद नहीं करें।

3. सहेली—यह एक गर्भनिरोधक नॉन हॉर्मोनल गोली है, जो अंडाणु विकास और गर्भाशय-विकास में असंतुलन पैदा कर देती है। इससे निषेचित अंडाणु गर्भाशय भित्ति में अपनी जड़ नहीं जमा पाता है। गोलियों का सेवन बंद करने के बाद इसका गर्भनिरोधक असर आसानी से पलट जाता है।

निम्नलिखित अवस्थाओं में सहेली गर्भनिरोधक गोलियाँ नहीं खानी चाहिए—

— हाल में या अतीत में पीलिया की बीमारी।

— पॉलिसिस्टिक ओवेरियन बीमारी।

— गर्भग्रीवा में संक्रमण या अन्य गड़बड़ी (Chronic Cervicitis, Cervical Hyperplasia)

— भयंकर एलर्जी।

— टी.बी. और गुर्दे की बीमारी जैसे गंभीर रोग।

— पहले छह महीनों के दौरान दूध पिलानेवाली माताएँ।

4. कॉपर-टी—यह एक छोटा सा यंत्र है, जिसमें ताँबा भी मिला होता है, जिसे स्त्री के गर्भाशय में डाल दिया जाता है।

कॉपर-टी के फायदे

- बहुत असरदार।
- तुरंत काम करने लगता है।
- गर्भनिरोध के लिए बार-बार याद रखने की जरूरत नहीं।
- लंबे अरसे तक गर्भाधान से बचाव करता है, क्योंकि यह गर्भाशय में कई वर्षों तक रखा रह सकता है।
- यौन सुख, सहवास में कोई बाधा नहीं पहुँचती।
- किसी प्रशिक्षित व्यक्ति द्वारा इसे कभी भी निकलवाया जा सकता है।
- इसके निकलवाने के बाद स्त्री शीघ्र ही गर्भवती हो सकती है।
- स्तनपान पर कोई असर नहीं पड़ता।
- अगर महिला कोई दवा ले रही हो तो उसे लेती रह सकती है।
- एक बार जाँच के लिए जाने के बाद क्लिनिक में जाने की जरूरत तभी होती है, जब कोई समस्या उत्पन्न हो।

कॉपर-टी से होनेवाली आम शिकायतें

लगाने के तुरंत बाद—

- पेट में थोड़ी-बहुत मरोड़।

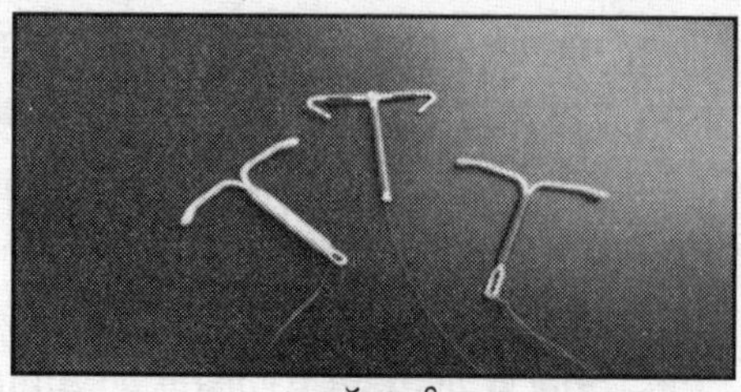
कॉपर-टी

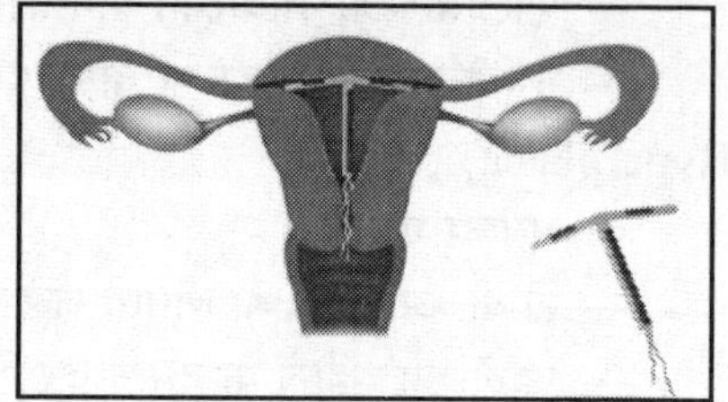
गर्भाशय से लगा हुआ कॉपर-टी

- खून आना या धब्बे लगना।

पहले तीन महीनों में होनेवाली आम शिकायतें—

- देर तक चलनेवाले और भारी मासिकस्राव।
- मासिक चक्र के दौरान मरोड़।
- मासिक चक्र के बीच भी खून आना, धब्बे लगना।

यदा-कदा होनेवाली गंभीर शिकायतें

- पेट के निचले हिस्से में अत्यधिक पीड़ा (पहले 3 या 4 दिन के बाद)।
- लगातार मासिक स्राव।
- गर्भाशय का संक्रमण।
- कॉपर-टी का स्वतः निकल आना, अधूरा या पूरा।
- कॉपर-टी के धागों का खो जाना यानी गर्भाशय-ग्रीवा के मुख पर उनका न दिखना या महसूस न होना।
- अस्थानिक गर्भ।
- सामान्य गर्भाधान-कॉपर-टी की असफलता।

किन्हें नहीं लगवाना चाहिए?

- जिन्हें रक्त की कमी हो या बहुत अधिक मासिकस्राव होता हो।
- मासिक चक्र के समय अत्यधिक दर्द।
- जो गर्भवती हैं या जिन्हें गर्भ ठहरने की संभावना है।
- योनि से अकारण खून आना।
- जिन्हें यौन रोग हो या जिनका यौन संबंध कई पुरुषों से हो या जिनके पुरुष साथियों के यौन संबंध कई स्त्रियों से हों।
- एच.आई.वी./एड्स से पीड़ित महिलाएँ या जिन्हें इसके होने की प्रबल संभावना हो।
- पूर्व में प्रसव या गर्भपात के बाद संक्रमण।

- प्रजनन प्रणाली में कहीं भी कैंसर।
- पेडू में क्षय रोग।
- प्रजनन अंगों की असामान्य बनावट, जिसके कारण कॉपर-टी लगाने/टिकने में मुश्किल हो।

कॉपर-टी लगाने का समय

- मासिक चक्र के पहले और सातवें दिन के बीच कॉपर-टी लगाना चाहिए।
- प्रसव के बाद, कॉपर-टी प्लासेंटा के बाहर निकल जाने के तुरंत बाद लगाया जा सकता है। यह प्रसव के छह सप्ताह बाद भी लगाया जा सकता है, जब गर्भाशय अपने वास्तविक रूप और आकार में वापस आ गया हो।
- गर्भपात के तुरंत बाद, यदि कोई संक्रमण न हो या महिला गर्भवती न हो।
- कुशल, प्रशिक्षित नर्स या डॉक्टर ही कॉपर-टी लगा सकता है।
- कॉपर-टी लगाने के पहले गर्भ या जननांगों में किसी भी प्रकार के संक्रमण की आशंका नहीं होनी चाहिए।

5. गर्भनिरोधक इंजेक्शन—इनमें भी हॉर्मोंस होते हैं और वे ऐसे हॉर्मोंस हैं, जो स्त्री के शरीर में भी बनते हैं।

गर्भनिरोधक इंजेक्शन दो प्रकार के होते हैं—

1. केवल प्रोजेस्टेरोन वाले इंजेशन, जो डेपो प्रोवेरा (Depo Provera) या नेट (NET) के नाम से भारत में उपलब्ध हैं। इनमें इस्ट्रोजन नहीं होता। भारत में इनके इस्तेमाल की अनुमति जुलाई, 1993 से ही दी गई है। ये सरकारी अस्पतालों या स्वास्थ्य केंद्रों में उपलब्ध नहीं हैं, केवल निजी क्षेत्र में उपलब्ध हैं।
2. मिले-जुले इंजेक्शन, जिनमें इस्ट्रोजन और प्रोजेस्टेरोन दोनों होते हैं। ये सरलता से भारत में उपलब्ध नहीं हैं।

डेपो प्रोवेरा उसी तरह काम करता है, जैसे गर्भ निरोधक हॉर्मोनल गोलियाँ। यह लंबे अरसे तक काम करनेवाला एक अच्छा तरीका है। स्तनपान करानेवाली स्त्रियाँ भी इसका इस्तेमाल कर सकती हैं। डी.एम.पी.ए. (Depot Medroxy Progesteron Acetate) की सुई हर तीन महीने पर एक बार लगवाई जाती है।

गर्भ निरोधक सुइयों के साथ आम शिकायतें

1. मासिक चक्र के क्रम में परिवर्तन जैसे बीच-बीच में थोड़ा-बहुत खून आते रहना, महीनों तक मासिकस्राव बंद रहना, कभी-कभी अधिक मात्रा में या

लगातार रक्तस्राव होते रहना इत्यादि।

2. इसे लेने के बाद फिर से गर्भधारण में काफी विलंब होता है। इंजेक्शन बंद करने के बाद सामान्यत: 6 से 10 महीने गर्भवती होने में लग जाते हैं।
3. वजन में थोड़ी-बहुत बढ़ोत्तरी।
4. मुँहासे।

डी.एम.पी.ए. की शुरुआत कब करनी चाहिए?

- मासिक चक्र के पहले से सातवें दिन के बीच कभी भी या किसी ऐसे दिन, जब इसे लगानेवाला डॉक्टर बिल्कुल निश्चित हो कि महिला गर्भवती नहीं है।
- गर्भपात के तुरंत बाद, भले ही कोई संक्रमण मौजूद हो।
- प्रसव के बाद—अगर स्त्री स्तनपान करा रही हो तो तीन हफ्तों के बाद। डी.एम.पी.ए. का असर तुरंत शुरू हो जाता है।

डी.एम.पी.ए. से होनेवाली गंभीर शिकायतें

डी.एम.पी.ए. से कोई गंभीर शिकायत नहीं होती, बस कभी-कभी निम्न परेशानियाँ हो सकती हैं—

1. भारी और देर तक होनेवाला रक्तस्राव।
2. इंजेक्शनवाली जगह में घाव, अगर वह संक्रमण से बचानेवाले तरीकों के बारे में पूरी तरह सावधानी बरते बिना लगाया गया हो।

डी.एम.पी.ए. के बारे में खास हिदायतें

- इसकी सुई हर तीन महीने के अंतराल पर दी जाती है।
- इससे मासिक चक्र के क्रम में परिवर्तन अधिकांश महिलाओं को हो सकता है।
- इंजेक्शन लेना बंद करने के बाद फिर से गर्भवती बनने में 6 से 10 महीने तक लग जाते हैं।
- हर उम्र की स्त्री इसे ले सकती है।
- जिन स्त्रियों को किसी विशेष कारणवश एस्ट्रोजेन नहीं दिया जा सकता, वे डी.एम.पी.ए. का इस्तेमाल कर सकती हैं, जैसे स्तनपान करा रही स्त्रियाँ, धूम्रपान करनेवाली स्त्रियाँ।
- अस्वच्छ सिरिंजों से या अप्रशिक्षित व्यक्तियों से इंजेक्शन न लें।

किन स्त्रियों को डी.एम.पी.ए. का इस्तेमाल नहीं करना चाहिए ?

- जो गर्भवती हों या गर्भ की संभावना हो।
- योनि से अनियमित रक्तस्राव, जिसका कारण पता नहीं हो।

परिवार नियोजन के स्थायी तरीके

1. पुरुष नसबंदी।
2. महिला बंध्याकरण या नलिका बंदी

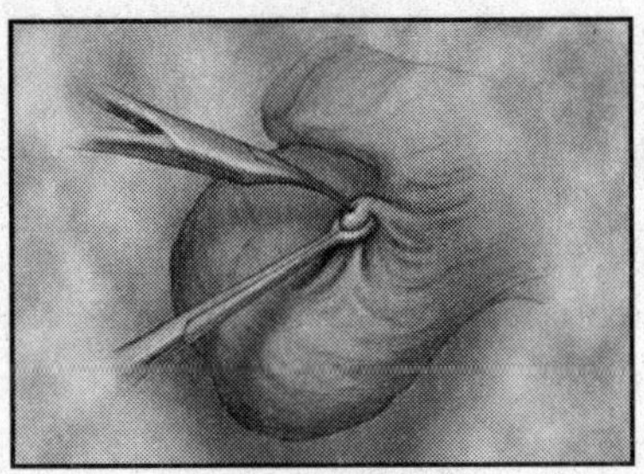

पुरुष नसबंदी

ये दोनों ही मामूली ऑपरेशन हैं। इन्हें ऑपरेशनवाली जगह को सुन्न करके किया जा सकता है। पुरुष नसबंदी, स्त्री नसबंदी की अपेक्षा ज्यादा सरल, सुरक्षित और कम खर्चवाली होती है। आजकल एन.एस.वी. (Non Scalpel Vasectomy) में चीरा लगाने की भी जरूरत नहीं पड़ती है। पुरुषों को नसबंदी से न तो कमजोरी होती है, न ही यौन सुख में कोई कमी आती है।

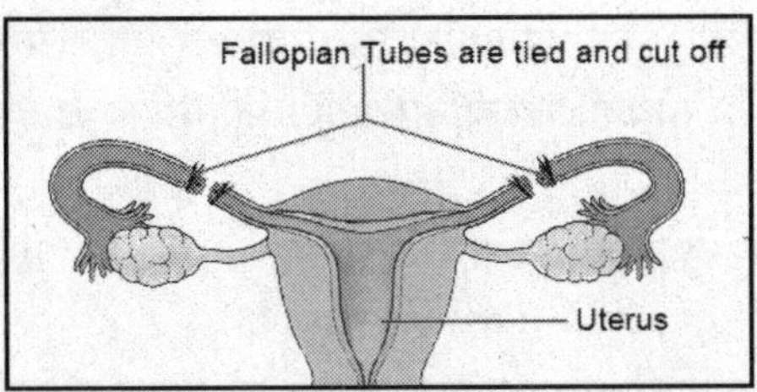

महिला बंध्याकरण

नसबंदी या बंध्याकरण का ऑपरेशन तभी कराना चाहिए, जब दंपती यह फैसला पक्की तरह कर चुके हों कि और बच्चे नहीं चाहिए। जिन स्त्रियों को गर्भधारण से खतरा हो, उन्हें भी बंध्याकरण करा लेना चाहिए।

आपातकालीन गर्भनिरोधक (Emergency Contraception)

असुरक्षित संभोग के तुरंत बाद अनचाहे गर्भधारण से बचने के लिए आपातकालीन गर्भनिरोधक का इस्तेमाल 72 घंटे के अंदर किया जा सकता है। यदि 72 घंटे के अंदर संभव नहीं हो पाया तो 120 घंटे के पहले अवश्य उपाय होना चाहिए नहीं तो गर्भधारण की काफी संभावना रहती है। इसके लिए केवल प्रोजेस्टेरोन की गोली, प्रोजेस्टेरोन और इस्ट्रोजन की मिली-जुली गर्भनिरोधक गोली या कॉपर-टी का इस्तेमाल किया जाता है। Levonorgestrel केवल प्रोजेस्टेरोन है, जिसका 1.5 मिलीग्राम आपातकालीन गर्भनिरोध के लिए खाना पड़ता है। इस्ट्रोजन एवं प्रोजेस्टेरोन की मिली-जुली गर्भनिरोधक गोलियाँ भी इसके लिए प्रयोग में लाई जाती हैं, जिनकी चार गोलियाँ एक साथ 72 घंटे के भीतर खा लेनी चाहिए। चार गोलियों को एक साथ खाने से मिचली और उल्टी होने का डर रहता है, जिसको रोकने के लिए एक घंटा पहले उल्टी रोकनेवाली गोली ले लेनी चाहिए। असुरक्षित संभोग के बाद 72 घंटे के अंदर कॉपर-टी लगवा लेने पर भी अनचाहे गर्भ से बचा जा सकता है।

आपातकालीन गर्भनिरोधक का इस्तेमाल बार-बार करना उचित नहीं है। गर्भधारण हो जाने के बाद गर्भनिरोधक गोलियों के आपातकालीन इस्तेमाल से गर्भपात नहीं हो सकता है।

कुछ नए गर्भनिरोधक तरीके

- फीमेल कंडोम, वेजाइनल रींग/स्पाँज, पैच, इंप्लांट, डायफ्राम, हॉर्मोनवाली आई.यू.सी.डी. और आपातकालीन गर्भ निरोधक विधियाँ नई विधियों में आती हैं। गर्भ निरोधक का चुनाव दंपती विशेष को ध्यान में रखते हुए किया जाता है। हर स्त्री-पुरुष को अपनी उम्र, स्वास्थ्य एवं जरूरत के अनुसार डॉक्टरी सलाह के साथ ही स्थायी/अस्थायी गर्भनिरोधक का चुनाव करना चाहिए।

गर्भनिरोधक के इस्तेमाल संबंधी सलाह

अवस्था	गर्भ निरोधक
स्तनपान कराती महिला	कॉपर-टी, सुई या केवल प्रोजेस्टेरोनवाली गर्भनिरोधक गोली।
धूम्रपान करती महिला	35 वर्ष से कम उम्र में - सभी आधुनिक उपाय उचित। 35 वर्ष से अधिक उम्र की महिला गर्भ निरोधक गोली न लें।
नि:संतान महिला	कंडोम, गर्भनिरोधक गोली, सुई।

उच्च रक्तचाप	कंडोम, कॉपर–टी, बंध्याकरण, नसबंदी।
हृदय रोग	गर्भनिरोधक गोली का इस्तेमाल न करें। डॉक्टरी सलाह लें।
मधुमेह	अगर मधुमेह की शिकायत लंबे समय से हो तो गर्भनिरोधक गोली और सुई का इस्तेमाल उचित नहीं। बाकी सभी आधुनिक उपाय उचित।
सिरदर्द	सभी आधुनिक उपाय उचित, परंतु असामान्य सिरदर्द और माइग्रेन की स्थिति में गर्भनिरोधक गोली का सेवन अनुचित।
स्तन कैंसर	गर्भनिरोधक सुई और गोली के अलावा सभी उपाय उचित।
यौन रोग	कॉपर–टी के अलावा सभी आधुनिक उपाय उचित।
पीलिया या हेपाटाइटिस	यदि बीमारी लंबे अरसे तक पूर्व में रही हो, या हाल में हुई हो या वर्तमान में हो तो गर्भनिरोधक सुई और गोली का उपयोग अनुचित।

गर्भनिरोधक उपायों संबंधी सच्चाइयाँ

1. गर्भनिरोधक गोली खाने या कॉपर–टी लगवाने से कैंसर नहीं होता है, अपितु गोलियाँ कुछ कैंसर एवं कुछ अन्य बीमारियों से बचाव करती हैं।
2. कॉपर–टी ज्यादा समय तक लगे रहने से गर्भाशय में सड़ता नहीं, बल्कि इसकी दक्षता समाप्त हो जाती है।
3. बंध्याकरण से कमजोरी नहीं होती, बल्कि यह अनचाहे गर्भ के तनाव से मुक्ति देता है और अच्छा स्वास्थ्य प्रदान करता है।
4. नसबंदी से पुरुष के जननांगों को कोई नुकसान नहीं पहुँचता है एवं उसकी मर्दानगी में कोई अंतर नहीं आता। वीर्यपात भी पहले के समान ही होता है तथा पुरुष–लिंग पहले जैसा ही काम करता है।

□

गर्भपात (Abortion)

—डॉ. अभिलाषा शाण्डिल्य

22 सप्ताह के अंदर या 500 ग्राम से कम के भ्रूण का माँ के गर्भ से निष्कासन गर्भपात कहलाता है। यह मुख्यतः दो प्रकार का होता है—स्वतः एवं स्वैच्छिक।

स्वतः गर्भपात—ऐसा गर्भपात बिना किसी कारण के स्वयं हो जाता है और उसका कारण जानने के लिए गर्भवती तथा उसके परिवार के लोग परेशान रहते हैं।

स्वैच्छिक गर्भपात—ऐसा गर्भपात जान-बूझकर कराया जाता है या तो माँ और उसके परिवार की इच्छा के कारण या किसी बीमारी या सामाजिक समस्या के कारण। यदि कोई ऐसी बीमारी हो, जिसमें गर्भ के कारण आगे चलकर माँ के जीवन को खतरा हो या फिर ऐसी सामाजिक समस्या हो, जैसे बलात्कार के बाद गर्भ, विधवा या कुँवारे का गर्भ इत्यादि, तब गर्भपात कराना आवश्यक हो जाता है।

स्वतः गर्भपात—करीब 10 से 20 प्रतिशत गर्भ का स्वतः गर्भपात हो जाता है।

गर्भपात का कारण

1. क्रोमोजोम या जीन की गड़बड़ी।
2. हॉर्मोंस का असंतुलन।
3. गर्भाशय की विषमता।
4. संक्रमण।
5. प्रतिरोधक क्षमता (इम्यूनिटी) की असामान्यता।
6. अज्ञात।

आनुवंशिक—प्रथम 12 सप्ताह में होनेवाले 50 प्रतिशत स्वतः गर्भपात का कारण अधिकांशतः भ्रूण में क्रोमोजोम की गड़बड़ी होती है या तो उनकी संख्या 46 न होकर कुछ और होती है या उनके क्रोमोजोम में जीन का असंतुलन होता है। प्रकृति ऐसे भ्रूण को, जो सामान्य जीवन जीने योग्य नहीं है, स्वतः गर्भपात द्वारा खत्म कर देती है।

हॉर्मोन का असंतुलन—10 से 15 प्रतिशत स्वत: गर्भपात में एक या अधिक हॉर्मोन की कमी या अधिकता पाई जाती है। प्रोजेस्टेरोन की कमी, थायरॉयड के काम में कमी, मधुमेह इत्यादि इसके उदाहरण हैं।

गर्भाशय की विषमता—ऐसा गर्भपात लगभग 12 सप्ताह के बाद ही होता है। गर्भाशय संबंधी मुख्य विषमताएँ निम्नलिखित हैं—

- **गर्भाशय ग्रीवा का ढीलापन (Cervical Incompetence)**—गर्भावस्था में भ्रूण और गर्भ को सुरक्षित रखने के लिए गर्भाशय ग्रीवा हमेशा बंद रहती है और प्रसव वेदना के साथ-साथ धीरे-धीरे खुलकर भ्रूण को बाहर निकलने के लिए रास्ता देती है। कभी-कभी ग्रीवा के ढीला होने के कारण गर्भपात होने का डर रहता है। इसका उपचार गर्भावस्था में 12 से 14 सप्ताह के बीच गर्भग्रीवा को झोले के मुख जैसा फीते से टाँका लगाकर बंद करके किया जाता है।
- गर्भाशय की बनावट में गड़बड़ी, जैसे यूनीकॉर्नुएट, बाइकॉर्नुएट इत्यादि।
- अंत:परत पर पॉलिप (Endometrial Polyp)।
- फाइब्रॉयड एवं अन्य ट्यूमर।
- साइनेकिया (Synechia)—इसमें गर्भाशय की आगे और पीछे की दीवारें आपस में चिपक जाती हैं, जिसके कारण भ्रूण को फैलने के लिए पूरी जगह नहीं मिल पाती है और गर्भपात हो जाता है।

संक्रमण (Infection)—यदि गर्भावस्था में गर्भाशय या अन्य जननांगों का संक्रमण हो जाए या शरीर के किसी अन्य हिस्से में भी तीव्र संक्रमण हो तो गर्भपात का डर रहता है। निम्न संक्रमण गर्भपात के लिए विशेष जिम्मेदार हैं—

- वाइरस—रूबेला, साइटोमेगालोवाइरस, एच.आई.वी. इत्यादि।
- पारासाइट—टौसोप्लाज्मा (Toxoplasmosis), मलेरिया।
- बैक्टीरिया—क्लेमाइडिया (Chlamydia) इत्यादि।

इम्यूनोलॉजिकल—स्वयं के प्रति प्रतिरोधकता (Autoimmunity) या दूसरे के प्रति प्रतिरोधक क्षमता की कमी, दोनों ही स्थिति में स्वत: गर्भपात हो सकता है, ऐंटीफॉस्फोलिपिड एंटीबॉडीज (APA, LA) इसके उदाहरण हैं।

अन्य—सिगरेट, शराब, एक्स-रे, कैंसर की दवाएँ, बेहोशी की दवाएँ इत्यादि गर्भ के समय लेने से गर्भपात की संभावना बढ़ जाती है।

अज्ञात—40 से 60 प्रतिशत स्वत: गर्भपात अज्ञात कारणों से हो सकता है। ऐसे गर्भपात में कारण का पता सभी जाँच-पड़ताल के बाद भी नहीं लग पाता है।

गर्भपात के समय गर्भ की अवधि से भी कारण का अंदाजा लगता है। प्रथम 12

सप्ताह में अधिकांश गर्भपात आनुवंशिक, हॉर्मोन से संबंधित, प्रतिरोधक अक्षमता एवं अज्ञात कारणों से होते हैं, जबकि 12 से 22 सप्ताह में गर्भाशय संबंधी विभिन्न गड़बड़ियाँ अधिक पाई जाती हैं।

गर्भपात के प्रकार

संभावित गर्भपात (Threatened Abortion)—ऐसे गर्भ में गर्भपात की संभावना रहती है, पर गर्भ सही प्रकार से आगे भी बढ़ सकता है। जीवित भ्रूण गर्भाशय की दीवार से अलग होने लगता है, योनि से हल्का रक्तस्राव होता है और कभी-कभी कमर में थोड़ा दर्द भी। यदि अन्य कोई जटिलता न हो, तब गर्भ बच सकता है।

पहचान

- योनि से रुक-रुककर थोड़ा रक्तस्राव।
- हलका कमर दर्द या पेट के निचले हिस्से में दर्द।
- गर्भग्रीवा बंद।
- अल्ट्रासाउंड से जाँच में भ्रूण, अपरा (पुरैन) एवं गर्भजल सुरक्षित।

चिकित्सा—संभावित गर्भपात की चिकित्सा घर या अस्पताल, कहीं भी निम्न प्रकार से की जा सकती है—

- आराम।
- कीटाणुमुक्त पैड।
- प्रयोग में लाए गए सभी पैड व कपड़ों का रक्तस्राव की मात्रा के अनुमान हेतु निरीक्षण।
- माँ की नाड़ी-गति, रक्तचाप, तापमान व रक्तस्राव का समय-समय पर निरीक्षण।
- प्रोजेस्टेरोन हॉर्मोन की गोली या सुई से भी अपरा के विकास में सहायता मिलती है।

अलक्षित गर्भपात (Missed abortion)—यदि मरा हुआ भ्रूण गर्भाशय में पड़ा रह जाए तो उसे अलक्षित गर्भपात या मिस्ड एबॉर्शन कहते हैं। साधारणतया मृत भ्रूण को प्रकृति स्वत: दर्द या रक्तस्राव शुरू करके निकालने का प्रयास करती है अन्यथा इसे दवा या इवैकुएशन (Evacuation) द्वारा निकालना पड़ता है।

अपरिहार्य गर्भपात (Inevitable abortion)—जिस गर्भपात को रोका नहीं जा सके, उसे अपरिहार्य गर्भपात कहते हैं। अपरा एवं भ्रूण गर्भाशय की दीवार से छूटकर योनि से बाहर निकलने की प्रक्रिया में होते हैं। पेट के निचले हिस्से में रुक-

रुककर तेज दर्द या अधिक रक्तस्राव या दोनों हो सकते हैं। इस दर्द व रक्तस्राव को इवैकुएशन द्वारा शीघ्र बंदकर देना चाहिए, अन्यथा अधिक रक्तस्राव से स्त्री की हालत गंभीर हो सकती है। इवैकुएशन एक लघु शल्य क्रिया है, जिसमें एक यंत्र द्वारा गर्भाशय से शीघ्रतापूर्वक गर्भ (पी.ओ.सी.) को हटाया जा सकता है। इवैकुएशन के बाद गर्भाशय में संकुचन होता है, जिससे रक्तस्राव बंद या एकदम कम हो जाता है और साथ-साथ दर्द भी समाप्त हो जाता है।

अपूर्ण गर्भपात (Incomplete Abortion)—इसमें भ्रूण अंशत: बाहर निकल चुका होता है, पर उसका कुछ अंश गर्भाशय में ही रह जाता है। ऐसी स्थिति में रक्तस्राव होता रहता है और रुक-रुककर दर्द भी हो सकता है। अधिक रक्तस्राव के कारण कभी-कभी माँ की स्थिति गंभीर हो सकती है। अपूर्ण गर्भपात में संक्रमण का भी खतरा रहता है। इसका भी उपचार इवैकुएशन द्वारा ही किया जाता है।

पूर्ण गर्भपात (Complete Abortion)—भ्रूण और पूरा का पूरा अपरा योनि से बाहर निकल जाते हैं, कोई भी हिस्सा गर्भाशय के अंदर नहीं छूटता। रक्तस्राव व दर्द बंद हो जाते हैं। गर्भग्रीवा का मुँह भी बंद हो जाता है।

बारंबार गर्भपात (Habitual Abortion)—बार-बार स्वत: गर्भपात के कारण और सही उपचार के विषय में वैज्ञानिकों का ज्ञान अभी भी अधूरा है। कभी-कभी जाँच करने पर ऊपर बताए हुए कारणों में से कोई भी कारण नहीं मिलता है एवं सभी तरह के उपचार असफल हो जाते हैं। माँ, उसके परिवार एवं चिकित्सक को भी काफी निराशा का सामना करना पड़ता है। यदि तीन या उससे अधिक गर्भपात हो चुके हों तो हॉर्मोन जैसे—टी.एस.एच., ए.एम.एच., रक्त में शक्करा की जाँच, पी.सी.ओ.डी. की जाँच, उच्चरक्तचाप की संभावना, ए.सी.एल. और ए.ल.ए. की जाँच, गर्भाशय का एक्स-रे (HSG), हिस्टेरेस्कॉपी एवं पति-पत्नी का कैरियोटाइप कराना चाहिए।

चिकित्सीय गर्भपात (Clinical Abortion)—कुछ विशेष परिस्थितियों में गर्भ का विकास माँ, शिशु या दोनों के लिए मानसिक या शारीरिक रूप से हानिकारक होता है। माँ की जान बचाने अथवा किसी अन्य विशिष्ट कारण से मेडिकल प्रशिक्षित व्यक्ति द्वारा कीटाणुमुक्त तरीके से किया गया गर्भपात चिकित्सीय गर्भपात कहलाता है। ऐसा गर्भपात उचित स्थान पर एवं प्रशिक्षित चिकित्सक से कराया जाता है, जिसके लिए कुछ नियम-कानून सुनिश्चित किए गए हैं। इससे परे गर्भपात कराना गैरकानूनी तो है ही, जानलेवा भी हो सकता है।

क्रिमिनल गर्भपात (Criminal Abortion)—अप्रशिक्षित व्यक्ति द्वारा गलत तरीके से या अमान्य जगह पर किया गया गर्भपात क्रिमिनल गर्भपात कहलाता है। ऐसे गर्भपात में माँ को तीव्र संक्रमण की आशंका रहती है, जिसके लिए अस्पताल में उपचार

जरूरी हो जाता है। कभी-कभी गर्भाशय निकालना पड़ जाता है और कई बार महिला की मृत्यु भी हो जाती है।

संक्रमित गर्भपात (Septic Abortion)—संक्रमण अधिकांशतः अमान्य तरीके (criminal) से किए गए गर्भपात के कारण होता है। यह स्थिति जीवन के लिए गंभीर होती है और मृत्यु की संभावना रहती है।

गर्भपात का उपचार—गर्भपात के प्रकार एवं उसके कारण पर उपचार निर्भर करता है। गर्भपात के लक्षणों के साथ यदि कोई महिला चिकित्सीय सलाह के लिए आती है, तब उसकी अवस्था का आकलन, भ्रूण के जीवित या मृत स्थिति की अल्ट्रासाउंड से संपुष्टि एवं रक्तस्राव की मात्रा के आधार पर उपचार निर्धारित किया जाता है। माँ की स्थिति ठीक हो, भ्रूण जीवित हो तथा रक्तस्राव अत्यधिक न हो तो गर्भपात रोकने की कोशिश की जाती है। यदि रक्तस्राव अधिक मात्रा में हो रहा हो, भ्रूण मृत हो या अधिक रक्तस्राव के कारण माँ की स्थिति बिगड़ रही हो, तब इन परिस्थितियों में शीघ्र गर्भपात कराना आवश्यक हो जाता है। माँ की स्थिति सुधारने के लिए नस में सलाइन और कभी-कभी रक्त चढ़ाने की जरूरत पड़ती है। अपूर्ण, अपरिहार्य एवं मिस्ड गर्भपात का उपचार गर्भ समापन (Evacuation) के द्वारा किया जाता है। क्रिमिनल और सेप्टिक गर्भपात में उच्च श्रेणी के ऐंटीबायटिक्स दिए जाते हैं और देखभाल के लिए इन्हें अस्पताल की गहन देखभाल की इकाई में भरती करना जरूरी होता है। बारंबार गर्भपात से पीड़ित महिलाओं की पूरी जाँच-पड़ताल करके कारण पता लगाने की कोशिश की जाती है और उसी कारण के आधार पर उनका उपचार किया जाता है। यदि कारण पता नहीं चल पाया तो चिकित्सक का स्नेह और सहानुभूतिपूर्ण व्यवहार भी काफी सहायक होता है।

□

चिकित्सीय गर्भपात
(Medical Termination of Pregnancy)

—डॉ. नीलम

अनायास गर्भधारण जीवन की एक सच्चाई है एवं इतिहास गवाह है कि उपलब्ध साधनों द्वारा हमेशा अनचाहे गर्भ का समापन किया जाता रहा है। असुरक्षित गर्भपात के कारण भारत में हर दो घंटे में एक महिला की मृत्यु अभी भी होती है।

भारत में 1971 के पूर्व गैर-कानूनी रूप से गर्भपात करनेवाले डॉक्टर एवं करानेवाली महिला दोनों को दंडित करने का प्रावधान था, परंतु गैर कानूनी गर्भपात के कारण लगातार बढ़ती हुई मातृ-मृत्युदर और बढ़ती जनसंख्या को देखते हुए इसे वैध बनाना जरूरी समझा गया और फलस्वरूप 1971 में चिकित्सीय गर्भपात कानून बना। यह कानून 01.04.1972 से लागू हुआ तथा 1975 एवं 2002 में इसे संशोधित भी किया गया।

भारत में चिकित्सीय गर्भपात 20 हफ्तों तक के गर्भ के लिए ही वैध है। चिकित्सीय गर्भपात मुख्यत: दो कारणों से किया जाता है—

1. यदि गर्भवती होने के कारण महिला की जान खतरे में हो या उसके शारीरिक अथवा मानसिक स्वास्थ्य पर गंभीर आघात लगने की संभावना हो।
2. यदि जन्म लेनेवाले शिशु की शारीरिक अथवा मानसिक विकृति की बहुत संभावना हो या उसके भीषण रूप से विकलांग होने का खतरा हो।

गर्भपात की सहमति देने के लिए सिर्फ महिला का वयस्क होना जरूरी है और इसके लिए किसी अन्य व्यक्ति की सहमति कानूनी रूप से आवश्यक नहीं है।

12 सप्ताह तक का गर्भपात एक ही डॉक्टर की सहमति से किया जा सकता है, जबकि 12 से 20 हफ्तों तक के गर्भ समापन के लिए दो डॉक्टरों की राय आवश्यक है। चिकित्सीय गर्भपात कानून में यह स्पष्ट लिखा हुआ है कि किन परिस्थितियों में गर्भ समापन किया जा सकता है और कौन व्यक्ति इसे करने के लिए योग्य और सक्षम है।

इसे करने के लिए उचित जगह का भी निर्धारण किया गया है।

निम्नलिखित परिस्थितियों में गर्भपात वैध है—

1. सभी महिलाएँ, जिनका शारीरिक तथा/अथवा मानसिक स्वास्थ्य गर्भ के कारण गंभीर खतरे में पड़ सकता है।
2. महिला को विकृत या अपंग बच्चे के जन्म की आशंका हो।
3. बलात्कार के फलस्वरूप ठहरा गर्भ।
4. नाबालिग अविवाहित गर्भवती लड़की—उसके अभिभावक की सहमति के बाद।
5. गर्भवती पगली महिला के अभिभावक की सहमति से।
6. बंध्याकरण/नसबंदी ऑपरेशन के असफल हो जाने पर।

सुरक्षित गर्भपात के लिए सामान्यत: तीन विधियों का प्रयोग किया जाता है-

1. चूषण उपकरण द्वारा गर्भपात (Abortion by Vaccum Extractor)
2. गोलियों द्वारा गर्भपात—इस विधि में मिफेप्रिस्टोन एवं मिसोप्रोस्टल (misoprostol) की गोलियों का प्रयोग किया जाता है।
3. डाइलेटेशन एवं इवैकुएशन (Dilatation and Evacuation)—इस प्रक्रिया में गर्भाशय ग्रीवा को डायलेटर द्वारा फैलाया जाता है और गर्भ को उपकरण द्वारा गर्भाशय से निकाल दिया जाता है।

गोलियों का प्रयोग निम्नलिखित परिस्थितियों में वर्जित है—

1. मिफेप्रिस्टोन एवं मिसोप्रोस्टल से एलर्जी।
2. आनुवंशिक पोरफाइरिया।
3. एड्रिनल की कार्यक्षमता में पुरानी कमी (Chronic adrinal failure)
4. पूर्व में गर्भ समापन में विफलता।
5. अस्थानिक गर्भ की आशंका (ectopic pregnancy)

निम्न परिस्थितियों में इसे सावधानीपूर्वक प्रयोग करना चाहिए—

1. पूर्व में लंबी अवधि तक कॉर्टिजोन नामक दवा का उपयोग।
2. रक्तस्राव की बीमारी।
3. रक्ताल्पता।
4. हृदय रोग।

गोलियों द्वारा गर्भपात की सुविधा स्तनपान करानेवाली महिलाएँ, किशोरियाँ एवं एच.आई.वी. से ग्रसित महिलाएँ भी ले सकती हैं। यदि इस प्रक्रिया से बिना किसी शल्य चिकित्सा के पूर्ण गर्भ समापन हो जाता है तो उसे सफल घोषित करते हैं। गोलियों द्वारा सफलता की दर आठवें एवं नौवें सप्ताह तक 85.95 प्रतिशत है।

इस विधि से गर्भपात कराने में 2–3 बार क्लिनिक या स्वास्थ्य प्रदाता के पास जाना पड़ता है, जिसमें गर्भपात की विधि के चयन से लेकर गर्भ समापन की पुष्टि तक शामिल हैं। इसी बीच भविष्य के लिए एक मनचाही गर्भ निरोधक विधि का भी चयन कर लिया जाता है।

गोलियों से गर्भपात के दुष्प्रभाव

1. पेट में दर्द एवं ऐंठन होना।
2. मिचली एवं उल्टी होना।
3. ठंड लगना।
4. दस्त होना।

जटिलताएँ

1. भारी रक्तस्राव।
2. संक्रमण या तेज बुखार।
3. गर्भपात न होना।
4. अधूरा गर्भपात।

यदि कम या मामूली रक्तस्राव हो तथा गर्भावस्था के लक्षण जारी रहें तो शायद गर्भपात नहीं हो पाया है।

चिकित्सीय गर्भपात के बाद गर्भ निरोधक उपाय अवश्य करने चाहिए, क्योंकि अगली माहवारी के पहले भी फिर से गर्भाधान संभव है। अधिकांश स्त्रियों को चिकित्सीय गर्भपात के बाद 4–6 सप्ताह के भीतर सामान्य माहवारी शुरू हो जाती है। जब तक इच्छा न हो या स्त्री स्वयं को तैयार महसूस न करे, तब तक उसे संभोग करने की सलाह नहीं दी जाती है। गोलियों से चिकित्सीय गर्भपात एक सुरक्षित तरीका है और स्त्री के स्वास्थ्य पर इसका कोई दीर्घकालीन नकारात्मक प्रभाव नहीं देखा गया है। यह भविष्य में गर्भवती होने और बच्चों को जन्म देने की क्षमता को भी प्रभावित नहीं करता है।

शल्य चिकित्सा द्वारा गर्भपात

यह शल्य क्रिया या तो हाथों या बिजली द्वारा चलनेवाले चूषण उपकरण से की जाती है या डाइलेटेशन एवं इवैकुएशन प्रक्रिया द्वारा। शल्य क्रिया द्वारा गर्भ समापन छठे सप्ताह के बाद ही स्वास्थ्य केंद्र या क्लिनिक में किया जाता है। गर्भ की अवधि के अनुसार इसे करने में पाँच से अठारह मिनट तक लग सकते हैं। ठीक से किया जाए तो सामान्यत: क्लिनिक में केवल एक बार ही जाना पड़ता है। इस तरह के गर्भपात के

बाद रक्तस्राव बहुत ही कम होता है। इस प्रक्रिया के लिए एक योग्य स्वास्थ्य प्रदाता की आवश्यकता होती है। इसमें गंभीर जटिल समस्याएँ बहुत ही कम होती हैं। इस प्रक्रिया के लिए दर्द की दवा/हल्की बेहोशी की दवा/आंचलिक संवेदनहीनता की दवा का प्रयोग किया जाता है। गर्भपात के बाद स्त्री उसी दिन से गर्भनिरोधक विधि का उपयोग शुरू कर सकती है।

जटिलताएँ

1. अत्यधिक रक्तस्राव।
2. प्रजनन तंत्र का संक्रमण।
3. कभी-कभी गर्भ के कुछ अंश का गर्भाशय में छूट जाना, जिसके लिए दुबारा Dilatation एवं Evacuation की जरूरत पड़ सकती है।

□

अस्थानिक गर्भ
(Ectopic Pregnancy)

—डॉ. शांति राय

गर्भाशय के अंदर विकसित न होकर भ्रूण जब किसी और स्थान में विकसित होने लगता है, तो उसे अस्थानिक गर्भ या इक्टोपिक प्रेग्नैंसी कहते हैं। अंडाशय से निकला हुआ अंडाणु फैलोपियन ट्यूब में घुस जाता है, जहाँ उसे पुरुष शुक्राणु द्वारा निषेचित होने का मौका मिलता है। यह निषेचित अंडाणु धीरे-धीरे विकसित होते जाता है और साथ-साथ फैलोपियन ट्यूब के भीतर स्थित सिलिया एवं ट्यूब की मांसल गतिविधियों द्वारा लगातार गर्भाशय की ओर बढ़ता जाता है, जहाँ वह निषेचन के चौथे-पाँचवें दिन तक पहुँच जाता है। गर्भाशय में पहुँचने तक वह ब्लास्टोसिस्ट बन चुका होता है, जो गर्भाशय की अंत:परत (एंडोमेट्रियम) में निरोपित होकर आगे विकसित होता है। इस यात्रा में किसी तरह की बाधा होने पर यह भ्रूण एंडोमेट्रियम के पास न जाकर कहीं और निरोपित होकर अपना विकास करने लगता है।

निरोपित भ्रूण के स्थान के अनुसार इक्टोपिक प्रेग्नैंसी के निम्न नाम दिए गए हैं—

1. ट्यूबल (Tubal)
2. ओवेरियन (Ovarian)
3. इंटर्स्टिशियल (Interstitial)
4. ऐब्डोमिनल (Abdominal)
5. सर्वाइकल (Cervical)

95 प्रतिशत से अधिक अस्थानिक गर्भ फैलोपियन ट्यूब में होते हैं।

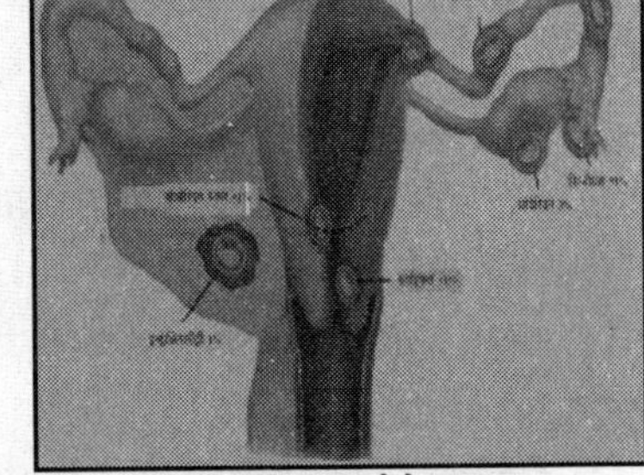

अस्थानिक गर्भ के प्रकार

अस्थानिक गर्भ के कारण

1. फैलोपियन ट्यूब में संक्रमण एवं उसके कारण उत्पन्न ट्यूब में बदलाव ही

एक्टोपिक प्रेग्नैंसी के मुख्य कारण हैं। यह संक्रमण गर्भपात, प्रसव, टी.बी., यौन रोग, डी. एंड सी. या गर्भाशय पर अन्य कोई ऑपरेशन के समय या अन्य कारणों से भी हो सकता है।

2. अगर पहले एक्टोपिक प्रेग्नैंसी हो चुकी हो, तो दुबारा एक्टोपिक होने की काफी संभावना रहती है। यदि दो बार एक्टोपिक हो चुकी हो, तो तिबारा एक्टोपिक होने का दस गुना डर रहता है।
3. बंध्यापन से ग्रसित महिलाओं को यदि गर्भधारण होता है तो उनमें अस्थानिक गर्भ होने की अधिक संभावना रहती है।
4. कॉपर–टी या मिरेना के साथ भी अगर गर्भधारण होता है, तो इसके एक्टोपिक होने का डर अधिक रहता है।
5. कम पावरवाली गर्भनिरोधक गोलियाँ कभी–कभी निषेचन को रोक नहीं पातीं और निषेचित भ्रूण के फैलोपियन ट्यूब में निरोपित होने का डर रहता है; क्योंकि ट्यूब कहीं पतली और कहीं मोटी होती है। पतले भाग के तुरंत फट जाने का डर रहता है, जबकि मोटा भाग कुछ दिनों तक ठीक रह सकता है। कई बार अगले मासिक स्राव के समय के पहले भी ट्यूब फट सकती है, जिसके कारण आंतरिक रक्तस्राव होने लगता है। रक्तस्राव की मात्रा के अनुसार स्त्री की स्थिति गंभीर हो सकती है एवं कभी–कभी मृत्यु भी हो सकती है। अधिकांशतः मृत्यु समय पर समुचित चिकित्सा सेवा उपलब्ध नहीं हो पाने के कारण होती है।

अस्थानिक गर्भ के लक्षण

1. मासिक का टल जाना।
2. लगातार रक्तस्राव होना।
3. पेडू में दर्द।
4. दर्द के साथ रक्तस्राव।
5. कमजोरी, चक्कर, आँखों के आगे अँधेरा होकर गिर जाना।
6. कंधे में दर्द।

इनमें से कोई भी एक लक्षण हो, तो एक्टोपिक प्रेग्नैंसी की संभावना को मद्देनजर रखना आवश्यक है।

पहचान—रक्त की कमी, आंतरिक रक्तस्राव के अनुसार महिला की नब्ज और रक्तचाप में गिरावट, अवस्था में गंभीरता, पेट में कड़ापन या छूने पर दर्द, आंतरिक जाँच में दर्द, गोला जैसा महसूस होना, इत्यादि कुछ भी मिल सकता है, पर इनके नहीं रहने पर

भी अगर पहले बताए गए कोई लक्षण हों तो एक्टोपिक की संभावना रहती है।

एक्टोपिक की सही-सही पहचान के लिए रक्त में बीटा एच.सी.जी. (βHCG) की मात्रा एवं टी.वी.एस. (Vaginal Sonography) मुख्य जाँच हैं। बीटा एच.सी.जी. किसी भी तरह के गर्भ में बढ़ने लगता है, पर गर्भाशय में स्थित भ्रूण अधिक मात्रा में बीटा एच.सी.जी. बनाता है, जबकि एक्टोपिक प्रेग्नैंसी कम। निदान के लिए बीटा एच.सी.जी. के मात्रा की जाँच 48 घंटों के अंतराल पर दोबारा की जाती है। अगर पुनः जाँच में यह मात्रा 60 प्रतिशत से अधिक बढ़ी पाई गई, तो शायद भ्रूण अपने सही स्थान यानी गर्भाशय में है। अगर यह मात्रा नहीं बढ़ी या कम बढ़ी, तो हो सकता है एक्टोपिक प्रेग्नैंसी हो। टी.वी.एस. में अगर भ्रूण गर्भाशय के अंदर नहीं पाया जाता है तो हो सकता है वह ट्यूब या अन्य कहीं हो। टी.वी.एस. में गर्भ की पहचान साढ़े चार से पाँचवें सप्ताह तक हो जाती है, पाँचवें से छठे सप्ताह के भीतर अंडपीत थैली (Yolk Sac) दिखने लगता है और साढ़े पाँच से छह सप्ताह में भ्रूण के हृदय का स्पंदन दिखने लगता है। जब बीटा एच.सी.जी. 1500 से 2000 आई.यू. प्रति लीटर रहता है, उस समय भ्रूण भी टी.वी.एस. में दिखाई पड़ने लगता है। कभी-कभी दोनों ट्यूब में एक्टोपिक प्रेग्नैंसी एक साथ हो सकती हैं या यह भी हो सकता है कि एक भ्रूण गर्भाशय में हो और दूसरा भ्रूण ट्यूब में।

उपचार—अगर कोई उपचार नहीं किया गया तो ट्यूब में स्थित भ्रूण की निम्न गतियाँ हो सकती हैं—

1. फिम्ब्रिया की ओर से निकलकर थोड़े-बहुत रक्तस्राव के साथ पेट में जाना (Tubal Abortion)।
2. ट्यूब फटना (Tubal Rupture)।
3. भ्रूण का धीरे-धीरे गलकर ट्यूब में ही खत्म हो जाना।

यदि ट्यूब फट गई तो ऑपरेशन आवश्यक हो जाता है। ट्यूब फटने के पहले अगर निश्चित पता चल गया कि भ्रूण ट्यूब में है, तो दवा द्वारा ऑपरेशन को कई बार टाला जा सकता है। मिथोट्रेक्सेट नाम की दवा इसके लिए दी जाती है, जो भ्रूण को विकसित होने से रोकती है और धीरे-धीरे भ्रूण खत्म हो जाता है, जिसमें एक महीना से भी अधिक समय लग सकता है।

दवा से चिकित्सा के लिए निम्न स्थितियाँ जरूरी हैं—

1. ट्यूब के फटने या रक्तस्राव का कोई लक्षण नहीं हो।
2. पीड़िता दवा लेने के लिए तैयार हो।
3. पीड़िता अस्पताल या उसके आसपास रहने के लिए तैयार हो, ताकि जाँच समय-समय पर की जा सके या आकस्मिक जरूरत पड़ने पर शीघ्र ऑपरेशन किया जा सके।

निम्न परिस्थितियों में दवा द्वारा चिकित्सा नहीं की जाती है—

1. अगर नब्ज या रक्तचाप में गिरावट हो।
2. महिला आसपास रहने को तैयार नहीं हो।
3. गर्भाशय में गर्भ की आशंका हो।
4. माँ के दूध पर आश्रित छोटा बच्चा हो।
5. माँ के लीवर या किडनी में कोई गड़बड़ी हो।

□

असामान्य रक्तस्राव
(Abnormal Uterine Bleeding)

—डॉ. शांति राय

नियमित मासिक स्राव से अन्यथा रक्तस्राव असामान्य कहलाता है। सामान्य मासिक चक्र 28 दिनों का होता है। इससे सात दिन कम या सात दिन अधिक का चक्र भी सामान्य ही माना जाता है। सामान्य मासिक स्राव में प्रतिमाह रक्त की मात्रा 20 से 60 मि.ली. होती है और रक्तस्राव दो से छह दिनों तक होता है। यदि स्राव सात दिन से अधिक हो तो उसे प्रोलौंग्ड (Prolonged) और 80 मिलीलीटर से अधिक हो तो उसे हेवी (Heavy) मासिक स्राव कहते हैं, जो पहले मिनोराजिया (Menorrhagia) कहलाते थे। यदि नियमित मासिक स्राव के अलावा बीच-बीच में भी थोड़ा या अधिक रक्तस्राव होता रहे तो वह इंटरमेन्स्ट्रूअल ब्लीडिंग (Intermenstrual Bleeding) कहलाता है, जिसे पहले मेट्रोराजिया (Metrorrhagia) कहा जाता था। किसी-किसी स्त्री को ये दोनों तकलीफें होती हैं। मासिक में रक्तस्राव सामान्य से कम होना हाइपोमिनोरिया (Hypomenorrhoea) और 35 दिनों से अधिक अंतराल पर होना ओलिगोमिनोरिया (Oligomenorrhoea) कहलाता है। ब्रेक-थ्रू ब्लीडिंग (Breakthrough Bleeding) उस रक्तस्राव को कहते हैं, जो हॉर्मोन की गोलियों का सेवन करते समय बीच-बीच में हो जाया करता है। हॉर्मोन की गोलियों को सेवन खत्म करने के बाद होनेवाला रक्तस्राव विदड्रवल ब्लीडिंग (Withdrawal Bleeding) कहलाता है। यदि संभोग के बाद रक्तस्राव हो तो वह पोस्टक्वायटल ब्लीडिंग (Postcoital Bleeding) कहलाता है।

अधिक रक्तस्राव होने से महिला को रक्त की कमी यानी एनीमिया और एनीमिया से संबंधित जटिलताओं के होने की संभावना रहती है। अतः इसका कारण जानकर सही उपचार करना आवश्यक है। प्रजनन काल में करीब 10 से 30 प्रतिशत स्त्रियाँ असाधारण रक्तस्राव से कभी-न-कभी ग्रसित होती हैं। रजोनिवृत्ति का समय नजदीक

आने पर यह गणना बढ़कर 50 प्रतिशत हो जाती है। किशोरावस्था में भी असामान्य रक्तस्राव की संभावना अधिक रहती है।

असामान्य रक्तस्राव के कारण

नवजात—जन्म के दो-तीन दिनों के बाद कुछ नवजात बच्चियों को योनि से रक्तस्राव होता है, जो स्वत: दो-तीन दिनों में बंद भी हो जाता है। यह गर्भ में माँ के हॉर्मोंस के प्रभाव में रहने और जन्म के बाद उस प्रभाव के खत्म हो जाने के कारण होता है।

बचपन—बाहरी जननांगों का संक्रमण बच्चों में रक्तस्राव का मुख्य कारण होता है। उपचार के पहले यह जानना जरूरी है कि यह रक्तस्राव कहाँ से हो रहा है—योनि, मूत्रनली या गुहा द्वार से। यदाकदा रक्तस्राव जननांगों में चोट, बाहरी वस्तु का योनि में प्रवेश, कैंसर या जबरदस्ती संभोग की कोशिश से भी हो सकता है। इन सभी बातों को ध्यान में रखते हुए कारण के अनुसार उपचार किया जाता है।

किशोरावस्था—इस उम्र में असामान्य रक्तस्राव के मुख्य कारण हैं—एनोवुलेशन (डिंब ग्रंथि से डिंब का निष्कासन नहीं होना) और रक्त में थक्का बनानेवाले तत्त्वों की कमी। यदाकदा गर्भ संबंधी जटिलताएँ, यौन रोग एवं यौन अपराध भी किशोरावस्था में रक्तस्राव के कारण हो सकते हैं।

प्रजनन उम्र—इस उम्र में असामान्य रक्तस्राव के अनेकों कारण हैं, पर प्रमुख हैं—गर्भ-संबंधित समस्याएँ एवं यौन रोग। फाइब्रॉयड एवं एंडोमेट्रियल पॉलिप की संभावना भी उम्र के साथ-साथ बढ़ती है, जिनके कारण असामान्य रक्तस्राव होता है।

रजोनिवृत्ति के समय—इस उम्र में अधिक रक्तस्राव का मुख्य कारण अनियमित डिंबक्षरण यानी एनोवुलेशन (Anovulation) होता है, पर इस उम्र में भी वे सभी कारण पाए जा सकते हैं, जो प्रजनन काल में पाए जाते हैं। इनके अलावा कैंसर की संभावना इस उम्र में अधिक होती है, जो उम्र के साथ-साथ बढ़ती जाती है। अत: रजोनिवृत्ति के समय असामान्य रक्तस्राव हो तो कैंसर की संभावना को मद्‌देनजर रखना आवश्यक है।

रजोनिवृत्ति के बाद—इस उम्र में अधिकांश रक्तस्राव गर्भाशय के आंतरिक सतह के क्षीण होने के कारण होता है, पर कैंसर की खोजबीन इस उम्र में और भी जरूरी हो जाती है, क्योंकि गर्भग्रीवा, गर्भाशय, ओवरी या फैलोपियन ट्यूब के कैंसर इस उम्र में अधिक पाए जाते हैं।

संभोग के बाद रक्तस्राव—20 से 40 वर्ष की उम्र में इसकी अधिक संभावना रहती है। करीब दो-तिहाई पीड़ितों में काफी जाँच पड़ताल के बाद भी रक्तस्राव के कारण का पता नहीं चल पाता है। यद्यपि अधिकांश रक्तस्राव सुगम (Benign) कारणों से होते हैं, पर बार-बार संभोग के पश्चात् रक्तस्राव हो तो यह कैंसर का लक्षण हो

सकता है और ऐसी स्त्रियों में योनि, गर्भाशय ग्रीवा और गर्भाशय के कैंसर के लिए पूरी जाँच जरूरी है।

असामान्य रक्तस्राव के साथ श्रोणि में दर्द—फाइब्रॉयड, पॉलिप, एडिनोमायोसिस, संक्रमण एवं गर्भ संबंधी जटिलताओं के कारण होनेवाले रक्तस्राव के साथ श्रोणि में दर्द भी हो सकता है। फाइब्रॉयड एवं एडिनोमायोसिस के साथ कभी-कभी बिना रक्तस्राव के भी या तो सहवास के समय या यूँ भी कभी भी श्रोणि में दर्द होने की संभावना रहती है।

पहचान—असामान्य रक्तस्राव के कारण को सुनिश्चित करते समय सबसे आवश्यक है कैंसर की संभावना पर ध्यान रखना। पैप स्मीयर, अल्ट्रासाउंड (T.V.S.), एंडोमेट्रियल बायोप्सी और हिस्ट्रोस्कॉपी का आवश्यकतानुसार उपयोग कैंसर को पहचानने में सहायक होता है। कारण सुनिश्चित होने के बाद उसका उचित उपचार किया जाता है।

गर्भाशय के कैंसर की संभावना उम्र के साथ-साथ बढ़ती जाती है और ऐसे तीन-चौथाई कैंसर रजोनिवृत्ति के बाद ही होते हैं। 80 से 90 प्रतिशत गर्भाशय के कैंसर से पीड़ित महिलाएँ असामान्य रक्तस्राव के कारण डॉक्टर की सलाह के लिए आती हैं। अत: इस उम्र में असामान्य रक्तस्राव होने पर एंडोमेट्रियल बायोप्सी आवश्यक है। 25 प्रतिशत गर्भाशय के कैंसर रजोनिवृत्ति के पहले पाए जाते हैं, विशेषकर उन स्त्रियों में, जो मोटी हैं या जिन्हें नियमित डिंबक्षरण (Ovulation) नहीं होता है। अत: 35 वर्ष से अधिक उम्र की स्त्रियों में असामान्य रक्तस्राव होने पर एंडोमेट्रियम की ठीक से जाँच अवश्य की जानी चाहिए और 35 वर्ष से कम उम्र में भी यह जाँच होनी चाहिए, यदि महिला अधिक मोटी हो या अनियमित ओवुलेशन से ग्रसित हो।

हिमोग्लोबिन, बिटा-एच.सी.जी., प्लैटलेट, थक्का बनानेवाले तत्त्व एवं फेरीटीन की जाँच भी असामान्य रक्तस्राव की स्थिति में करना जरूरी है। किशोरियों में प्लैटलेट एवं थक्का बनानेवाले अन्य तत्त्वों की कमी की जाँच विशेष जरूरी है।

पैप स्मीयर—पैप स्मीयर उन सभी स्त्रियों की होनी चाहिए, जो विवाहित हैं या यौन संबंध बनाती हैं। जरूरत के अनुसार कौल्पोस्कॉपी और एंडोमेट्रियल बायोप्सी भी की जाती है।

एंडोमेट्रियल बायोप्सी—एंडोमेट्रियल बायोप्सी द्वारा गर्भाशय के आंतरिक सतह में संक्रमण, कैंसर, पॉलिप और बीजपोषक बीमारियों (Gestational Trophoblastic Disease) की पहचान की जा सकती है। इसके लिए गर्भाशय की अंत:परत से एक छोटा सा टुकड़ा निकालकर उसकी दूरबीन द्वारा जाँच की जाती है एवं उसमें कोई बीमारी है कि नहीं, यह देखा जाता है। यह प्रक्रिया एक लघु शल्य क्रिया द्वारा, जिसे डी. एंड

सी. (Dilatation & Curettage) कहते हैं, की जाती है। डी एंड सी के बजाय पिपेल से भी अंत:परत का नमूना निकाला जा सकता है।

टी.वी.एस. (Transvaginal sonography)—असामान्य रक्तस्राव के कारण की पहचान में योनि मार्ग से सोनोग्राफी यानी टी.वी.एस. का महत्त्वपूर्ण योगदान है। इस जाँच में अल्ट्रासाउंड के प्रोब को पेट के बजाय योनि में रखा जाता है। गर्भाशय के कैंसर में उसके अंत:परत की मोटाई काफी बढ़ जाती है, जो टी.वी.एस. से देखा जा सकता है। रजोनिवृत्ति के बाद सामान्यत: यह मोटाई 4 मिलीमीटर से कम होनी चाहिए। हाइपरप्लेसिया में यह बढ़कर लगभग 10 मिलीमीटर और कैंसर में उससे भी अधिक हो जाती है। यदि रजोनिवृत्ति के बाद अंत:परत 5 मिलीमीटर से अधिक मोटी पाई जाए तो हिस्ट्रोस्कोपी या बायोप्सी द्वारा अंत:परत की जाँच जरूरी है। रजोनिवृत्ति के पूर्व भी अधिक उम्र की स्त्रियों में यदि अंत:परत हमेशा 12 मिलीमीटर से अधिक पाई जाए तो उसकी भी जाँच आवश्यक है, विशेषकर उनमें, जिन्हें असामान्य रक्तस्राव, अनियमित ओवुलेशन, बंध्यता, मोटापा, मधुमेह, उच्च रक्तचाप हो या जो टैमोक्सीफेन नामक दवा का उपयोग कर रही हों। टी.वी.एस. के साथ-साथ कलर डॉप्लर का उपयोग या गर्भाशय में सेलाइन डालकर अल्ट्रासाउंड जाँच (Saline Infusion Sonography –S.I.S.) अधिक जानकारी दे सकती है।

हिस्ट्रोस्कॉपी— यह जाँच की एक यांत्रिक विधि है, जिसमें एक विशेष ट्यूब को गर्भग्रीवा के रास्ते गर्भाशय में डाला जाता है। इस ट्यूब के आखिरी सिरे पर एक कैमरा लगा होता है, जो गर्भाशय की अंत:परत एवं अन्य गड़बड़ियों का चित्र खींच सकता है। ये चित्र टी.वी. स्क्रीन पर दिखाई पड़ते हैं। साफ चित्र आने के लिए गर्भाशय में उपयुक्त द्रव डालकर गर्भाशय को फैलाया जाता है। असामान्य रक्तस्राव के कारण की पहचान में यह विधि काफी उपयोगी है। कुछ पॉलिप या फाइबॉयड, जो टी.वी.एस. से नहीं पहचाने जा पाते, हिस्ट्रोस्कोपी से पहचान में आ जाते हैं।

असामान्य रक्तस्राव की पहचान के लिए पहली जाँच टी.वी.एस. या अल्ट्रासाउंड होती है और उसके बाद आवश्यकता के अनुसार एंडोमेट्रियल बायोप्सी, हिस्ट्रोस्कॉपी या एस.आई.एस. किया जाता है।

असामान्य रक्तस्राव के कारण

1. हॉर्मोंस का असंतुलन।
2. गर्भ संबंधी जटिलताएँ।
3. रक्त में थक्का बनानेवाले तत्त्वों की कमी (Coagulopathies)।
4. संक्रमण।

5. ट्यूमर (Neoplasm)।
6. कॉपर-टी।
7. मिरेना।
8. केवल प्रोजेस्ट्रोनवाली गर्भनिरोधक गोलियाँ।
9. इस्ट्रोजेन की कम मात्रावाली गर्भनिरोधक गोलियाँ।
10. हॉर्मोन रिप्लेसमेंट थेरैपी (HRT)।
11. टैमोक्सीफेन।

डिस्फंक्शनल यूटेराइन ब्लीडिंग (DUB)—यदि पूरी जाँच-पड़ताल के बाद भी कारण का पता न चल पाए, जैसा करीब 50 प्रतिशत असामान्य रक्तस्राव के मामले में होता है, तो उसे डिस्फंक्शनल यूटेराइन ब्लीडिंग (DUB) कहते हैं। जाँच जितनी ही अच्छी तरह की जाएगी, उतनी ही अधिक संख्या में कारण का पता चल पाएगा। अत: किसी भी मामले को DUB की संज्ञा देने के पहले भलीभाँति जाँच पड़ताल जरूरी है, क्योंकि कारण के अनुसार उसका उपचार किया जाता है। यदि कोई कारण न मिले तो डी.यू.बी. का उपचार निम्न विधियों के द्वारा क्रमश: किया जा सकता है—

दवाएँ

- ट्रानेसेमिक एसिड (Tranexamic Acid)।
- एन्सेड्स (Non Steroidal Anti-inflammatory Drugs)।
- गर्भ निरोधक गोलियाँ (Oral Contraceptives)।
- प्रोजेस्टीन्स (Progestins)।
- ऐंड्रोजेन्स (Androgens)।
- जीएन.आर.एच. एगोनिस्ट्स (GnRH Agonists)।
- Mirena।

ऑपरेशन

कुछ स्त्रियों में किसी भी दवा से फायदा नहीं पहुँचता है या दवाओं के अनुषंगी प्रभाव (Side Effects) के कारण वे दवा नहीं ले पाती हैं। ऐसी अवस्था में ऑपरेशन की जरूरत पड़ती है। रक्तस्राव रोकने के लिए सबसे सफल ऑपरेशन है हिस्ट्रेक्टॉमी (Hysterectomy) यानी गर्भाशय को हटा देना। यह एक बड़ा ऑपरेशन है, पर इसके बदले कभी-कभी लघु ऑपरेशन द्वारा गर्भाशय की केवल अंत:परत को हटा देने पर भी रक्तस्राव में कमी आ सकती है। अंत:परत को हटाने की प्रक्रिया को एंडोमेट्रियल ऐब्लेशन कहते हैं, जो थर्माच्वायस (Thermachoice), लेजर (Laser) या डायाथर्मी

(Diathermy) मशीन द्वारा की जाती है। एंडोमेट्रियल ऐब्लेशन करने से पहले भली प्रकार जाँच-पड़ताल करके कैंसर की संभावना को दूर करना आवश्यक है। उन स्त्रियों में भी इसका उपयोग वर्जित है, जो भविष्य में और बच्चे चाहती हैं। इसके अलावा यदि गर्भावस्था में संक्रमण हो या पूर्व में गर्भाशय पर शल्य क्रिया हो चुकी हो, जैसे—मायोमेक्टोमी या क्लासिकल सिजेरियन तो ऐब्लेशन नहीं किया जाता है। यदि रजोनिवृत्ति की उम्र पास हो तो भी ऐब्लेशन नहीं करना चाहिए।

फायब्रॉयड—फायब्रॉयड के साथ अधिक रक्तस्राव होने पर रक्तस्राव को कम करने के लिए उन दवाओं का उपयोग किया जा सकता है, जिन्हें डी.यू.बी. के लिए किया जाता है। लाभ नहीं होने पर शल्य क्रिया की आवश्यकता पड़ सकती है।

मूलेरियन डक्ट की असामान्यता—इनकी चिकित्सा के लिए शल्य क्रिया की आवश्यकता पड़ सकती है।

आर्टेरियोवेनस मालफौर्मेशन (Arteriovenous Malformation)—इस रोग में गर्भाशय की रक्तवाहिनियों में गड़बड़ी आ जाती है, जो अधिकांशतः किसी ऑपरेशन या गर्भपात के बाद होती है। उपचार के लिए गर्भाशय को हटाना पड़ सकता है। इम्बोलाइजेशन से भी लाभ पहुँचता है।

एंडोमेट्रियल पॉलिप—10 से 30 प्रतिशत असामान्य रक्तस्राव एंडोमेट्रियल पॉलिप के कारण होते हैं। मोटापा, उच्च रक्तचाप एवं टेमोक्सीफेन के उपयोग करनेवाली स्त्रियों में इसकी संभावना अधिक होती है। पॉलिप की संख्या एक या अनेक भी हो सकती है। इसकी पहचान टी.वी.एस., एस.आई.एस. या हिस्ट्रोस्कॉपी से होती है। इसका उपचार हिस्ट्रोस्कॉपी द्वारा देखते हुए इन्हें हटाकर किया जाता है, जिसे हिस्ट्रोस्कॉपिक पॉलिपेक्टॉमी कहते हैं। रजोनिवृत्ति के पूर्व यदि पॉलिप का आकार 1.5 सेंटीमीटर से कम हो तो ऑपरेशन करना जरूरी नहीं है, पर समय-समय पर टी.वी.एस. द्वारा उसकी जाँच करनी पड़ती है।

एंडोसर्वाइकल पॉलिप—गर्भाशय ग्रीवा के अंदर डंठलवाले अर्बुद (Polyp) के कारण मेनोराजिया या मेट्रोराजिया हो सकता है। इसकी चिकित्सा उसे हटाकर की जाती है, जिसे पोलिपेक्टॉमी कहते हैं।

संक्रमण—गर्भाशय ग्रीवा या गर्भाशय की अंतःपरत के संक्रमण होने पर असामान्य रक्तस्राव की संभावना रहती है। संक्रमण से पीड़ित होने पर साधारणतया श्रोणि में दर्द और योनि से सफेदस्राव भी होता है। संक्रमण अधिकांशतः गर्भपात या प्रसव के बाद या यौन रोगों के कारण होता है, जिसकी चिकित्सा उपयुक्त ऐंटीबायोटिक देकर की जाती है।

गर्भ संबंधी जटिलताएँ—प्रजनन उम्र में असामान्य रक्तस्राव होने पर गर्भ संबंधी जटिलता जैसे—गर्भपात, अस्थानिक गर्भ एवं जी.टी.डी. को ध्यान में रखना जरूरी है।

अल्ट्रासाउंड एवं बिटा एच.सी.जी. की जाँच से इनका पता चलता है और कारण के अनुसार उपचार किया जाता है।

अन्य बीमारियाँ—किडनी की लंबी बीमारी में अधिकांशतः मासिकस्राव बंद हो जाता है या बंध्यता हो जाती है। जिनका मासिकस्राव बंद नहीं होता है, उनमें से 80 प्रतिशत को अधिक रक्तस्राव होता है। इन स्त्रियों का उपचार कम मात्रावाली गर्भनिरोधक गोलियों द्वारा किया जाता है या फिर बड़ी मात्रा में मेड्रोक्सीप्रोजेस्ट्रोन द्वारा जो मासिकस्राव बंद करा दे। यदि किडनी की बीमारी के साथ-साथ उच्च रक्तचाप भी हो तो ये दवाएँ वर्जित हैं और ऐसी अवस्था में शल्य क्रिया द्वारा इनका उपचार किया जाता है या तो एंडोमेट्रियल ऐब्लेशन या हिस्टेरेक्टॉमी द्वारा।

यकृत (Liver) की बीमारी—यकृत की बीमारी की अंतिम अवस्था में अधिक रक्तस्राव होने की काफी संभावना रहती है, पर इसकी चिकित्सा बहुत कठिन है, क्योंकि अधिकांश दवाएँ लीवर की गहन बीमारी में दी नहीं जा सकतीं और किसी भी तरह का ऑपरेशन जानलेवा हो सकता है।

थायरॉयड—थायरॉयड ग्रंथि कम काम करे या अधिक, दोनों ही स्थिति मासिक चक्र को प्रभावित कर सकती है। ग्रंथि के कम काम करने पर अधिक रक्तस्राव, अनार्तव और बंध्यापन होने की संभावना रहती है, जबकि अधिक सक्रिय होने पर अधिकांशतः अनार्तव और रक्तस्राव में कमी पाई जाती है।

रक्त में थक्का बनानेवाले तत्त्वों की कमी—रक्त प्रवाह रोकने के लिए हर व्यक्ति के शरीर में एक प्राकृतिक व्यवस्था रहती है, जिसके प्रभाव से रक्त का थक्का बन जाता है, जो स्राव की जगह को बंद करके रक्तप्रवाह को रोकता है। यदि इस व्यवस्था में कमी हो यानी रक्त में थक्का बनानेवाले तत्त्वों की कमी हो तो इसके कारण भी अधिक रक्तस्राव हो सकता है। निम्न परिस्थितियों में इससे संबंधित जाँच अवश्य करानी चाहिए—

1. किशोरावस्था में अधिक रक्तस्राव।
2. अधिक रक्तस्राव के कारण का पता न चल पाना।
3. अत्यधिक रक्तस्राव के लिए हिस्ट्रेक्टॉमी करने के पहले।

□

श्रोणि संबंधी पिंड
(Pelvic Mass)

—डॉ. शांति राय

कई बार मनुष्य को अपने पेट में कहीं भी ट्यूमर या पिंड या कड़ेपन का अनुभव होता है। कड़ेपन का यह अनुभव बिल्कुल सामान्य कारणों से हो सकता है, जैसे पेट में अधिक चर्बी हो जाना या अधिक गरिष्ठ भोजन करने के बाद, पर कभी-कभी यह सचमुच का पिंड यानी ट्यूमर भी हो सकता है। पेट के निचले भाग में, जिसे श्रोणि कहते हैं, निम्न प्रकार के ट्यूमर या पिंड हो सकते हैं—

1. फायब्रॉयड (Fibroid)
2. हिमाटोमेट्रा (Haematometra)
3. एडिनोमायोसिस (Adenomyosis)
4. ओवरी में सिस्ट (Cyst)
5. ओवरी में सुगम अर्बुद (Benign Tumor)
6. ओवरी का दुर्दम अर्बुद यानी कैंसर (Malignant Tumor)
7. अस्थानिक गर्भ (Ectopic Pregnancy)
8. पाराओवेरियन सिस्ट (Paraovarian Cyst)
9. ओवरी और फैलोपियन ट्यूब की ऐंठन (Torsion)

इन पिंडों को अगर हम उम्र के अनुसार बाँटें तो उसकी पहचान अधिक आसान हो जाती है।

यौवनारंभ से पूर्व—इस उम्र में अधिकांश पिंड ओवरी के क्रियात्मक (Functional) सिस्ट होते हैं, पर कभी-कभी इस उम्र में भी नियोप्लाज्म (Neoplasm) यानी अर्बुद या ट्यूमर हो सकता है, जिसमें जर्मसेल ट्यूमर की संभावना सबसे अधिक होती है। जर्मसेल ट्यूमर में डरमॉयड ट्यूमर (Mature Cystic Teratoma) सबसे

अधिक संख्या में पाया जाता है। कभी-कभी ओवरी में कैंसर भी यौवनारंभ से पूर्व या बचपन में हो सकता है।

किशोरावस्था—इस उम्र में भी वे सभी पिंड हो सकते हैं, जो यौवनारंभ से पहले होते हैं। इनके अलावा एंडोमेट्रियोमा (Endometrioma), प्रजनन अंगों में शोथ या गर्भ के कारण भी पिंड बनने की संभावना रहती है।

संतानोत्पत्ति की उम्र—यद्यपि इस उम्र में किसी भी तरह का ट्यूमर हो सकता है, पर गर्भ की संभावना, ओवरी के क्रियात्मक सिस्ट (Functional cyst) एवं फायब्रॉयड श्रोणि पिंड के मुख्य कारण हैं। यदि गर्भाशय के मुख पर या योनि में किसी भी तरह का ऑपरेशन हुआ हो या विशेष चोट लगी हो तो मासिक स्राव का रास्ता बंद हो जाना और उसके फलस्वरूप गर्भाशय में रक्त जमा होने के कारण पिंड का रूप ले लेना भी संभव है।

रजोनिवृत्ति पश्चात्—इस उम्र में कैंसर होने की संभावना बढ़ जाती है, जिसमें गर्भाशय का कैंसर (Adenocarcinoma या Sarcoma) या ओवरी का कैंसर हो सकता है। कैंसर के अलावा फायब्रॉयड एवं क्रियात्मक सिस्ट भी इन महिलाओं में हो सकते हैं।

आंतरिक जननांगों से संबंधित पिंडों की जानकारी इस पुस्तक के अलग-अलग अध्यायों में वर्णित है। उपरोक्त पिंडों के अलावा कुछ ऐसे भी पिंड हो सकते हैं, जो जननांगों के बजाय अन्य अवयवों से संबंधित हों, जैसे—मूत्राशय, किडनी, आँत के विभिन्न भाग तथा रेट्रोपेरिटोनियल ट्यूमर।

पहचान

श्रोणि के पिंड की पहचान के लिए अच्छी तरह चिकित्सीय इतिहास, विशेषकर मासिक स्राव का इतिहास, सावधानीपूर्वक शारीरिक जाँच, अल्ट्रासाउंड, मूत्र एवं रक्त की जाँच और आवश्यकता होने पर सीटी स्कैन या एम.आर.आई. की जाती है।

उपचार—पिंड का उपचार उसके कारण पर निर्भर होता है।

ओवरी के फंक्शनल सिस्ट को आशान्वित उपचार पर रखा जाता है, क्योंकि वे स्वत: ठीक भी हो जाते हैं। यदि तीन महीने में ठीक नहीं हुए या बढ़ने लगे तो शल्य क्रिया की जा सकती है।

यदि ओवरी का सुगम अर्बुद (Benign neoplasm) हो तो उसे हटा देना चाहिए, क्योंकि कैंसर नहीं होने पर भी इसमें ऐंठन या अन्य जटिलताएँ उत्पन्न हो सकती हैं। दुर्दम अर्बुद (Cancer) का उपचार शल्य क्रिया, कीमोथेरेपी और कभी-कभी रेडियोथेरेपी से किया जाता है।

फायब्रॉयड और एडिनोमायोसिस का उपचार उनसे उत्पन्न कठिनाइयों एवं जटिलताओं के आधार पर किया जाता है। हिस्टेरेक्टॉमी, मायोमेक्टॉमी या एडिनोमायोमेक्टॉमी नामक शल्य क्रियाएँ, विभिन्न दवाएँ या केवल आशान्वित देखरेख इनके लिए जरूरत के अनुसार तय की जाती है।

यदि मासिक स्राव की अवरुद्धता के कारण हिमाटोमेट्रा या हिमाटोकॉल्पस का पिंड हो तो शल्य क्रिया द्वारा अवरुद्धता को दूर करना अत्यंत आवश्यक है।

गर्भजनित पिंडों को उनके कारण के आधार पर अलग-अलग तरीकों से ठीक किया जाता है। अन्य पिंडों को भी कारण के अनुसार चिकित्सा प्रदान की जाती है, जो आशान्वित, दवाएँ या शल्य क्रिया हो सकती है।

□

गर्भाशय के सुगम पिंड
(Benign Uterine Mass)

—डॉ. शिप्रा राय

फायब्रॉयड (Fibroid)

फायब्रॉयड गर्भाशय में पाए जानेवाला एक ट्यूमर या अर्बुद है, जिसे अंग्रेजी में लियोमायोमा या फाइब्रोमायोमा (Leiomyoma or Fibromyoma) कहते हैं। फायब्रॉयड एक बहुतायत में पाया जानेवाला ट्यूमर है। अल्ट्रासाउंड की जाँच में करीब 70 से 80 प्रतिशत स्त्रियाँ फायब्रॉयड से ग्रसित पाई जाती हैं। यद्यपि अधिकांश स्त्रियों को इससे कोई तकलीफ नहीं होती, पर कुछ को तकलीफ या जटिलताएँ हो सकती हैं। ये जटिलताएँ फाइब्रॉयड की संख्या, उनके गर्भाशय में स्थान एवं उनके आकार पर निर्भर करती हैं। इस ट्यूमर में रक्त का परिवहन कम होता है, जिसके कारण इसमें क्षय या डिजेनेरेशन होने की काफी संभावना रहती है।

फायब्रॉयड के निश्चित कारण का सही-सही पता नहीं, पर यह प्रजनन अवधि में पाया जानेवाला अर्बुद है, जिससे यह निश्चित है कि ईस्ट्रोजन और प्रोजेस्ट्रोजन से इसके विकास का संबंध है। रजोनिवृत्ति के बाद फायब्रॉयड का आकार धीरे-धीरे कम हो जाता है और इससे उत्पन्न तकलीफें भी धीरे-धीरे खत्म हो जाती हैं। जिनका मासिक चक्र कम उम्र में शुरू हुआ हो, उन्हें फायब्रॉयड होने का अधिक डर रहता है। फायब्रॉयड आनुवंशिक भी होता है और जिनकी माँ या बहन या अन्य नजदीकी रिश्तेवाली को फायब्रॉयड हुआ हो, उन्हें भी फायब्रॉयड होने की संभावना अधिक होती है।

फायब्रॉयड के प्रकार

गर्भाशय में फायब्रॉयड के स्थान के अनुसार इसे विभिन्न नाम दिए गए हैं—

1. सबसिरोसल (Subserosal)

2. पेडंकुलेटेड सबसिरोसल (Pedunculated Subserosal)
3. इन्ट्राम्यूरल (Intramural)
4. प्रोट्रूडिंग सबम्यूकोसल (Protruding submucosal)
5. पेडंकुलेटेड सबम्यूकोसल (Pedunculated submucosal)
6. इन्ट्रालिगामेंट्री (Intraligamentary)
7. सर्वाइकल (Cervical)

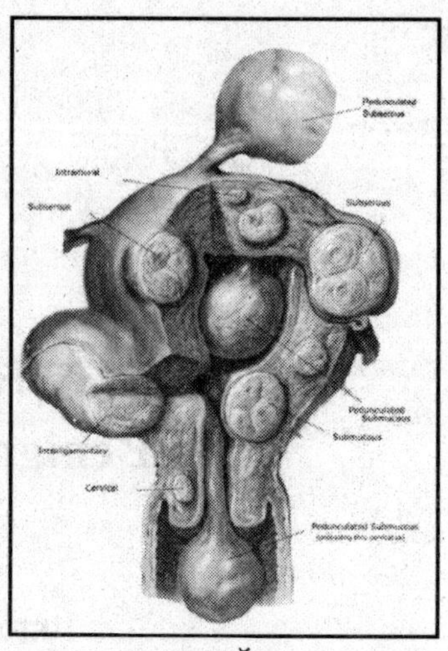

फायब्रॉयड

लक्षण

1. **असामान्य रक्तस्राव**—मासिक के समय रक्तस्राव अधिक मात्रा में और अधिक दिनों तक एवं समय से पहले हो सकता है। ये लक्षण बड़े आकार के फायब्रॉयड में या सबम्यूकोसल फायब्रॉयड में मिलते हैं। पेडंकुलेटेड सबम्यूकोसल फायब्रॉयड में रक्तस्राव लगातार काफी दिनों तक होता रहता है।
2. **पेडू में भारीपन एवं मासिक-स्राव के समय दर्द**—ये तकलीफें फायब्रॉयड के बड़े आकार से होनेवाले अन्य अवयवों पर दबाव के कारण होती हैं। मूत्र संबंधी तकलीफें एवं कब्जियत हो सकती है। अधिक दबाव के कारण कभी-कभी मूत्र नली में अवरुद्धता आ जाती है, जिसके कारण किडनी में मूत्र जमा होकर हाइड्रोनेफ्रोसिस हो जाता है।
3. **दर्द**—मासिक के समय, संभोग के समय या कभी भी पेडू में दर्द हो सकता है।
4. **बंध्यापन और गर्भपात**—दो से तीन प्रतिशत बंध्यापन फायब्रॉयड के कारण होता है। फायब्रॉयड बहुत बड़ा हो या अंत:परत से सटा हुआ (Submucosal) हो, तब गर्भपात की संभावना रहती है। गर्भावस्था के समय फायब्रॉयड में डिजेनेरेशन के कारण दर्द हो सकता है। यदि प्रसव के लिए सिजेरियन की आवश्यकता पड़ी तो उस समय फायब्रॉयड के कारण ऑपरेशन में अधिक परेशानी और अधिक रक्तस्राव होने का डर रहता है। कभी-कभी फायब्रॉयड के कारण पेट और फेफड़े में पानी जमा होने लगता है, जिसे स्यूडोमेग सिंड्रोम (Pseudo Meig Syndrome) कहते हैं। ट्यूमर को हटा देने के

बाद यह पानी स्वत: खत्म हो जाता है।

फायब्रॉयड की पहचान—शारीरिक जाँच एवं अल्ट्रासाउंड से फायब्रॉयड की पहचान काफी आसानी से हो जाती है। दुविधा होने पर कभी-कभी हिस्ट्रोस्कॉपी, हिस्ट्रोसैल्पिंगोग्राफी और सलाइन इंफ्यूजन सोनोग्राफी की जरूरत पड़ती है। कलर डाप्लर एवं एम.आर. इमेजिंग की आवश्यकता भी यदा-कदा पड़ती है।

उपचार

1. आशान्वित—यदि फायब्रॉयड के कारण कोई तकलीफ न हो तो प्रतिवर्ष एक बार शारीरिक एवं अल्ट्रासाउंड से जाँच द्वारा फायब्रॉयड के आकार में वृद्धि का अंदाजा लेते रहना चाहिए। यदि फायब्रॉयड का आकार बहुत बड़ा हो, पर उसके चलते कोई तकलीफ या जटिलता नहीं हो तो उसे भी बिना ऑपरेशन किए देख-भाल में रखा जा सकता है। बाँझपन के साथ फायब्रॉयड पाए जाने पर यदि बाँझपन का अन्य कोई कारण न मिले तो फायब्रॉयड को हटा दिया जाता है।

2. दवाएँ—दर्द की दवाएँ (NSAIDS)—रक्तस्राव के समय इनके उपयोग से स्राव एवं दर्द में कमी होती है, पर फायब्रॉयड के ऊपर इनका कोई प्रभाव नहीं पड़ता।

— **हॉर्मोंस**—कम मात्रावाली गर्भनिरोधक गोलियाँ, प्रोजेस्टीन एवं मिरेना फायब्रॉयड के उपचार के लिए उपयोग में लाई जाती है और इनसे अधिकांश स्त्रियों को राहत मिलती है, पर यदा-कदा गर्भनिरोधक गोलियाँ एवं प्रोजेस्टीन राहत पहुँचाने के बजाय तकलीफ को और बढ़ा देती हैं।

— **एंड्रोजेंस**—डानाजॉल और जेस्ट्रीनॉन नामक दवाएँ फायब्रॉयड के लिए उपयोग में लाई जाती हैं। इनसे फायब्रॉयड के आकार में कमी आती है और रक्तस्राव भी कम हो जाता है, पर इन दवाओं के कुछ दुष्प्रभाव भी हो सकते हैं, जैसे—चेहरे पर मुँहासे, अनचाहे बाल और आवाज में भारीपन। कम उम्र की स्त्रियों में ये तकलीफें अधिक हुआ करती हैं। इन अनचाहे दुष्प्रभावों के कारण ऐसी दवाओं का उपयोग बहुत दिनों तक नहीं किया जा सकता है।

— **गोनाडोट्रोफीन रिलिजिंग हॉर्मोन एगोनिस्ट्स (Gn RH Agonists)**—ये दवाएँ फायब्रॉयड के उपचार में काफी प्रभावशाली पाई गई हैं। गर्भाशय एवं फायब्रॉयड दोनों का आकार छोटा हो जाता है, दर्द और अत्यधिक रक्तस्राव खत्म हो जाते हैं और कभी-कभी कुछ दिनों के लिए मासिक चक्र बंद हो जाता है। यह दवा सुई के रूप में उपलब्ध है, 3.75 मिलीग्राम की सुई प्रति एक महीने पर तीन बार दी जाती है या 11.25 मिलीग्राम की केवल एक सुई एक बार। इसका पूरा असर करीब तीन महीने तक रहता है, जिसके बाद 4 से 10 सप्ताह के भीतर मासिक चक्र पुनः शुरू हो जाता है,

पर दुर्भाग्यवश फायब्रॉयड एवं गर्भाशय का आकार भी पुनः बढ़ने लगता है और 3-4 महीनों के भीतर अपने पहले आकार में वापस आ जाता है। तकलीफों से राहत करीब एक वर्ष तक रहती है। Gn RH एगोनिस्ट्स से शरीर में इस्ट्रोजेन की काफी कमी हो जाती है, जिससे हड्डियाँ कमजोर हो जाती हैं। इससे बचाव के लिए कभी-कभी साथ में इस्ट्रोजेन भी अल्प मात्रा में दिया जाता है। Gn RH एगोनिस्ट्स का उपयोग ऑपरेशन के पहले फायब्रॉयड के आकार में कमी लाने के लिए किया जाता है, ताकि ऑपरेशन में आसानी हो और गर्भाशय में छोटा चीरा लगाना पड़े। उन महिलाओं के लिए भी यह काफी उपयोगी है, जिन्हें शीघ्र रजोनिवृत्ति की संभावना हो।

— **मिफेप्रिस्टोन (Mifepristone)**—यह प्रोजेस्ट्रोन के विपरीत काम करता है और फायब्रॉयड की चिकित्सा के लिए इसे उपयोगी पाया गया है। यह कैप्सूल के रूप में बाजार में उपलब्ध है। 10 से 25 मिलीग्राम की मात्रा रोज तीन महीनों तक दी जाती है और जरूरी हो तो एक महीने के अंतराल के बाद इसे पुनः तीन महीने तक दिया जा सकता है। दवा मासिक स्राव के दूसरे या तीसरे दिन शुरू की जाती है। इसका प्रभाव भी Gn RH एगोनिस्ट्स की तरह है और रक्तस्राव एवं ट्यूमर के आकार में कमी आती है। इसका प्रभाव भी अस्थायी है एवं कुछ महीनों या एक वर्ष में ट्यूमर का विकास पुनः शुरू हो जाता है और तकलीफें भी वापस आ सकती हैं।

— **यूलिप्रिस्टल (Ulipristal)**—5 मिलीग्राम की मात्रा में प्रतिदिन तीन महीनों तक इसके सेवन से फायब्रॉयड के आकार में कमी एवं तकलीफों से राहत मिलने की आशा रहती है। जरूरत हो तो एक महीने के अंतराल के बाद दवा पुनः तीन महीनों के लिए दी जा सकती है। यह दवा कैप्सूल के रूप में उपलब्ध है एवं मासिक चक्र के दूसरे या तीसरे दिन शुरू की जाती है।

3. यूट्राइन आर्टरी इम्बोलाइजेशन (Uterine Artery Embolisation)—यह एक्स-रे की सहायता से की जानेवाली एक प्रक्रिया है, जिसका उपयोग फायब्रॉयड या किसी अन्य कारण से गर्भाशय से होनेवाले अत्यधिक रक्तस्राव को रोकने के लिए किया जाता है। इसमें विशेष एक्स-रे—Fluoroscopy द्वारा देखते हुए गर्भाशय के दोनों तरफ की मुख्य रक्तवाहिनियों को पी.वी.ए. (Polyvinyl Alcohol) द्वारा अवरुद्ध कर दिया जाता है। रक्त की आपूर्ति बंद हो जाने के कारण गर्भाशय एवं फायब्रॉयड दोनों में परिगलन होने लगता है। इस प्रक्रिया के बाद करीब एक सप्ताह तक पेडू में दर्द, मिचली एवं उल्टी होती है, जो दवाओं से काबू में लाई जा सकती है। बदन में दर्द और बुखार भी हो सकता है। इस प्रक्रिया से भी स्थायी लाभ नहीं होता है और 25 से 30 प्रतिशत को पाँच वर्षों के भीतर पुनः चिकित्सा की आवश्यकता पड़ती है।

4. ऑपरेशन—फायब्रॉयड के लिए दो प्रकार के ऑपरेशन किए जाते हैं—

हिस्टेरेक्टॉमी (Hysterectomy) और मायोमेक्टॉमी (Myomectomy)

Hysterectomy—शल्यक्रिया द्वारा गर्भाशय को हटा देना हिस्टेरेक्टॉमी कहलाता है। फायब्रॉयड की चिकित्सा में यह सबसे प्रभावशाली एवं स्थायी उपाय है, क्योंकि फायब्रॉयड से होनेवाली सारी तकलीफें तो दूर हो ही जाती हैं, साथ-साथ पुनः होने की कोई संभावना नहीं रहती है। यह ऑपरेशन तभी करना चाहिए, जब फायब्रॉयड के कारण अधिक रक्तस्राव या कोई अन्य तकलीफ हो रही हो। इसका उपयोग उन महिलाओं में नहीं किया जा सकता, जो भविष्य में गर्भवती होना चाहती हैं या जो अपना गर्भाशय नहीं हटवाना चाहतीं। यह ऑपरेशन पेट में चीरा लगाकर, लैप्रोस्कोपी द्वारा या योनिमार्ग द्वारा किया जा सकता है।

Myomectomy—इस ऑपरेशन में गर्भाशय को बचाते हुए केवल फायब्रॉयड को निकाल दिया जाता है। मायोमेक्टॉमी उन महिलाओं के लिए उपयोगी है, जिन्हें फायब्रॉयड के कारण अधिक रक्तस्राव या कोई अन्य तकलीफ हो रही हो, पर उन्हें और बच्चे चाहिए। इस ऑपरेशन से रक्तस्राव में कमी होने की गारंटी नहीं होती है और पुनः फायब्रॉयड होने की संभावना भी बनी रहती है। यदि फायब्रॉयड गर्भाशय की गुहा में निकला हुआ हो या गुहा में निकलकर केवल एक पतले डंठल द्वारा गर्भाशय से जुड़ा हो (Protruding submucosal और Pedunculated submucosal) तब उसे हिस्ट्रोस्कोपी की सहायता से भी निकाला जा सकता है।

एडिनोमायोसिस (Adenomyosis)

एडिनोमायोसिक गर्भाशय में पाया जानेवाला एक अर्बुद या ट्यूमर है, जिसमें गर्भाशय का आकार बढ़ जाता है और यह बहुत कुछ फायब्रॉयड के समान ही प्रभाव डालता है। मासिक स्राव अत्यधिक मात्रा में एवं दर्द के साथ होता है। 10 प्रतिशत ऐसी महिलाओं में संभोग के समय भी दर्द होता है। करीब 90 प्रतिशत एडिनोमायोसिस बाल-बच्चेवाली महिलाओं में होता है एवं 80 प्रतिशत 40-50 की उम्र के बाद होता है। एडिनोमायोसिस के साथ-साथ फायब्रॉयड, एंडोमेट्रिओसिस और गर्भाशय के कैंसर होने की संभावना अधिक रहती है। इस बीमारी की पहचान अल्ट्रासाउंड (टी.वी.एस.) से की जाती है, सही पहचान के लिए कभी-कभी एम.आर.आई. की आवश्यकता भी पड़ सकती है।

एडिनोमायोसिस का आशान्वित उपचार रक्तस्राव और दर्द कम करनेवाली दवाओं द्वारा किया जाता है। गर्भ निरोधक गोलियाँ और LNG IUS (Mirena) भी फायदेमंद होते हैं। दवाओं से फायदा नहीं होने पर गर्भाशय को शल्यक्रिया द्वारा हटा देना स्थायी समाधान है। यूट्राइन आर्टरी इम्बोलाइजेशन (Uterine Artery Embolisation) भी

इस बीमारी के उपचार में उपयोगी पाया गया है।

हिमाटोमेट्रा (Heamatometra)

यदि प्रजनन नलिका में कहीं भी अवरुद्धता हो तो मासिक-स्राव बाहर नहीं निकल पाता है और रक्त गर्भाशय के अंदर जमा होने लगता है, जिसे हिमाटोमेट्रा कहते हैं। साधारणतया यह अवरुद्धता जन्मजात होती है और यौवनारंभ की शुरुआत में ही इसके लक्षण मिलने लगते हैं। ऐसी लड़कियों को मासिक-स्राव नहीं होता है, पर हर महीने एक निश्चित समय पर पेट के निचले भाग में दर्द होता है, जो धीरे-धीरे हर महीने बढ़ता जाता है और अंत में असहनीय हो जाता है। यदि योनि का निचला भाग अवरुद्ध हो तो गर्भाशय के साथ-साथ योनि में भी रक्त जमा होता जाता है, जिसे हिमाटोकॉल्पस कहते हैं। कभी-कभी यह अवरुद्धता जन्मजात न होकर किसी ऑपरेशन के कारण भी हो सकती है, जैसे गर्भाशय ग्रीवा या गर्भाशय की अंत:परत पर ऑपरेशन। हिमाटोमेट्रा का उपचार है अवरुद्धता को हटा देना।

□

ओवरी की बीमारियाँ
(Ovarian Disease)

—डॉ. शांति राय

एक महिला के जीवन में उसके डिंबाशय अर्थात् ओवरी (Ovary) की अहम भूमिका होती है, क्योंकि यही उसकी प्रजनन शक्ति का मूल मंत्र है। 12-13 वर्ष की उम्र के बाद हर स्त्री की ओवरी से साधारणतया प्रतिमाह एक डिंबाणु यानी ओवम (ovum) निकलता है, जो पुरुष शुक्राणु से निषेचित होकर भ्रूण बनाने की क्षमता रखता है। अंडाणु के अलावा ओवरी से तरह-तरह के हॉर्मोन भी निकलते हैं, जो स्त्री के विभिन्न अंगों एवं प्रक्रियाओं के लिए काफी महत्त्वपूर्ण हैं।

ओवरी अंडे के आकार की होती है और एक वयस्क ओवरी तीन से पाँच सेंटीमीटर लंबी, आधा से तीन सेंटीमीटर चौड़ी एवं आधा से ड़ेढ सेंटीमीटर मोटी होती है। इसका वजन 5 से 10 ग्राम होता है। हर स्त्री को दो ओवरी होती हैं—एक दाईं और एक बाईं ओर, जो गर्भाशय के दोनों तरफ स्थित रहती हैं और गर्भाशय से ओवेरियन लिगामेंट द्वारा जुड़ी होती हैं। जब महिला अपनी माँ के गर्भ में होती है, तब पाँचवें सप्ताह में ही ओवरी का बनना शुरू हो जाता है। भ्रूण के ओवरी को आठवें सप्ताह के बाद गर्भ में पहचाना जा सकता है। ओवरी के कई हिस्से होते हैं, जो सबके सब महत्त्वपूर्ण हैं, बाहरी भाग कोर्टेक्स, बीच का भाग मेडुला और सबसे भीतर का भाग हाइलम कहलाता है। प्रत्येक ओवरी में अनेकों डिंबाणुप्रसूजन (oogonia) होते हैं, जिनसे बाद में डिंबाणु बनने की उम्मीद रहती है। गर्भ के 20वें सप्ताह में मादा भ्रूण की ओवरी में सबसे अधिक डिंबाणुप्रसूजन होते हैं और उस समय उनकी संख्या 60 से 70 लाख होती है। जन्म के बाद कोई नया डिंबाणुप्रसूजन नहीं बनता है। ये डिंबाणुप्रसूजन भविष्य में डिंबाणु के रूप में विकसित होते हैं, जो निषेचित हो सकें, किंतु अधिकांश डिंबाणुप्रसूजन का पूर्ण विकास नहीं हो पाता है और बीच में ही वे विकास रोककर सूखना शुरू कर देते हैं, जिन्हें Atretic follicle कहते हैं। यह सूखने की प्रक्रिया माँ

के गर्भ में ही शुरू हो जाती है और जन्म के समय मादा नवजात में डिंबाणुप्रसूजनों की संख्या घटकर 10 से 20 लाख रह जाती है। यह संख्या धीरे-धीरे घटती ही जाती है और यौवनारंभ तक करीब चार लाख हो जाती है। इनमें से केवल चार सौ से पाँच सौ डिंब ही परिपक्व होकर डिंबाणु बनाते हैं, बाकी सारे नष्ट हो जाते हैं। नष्ट होने की यह प्रक्रिया apoptosis कहलाती है, जो माँ के गर्भ से शुरू होकर पूरी प्रजनन उम्र तक चलती रहती है।

ओवरी के बड़ा होने के कारण

1. संक्रमण (Infection)
2. पॉलिसिस्टिक ओवरी (Polycystic Ovary)
3. क्रियात्मक पुटी (Functional Cyst)
4. सुसाध्य अर्बुद (Benign Tumour)
5. दुर्दम अर्बुद (Malignant Tumour)

संक्रमण—ओवरी में संक्रमण पेट के किसी अंग, गर्भाशय या रक्तवाहिनियों द्वारा पहुँच सकता है। प्रसव या गर्भपात के बाद गर्भाशय के माध्यम से संक्रमण पहुँचने की संभावना रहती है। पेट में यदि किसी तरह का संक्रमण हो तो वहाँ से ओवरी के संपर्क द्वारा संक्रमण पहुँच सकता है। यदि कोई गंभीर संक्रमण शरीर के किसी अन्य अंग में हो तो उसका भी प्रभाव अन्य अंगों एवं ओवरी पर पड़ता है। ओवरी यक्ष्मा से भी प्रभावित हो सकते हैं। पेट के निचले हिस्से में दर्द, बुखार, सुस्ती इत्यादि संक्रमण के लक्षण हैं। इसकी सही पहचान के लिए रक्त की जाँच एवं अल्ट्रासाउंड की सहायता ली जाती है। उच्च स्तर के एंटीबायोटिक्स से ओवरी के अधिकांश संक्रमण ठीक हो जाते हैं, पर कभी-कभी ऑपरेशन की आवश्यकता पड़ सकती है, विशेषकर मवाद (Pus) जमा हो जाने पर।

पॉलिसिस्टिक ओवरी—हॉर्मोन के असंतुलन के कारण ओवरी से हर महीने डिंबक्षरण न होना एवं मासिक चक्र में अनियमितता, पॉलिसिस्टिक ओवरी के मुख्य लक्षण एवं कारण हैं। कई बार चेहरे एवं शरीर के अन्य भागों में पुरुषों जैसे अनचाहे बाल भी हो जाते हैं। अल्ट्रासाउंड की जाँच में ओवरी का आकार बड़ा दिखता है एवं उसमें बहुत सारे छोटे-छोटे पुटी या सिस्ट दिखाई पड़ते हैं। पॉलिसिस्टिक ओवरी का उपचार हॉर्मोन द्वारा ही किया जाता है। यदि वजन अधिक हो तो उसे कम करने एवं व्यायाम करने से भी काफी लाभ होता है।

क्रियात्मक पुटी—ये पुटी या सिस्ट, हॉर्मोन के असंतुलन से होते हैं, जो विभिन्न प्रकार के हो सकते हैं, जैसे फौलिकुलर सिस्ट, कॉरपस ल्यूटियम सिस्ट इत्यादि। ये

सिस्ट अधिकांश स्त्रियों में कभी-न-कभी पाए जाते हैं, पर स्वास्थ्य पर इनका कोई गंभीर प्रभाव नहीं पड़ता है। निम्न परिस्थितियों में क्रियात्मक सिस्ट बनने की अधिक संभावना रहती है—

1. धूम्रपान।
2. कुछ गर्भनिरोधक गोलियों का उपयोग, जिनमें केवल प्रोजेस्टेरोन हो।
3. ब्रेस्ट कैंसर के लिए टैमोक्सिफेन (Tamoxifen) का उपयोग।

अधिकांश क्रियात्मक सिस्ट स्वतः खत्म हो जाते हैं, पर यदि स्वतः खत्म नहीं हुए तो तीन-तीन महीने के अंतराल पर अल्ट्रासाउंड द्वारा इनकी जाँच कराते रहनी चाहिए और यदि फिर भी खत्म नहीं हुए तो ऑपरेशन करके इन्हें निकलवा देना चाहिए।

सुसाध्य अर्बुद (Benign Tumour)—ये ओवरी के उत्तकों में स्वतः वृद्धि के कारण उत्पन्न होते हैं और धीरे-धीरे बड़े होते जाते हैं। इनकी वृद्धि ओवरी तक ही सीमित रहती है, अन्य अवयवों या रक्तवाहिनियों में ये उत्तक प्रवेश नहीं करते। अनेकों प्रकार के सुसाध्य अर्बुद ओवरी में हो सकते हैं, जिनमें मुख्य हैं—

I. सिस्टैडिनोमा (Cystadenoma)
II. स्यूडोसिस्टैडिनोमा (Pseudocystadenoma)
III. डर्मायड सिस्ट (Dermoid Cyst)

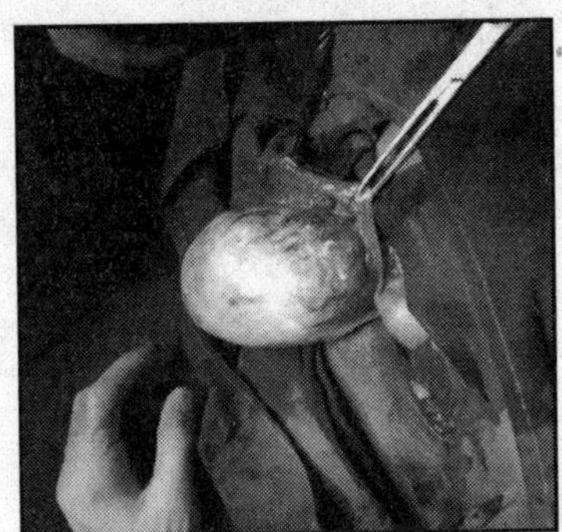

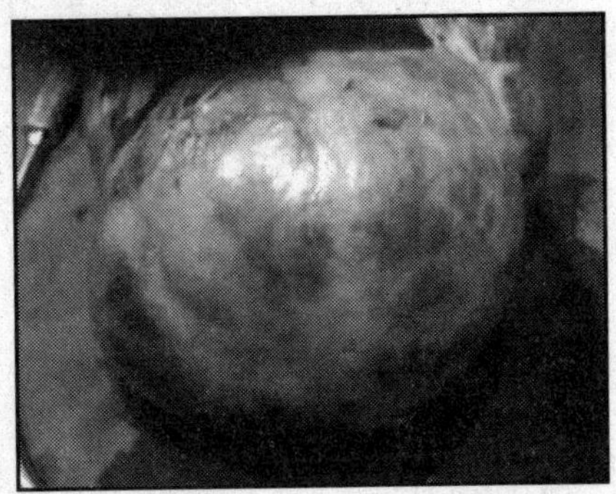

डर्मायड ओवेरियन सिस्ट

इन सुसाध्य अर्बुदों में कैंसर होने की संभावना बहुत कम (1-3 प्रतिशत) होती है, परंतु इनमें अन्य जटिलताएँ उत्पन्न हो सकती हैं, जैसे-फट जाना, ऐंठ जाना, संक्रमण होना इत्यादि। यदि बहुत बड़ा ट्यूमर हो तो उसके आकार के कारण भी तकलीफ होती है, जैसे साँस लेने में दिक्कत, उठने-बैठने में परेशानी, पेट में हमेशा भारीपन का अहसास इत्यादि। इनका निदान ऑपरेशन के द्वारा किया जाता है, जो आवश्यकतानुसार पेट

चीरकर या लैपोस्क्रोपी के द्वारा किया जा सकता है। यदि ट्यूमर ऐंठ जाए या फट जाए तो आपातकालीन ऑपरेशन जरूरी हो जाता है।

दुर्दम अर्बुद (Malignant Tumour)—ओवरी का दुर्दम अर्बुद यानी कैंसर एक अत्यंत ही खतरनाक रोग है, क्योंकि अधिकांशतः इसकी पहचान तब होती है, जब बीमारी बढ़कर स्टेज तीन या चार में पहुँच चुकी होती है। शुरू में इसमें कोई परेशानी नहीं होती और पेट के भीतर होने के कारण कोई इसे देख भी नहीं पाता है। यदि किसी अन्य कारण से अल्ट्रासाउंड किया जा रहा हो तो कभी-कभी बिना लक्षण के भी यह अल्ट्रासाउंड में दिख सकता है। ओवेरियन कैंसर किसी भी उम्र में हो सकता है, पर बढ़ती उम्र के साथ इसके होने की संभावना बढ़ती जाती है और 60 से 70 वर्ष की आयु के बीच ओवेरियन कैंसर की संभावना सबसे अधिक होती है। ओवेरियन कैंसर का उपचार दवाओं के साथ-साथ ऑपरेशन से किया जाता है।

निम्न परिस्थितियों में ओवेरियन कैंसर होने की संभावना सामान्य से अधिक होती है—

- यदि परिवार में, जिनसे खून का रिश्ता है, ओवेरियन कैंसर या ब्रेस्ट कैंसर हो चुका हो।
- जिन्हें कभी बच्चा नहीं हुआ या बाँझपन से पीड़ित रहीं।
- मासिक धर्म बहुत कम उम्र में शुरू हुआ हो या बहुत अधिक उम्र तक चलता रहे।

गर्भ, स्तनपान एवं लंबे समय तक गर्भनिरोधक गोलियों का सेवन ओवेरियन कैंसर से बचाव में सहायक है। खान-पान में कम वसायुक्त एवं अधिक रेशेदार भोजन लेने से भी लाभ होता है।

□

एंडोमेट्रियोसिस
(Endometriosis)

—डॉ. शांति राय

एंडोमेट्रियोसिस स्त्रियों में होनेवाली एक विशेष बीमारी का नाम है, जिसमें गर्भाशय के अंत:परत जैसे ऊतक (Tissue) शरीर में अन्य जगहों पर विकसित होने लगते हैं। गर्भाशय के अंत:परत को एंडोमेट्रियम कहा जाता है और उस प्रकार का टिशू यदि अन्यत्र विकसित होने लगे तो उसे एंडोमेट्रियोसिस कहा जाता है, यानी एंडोमेट्रियम से मिलता-जुलता। एंडोमेट्रियम की तरह ये ऊतक भी ओवरी से निकलनेवाले हॉर्मोन, इस्ट्रोजन और प्रोजेस्टेरोन से प्रभावित होते हैं और मासिक स्राव के समय यहाँ भी रक्तस्राव होता है। यह रक्त बाहर निकल नहीं पाता और वहीं पर रह जाता है, जिसके कारण आसपास के ऊतकों को उसमें चिपकने की प्रवृत्ति होती है और उसके कारण तरह-तरह की परेशानियाँ होती हैं।

कारण—एंडोमेट्रियोसिस के कई कारण हैं, पर अधिकांश वैज्ञानिकों का मानना है कि मासिकस्राव के समय स्राव का कुछ अंश, जिसमें एंडोमेट्रियम के ऊतक भी होते हैं, उल्टी दिशा में फैलोपियन ट्यूब के द्वारा पेट के अंदर भी चला जाता है। साधारणतया इस एंडोमेट्रियम को शारीरिक प्रक्रियाएँ नि:शक्त कर देती हैं और वह धीरे-धीरे खत्म हो जाता है, परंतु कुछ स्त्रियों में यह पेट या पेडू के पेरीटोनियम के ऊपर अपनी जड़ जमा लेता है, जहाँ नई-नई रक्तशिराएँ बनने लगती हैं और उनसे ऊर्जा प्राप्त कर यह एंडोमेट्रियम अपने नए स्थान पर विकसित होने लगता है और एंडोमेट्रियोसिस कहलाता है।

उल्टी दिशा में रक्तस्राव के अलावा और भी कई कारण बताए जाते हैं, पर यह तय है कि इस बीमारी के लिए इस्ट्रोजन नामक हॉर्मोन किसी-न-किसी तरह जिम्मेदार है। इसके अलावा व्यक्ति विशेष की प्रतिरोधक क्षमता भी एंडोमेट्रियोसिस को बढ़ाने-घटाने में हाथ बँटाती है।

निम्न परिस्थितियों में एंडोमेट्रियोसिस की संभावना अधिक रहती है—

1. मासिकस्राव अगर किसी कारणवश अवरुद्ध हो।
2. अपने खून के रिश्ते, जैसे माँ, बहन, मौसी, बुआ इत्यादि को अभी या पूर्व में एंडोमेट्रियोसिस रहा हो।
3. वातावरण का दूषण।
4. कीटनाशक दवाओं का किसी भी रूप में सेवन।

एंडोमेट्रियोसिस के प्रकार—उग्रता के आधार पर एंडोमेट्रियोसिस को विभिन्न श्रेणियों में बाँटा गया है जैसे—अत्यंत कम (Minimal), साधारण (Mild), साधारण से ज्यादा (Moderate) एवं बहुत ज्यादा (Severe)।

बीमारी किस श्रेणी की है, यह समझने के लिए लैप्रोस्कोपिक जाँच की जरूरत होती है। पेट के अंदर दूरबीन डालकर देखा जाता है कि एंडोमेट्रियोसिस के जख्म कहाँ-कहाँ हैं, देखने में कैसे हैं और आंतरिक अंगों पर कितना दुष्प्रभाव डाल रहे हैं। अधिकांश महिलाओं में इसका दुष्प्रभाव पेट के निचले भाग तक ही सीमित रहता है, पर यदा-कदा पेट के ऊपरी भाग एवं सीने के अंदर भी यह मिल सकता है।

लक्षण—अनेक स्त्रियाँ इस रोग से ग्रसित होने पर भी कोई तकलीफ नहीं अनुभव करती हैं, पर अधिकांश को निम्न में से एक या अधिक तकलीफें हो सकती हैं—

A. दर्द

1. पेट के निचले भाग (पेडू) में दर्द का मुख्य कारण एंडोमेट्रियोसिस ही है। यह दर्द अलग-अलग स्त्रियों में अलग-अलग तरह का हो सकता है। दर्द कभी-कभी या हमेशा, मीठा-मीठा या असहनीय हो सकता है। एंडोमेट्रियोसिस के कारण कौन सा अंग या टिशू दुष्प्रभावित हो रहा है, उसके ऊपर भी दर्द की मात्रा निर्भर करती है।
2. मासिक चक्र के समय दर्द—साधारणतया यह दर्द रक्तस्राव शुरू होने से एक-दो दिन पहले ही शुरू हो जाता है एवं दर्द की साधारण गोलियाँ इस पर असर नहीं करतीं।
3. मैथुन क्रिया में दर्द।
4. मूत्र विसर्जन में दर्द।
5. मल त्याग करते समय दर्द।
6. पेडू में हमेशा दर्द—पेडू में दर्द बतानेवाली महिलाओं में से 40-50 प्रतिशत एंडोमेट्रियोसिस से ग्रसित पाई जाती हैं। कभी-कभी कमर तथा पैरों में भी दर्द हो सकता है या सियाटिका के दर्द जैसा भी हो सकता है।

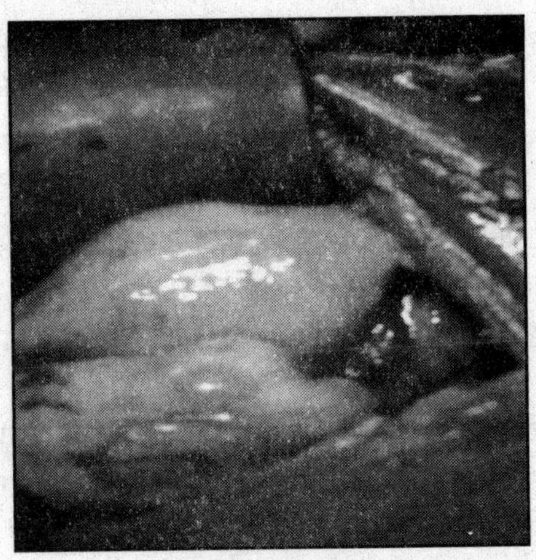

तीव्र एंडोमेट्रियोसिस

B. बंध्यापन—जिन महिलाओं को चाहने पर भी गर्भधारण नहीं हो पाता है, उनमें से 20–30 प्रतिशत एंडोमेट्रियोसिस से ग्रसित पाई जाती हैं एवं इनकी बीमारी भी साधारण लोगों की अपेक्षा अधिक उग्र होती है।

C. अंतड़ी का उलझना—एंडोमेट्रियोसिस के जख्म में आसपास के टिशू धीरे-धीरे चिपकने लगते हैं, जिनमें पाचन नली मुख्य है। इससे पाचन क्रिया बुरी तरह प्रभावित हो सकती है और पाचन नली का संचालन भी अवरुद्ध हो सकता है।

रोग की पहचान—

- एंडोमेट्रियोसिस की पहचान महिला के तकलीफों की विवरणी एवं शारीरिक जाँच से काफी हद तक हो जाती है।
- रक्त की जाँच में CA 125 की मात्रा बढ़ जाती है, पर यह बहुत महत्त्वपूर्ण नहीं है, क्योंकि कई अन्य बीमारियों और गर्भावस्था में भी यह मात्रा बढ़ सकती है।
- **नैदानिक प्रतिबिंब (Imaging)**—अल्ट्रासाउंड एंडोमेट्रियोसिस की पहचान में मदद कर सकता है, जिसके लिए टी.वी.एस. ज्यादा उपयोगी है। इसके अलावा सोनोगाइनोग्राफी, ट्रान्सरेक्टल सोनोग्राफी और एम.आर.आई. सही पहचान में मददगार होते हैं।
- **लैप्रोस्कोपी**—एंडोमेट्रियोसिस की सही पहचान के लिए लैप्रोस्कोपी ही सबसे उत्तम विधि है। एंडोमेट्रियोसिस की पहचान के अलावा उसकी श्रेणी,

अन्य अवयवों पर दुष्प्रभाव एवं चिकित्सा की उपयुक्त विधि के विषय में अंदाजा लैप्रोस्कोपी द्वारा लगाया जा सकता है। इस विधि द्वारा देखने में एंडोमेट्रियोसिस के जख्म अनेकों प्रकार के होते हैं, जैसे लाल, उजला, काला फोड़ा, छिद्र जैसा या सितारे जैसा इत्यादि। ये जख्म केवल सतह पर हो सकते हैं या गहरे। गहरे जख्म अधिक तकलीफदेह होते हैं।

एंडोमेट्रियोमा—एंडोमेट्रियोमा सिस्ट के रूप में ओवरी को प्रभावित करनेवाला एक विशेष प्रकार का एंडोमेट्रियोसिस है। इसके अंदर चॉकलेट की तरह का गाढ़ा द्रव भरा रहता है।

उपचार—एंडोमेट्रियोसिस का उपचार दो बातों पर निर्भर करता है, पहला—इससे तकलीफ क्या है और दूसरा कि उपचार से आप क्या प्राप्त करना चाहते हैं। अगर बंध्यापन की समस्या है तो जो भी उपचार किया जाएगा, ओवरी एवं गर्भाशय को बचाते हुए किया जाएगा। अगर बाल-बच्चे हो चुके हों और फिर गर्भधारण आवश्यक नहीं हो, तो ऑपरेशन द्वारा संपूर्ण चिकित्सा की जा सकती है।

1. **दर्द की दवाएँ**—अगर केवल दर्द की समस्या है तो दर्द की दवाओं से काम चल सकता है। ये दवाएँ भी केवल जरूरत भर और कम-से-कम मात्रा में तथा कम-से-कम दिनों तक लेनी चाहिए।
2. **गर्भ निरोधक गोलियाँ**—ये गोलियाँ एंडोमेट्रियोसिस के दर्द में काफी लाभदायक होती हैं। इन दवाओं का सेवन मासिक चक्र के अनुसार हर महीने केवल 21 दिन या पूरे महीने (बिना नागा) किया जा सकता है।
3. **प्रोजेस्टीन्स**—प्रोजेस्टीन का उपयोग कई विधियों से किया जाता है और हर विधि एंडोमेट्रियोसिस में उपयोगी पाई गई है। ये विधियाँ हैं खानेवाली गोलियाँ, मांस में लेनेवाली सुईयाँ, गर्भाशय में लगानेवाले यंत्र (मिरेना) इत्यादि। प्रोजेस्टेरॉन के बहुत अधिक उपयोग से कुछ अनचाहे कुप्रभाव भी होते हैं जैसे चेहरे पर दाना, वजन बढ़ना, पैर फूलना, मासिक चक्र का गड़बड़ होना इत्यादि। मांस में लेनेवाली सुईयाँ हर तीन महीने पर 150 मिली ग्राम की मात्रा में ली जाती हैं । इन्हें बंद करने के बाद सामान्य मासिक चक्र के वापस आने में कभी-कभी एक वर्ष भी लग सकता है। अत: जिन महिलाओं को गर्भ धारण शीघ्र चाहिए, उन्हें यह सुई नहीं लेनी चाहिए। गर्भाशय के अंदर लगनेवाला यंत्र जैसे मिरेना इत्यादि पाँच वर्षों तक प्रभावशाली रहता है, पर इनसे भी कभी-कभी लगातार रक्तस्राव या वजन में वृद्धि हो सकती है, जिसके कारण कई महिलाएँ इसे पाँच वर्षों के पहले ही निकलवा देती हैं ।
4. **स्परम (Selective progesterone receptor modulators)**— ये नई

दवाएँ हैं, जिन्हें एंडोमेट्रियोसिस में फायदेमंद पाया गया है। मिफेप्रिस्टोन नाम की गोली प्रतिदिन लगातार 6 महीने तक लेने पर दर्द एवं एंडोमेट्रियोसिस के जख्मों में काफी फायदा देखा गया है।

5. **Androgens**—ये दवाएँ टेस्टोस्टेरॉन से मिलती-जुलती हैं और उसी तरह के प्रभाव डालती हैं। सामान्यतः महिलाओं में टेस्टोस्टेरॉन नामक हॉर्मोन की मात्रा बहुत कम होती है और पुरुषों में बहुत अधिक। एंड्रोजेन स्त्रीत्व के गुणों को कम करता है एवं पुरुष के गुणों को उभारता है। डानाजोल नाम की दवा एक तरह का एंड्रोजन है, जिसका उपयोग एंडोमेट्रियोसिस की चिकित्सा के लिए किया जाता है, 600 से 800 मिलीग्राम लगातार प्रतिदिन छह से नौ महीनों तक। इसके कुप्रभाव हैं मुँहासे, अधिक गर्मी का अनुभव, अनचाहे बालों का विकास, रक्त में लिपिड की गड़बड़ी, आवाज में बदलाव, लीवर के एन्जाइम्स की बढ़ोतरी एवं मानसिकता में बदलाव। यदि गर्भवती महिला इस दवा को ले तो इसका दुष्प्रभाव गर्भस्थित शिशु पर पड़ सकता है, अतः इसके उपयोग के समय गर्भनिरोध का उपाय आवश्यक है।
6. **जेस्ट्रिनोन (Gestrinone)**—यह एक नई दवा है, जो काफी सफलतापूर्वक एंडोमेट्रियोसिस के दर्द का निवारण करती है। यह बाजार में खानेवाली गोलियों के रूप में उपलब्ध है।
7. **जी.एन.आर.एच. एगोनिस्ट (Gonadotropin Releasing Hormone Agonists)**—ये दवाएँ सुई के रूप में मांस या चर्बी में दी जाती हैं, जहाँ से धीरे-धीरे रक्त में जाती रहती हैं। सुईयाँ दो तरह की उपलब्ध हैं—एक महीने या तीन महीने असरवाली। तीन महीनेवाली केवल एक सुई दी जाती है, जो तीन महीनों तक अपना प्रभाव डालती रहती है। एक महीनेवाली सुई को हर 28 दिन पर तीन बार दी जाती है। ये दवाएँ एंडोमेट्रियोसिस के दर्द और जख्म दोनों के लिए काफी लाभदायक पाई गई हैं। इन दवाओं के उपयोग से कुछ दिनों के लिए मासिक चक्र बंद हो सकता है, जो दवा के असर के समाप्त होने के बाद पुनः वापस आ जाता है। ये दवाएँ शरीर में इस्ट्रोजन की मात्रा को काफी कम कर देती हैं, जिसके कारण कुछ तकलीफें हो सकती हैं, जिनमें सबसे हानिकारक है—हड्डियों का कमजोर हो जाना। अतः जी.एन. आर.एच. एगोनिस्ट को बहुत लंबे समय तक उपयोग में नहीं लाया जा सकता है, अधिक-से-अधिक छह महीनों के लिए ही इनका उपयोग होना चाहिए। इस्ट्रोजन की कमी को पूरा करने के लिए थोड़ा इस्ट्रोजन भी साथ में दिया जा सकता है।

8. **लेट्रोजोल**—इनका प्रभाव भी जी.एन.आर.एच. एगोनिस्ट की तरह ही है और इनका उपयोग एंडोमेट्रियोसिस के लिए तब किया जाता है, जब अन्य कोई दवा कारगर नहीं हो पाती या जिन्हें रजोनिवृत्ति के बाद भी यह बीमारी नहीं छोड़ती ।

एंडोमेट्रियोसिस के लिए जितनी दवाएँ उपयोग में लाई जाती हैं, उन सबों का असर कुछ समय के लिए ही रह पाता है। कोई भी दवा इस बीमारी को हमेशा के लिए खत्म नहीं कर पाती है। दवा के बंद करने के बाद तकलीफों को वापस आने में छह महीने, साल भर या उससे भी अधिक लग सकता है।

ऑपरेशन—ऑपरेशन दो मुख्य कारणों से किया जाता है। पहला—यदि दर्द दवा से ठीक नहीं हो पा रहा हो और दूसरा—जब महिला को एंडोमेट्रियोसिस के कारण गर्भधारण नहीं हो पा रहा हो। जिन्हें भविष्य में गर्भधारण की इच्छा या आवश्यकता नहीं है, उनके लिए उचित है कि गर्भाशय एवं दोनों ओवरी हटा दिए जाएँ तथा और भी जहाँ-जहाँ एंडोमेट्रियोसिस के जख्म पाए जाएँ, उन्हें हटा दिया जाए। इन जख्मों को हटाने का काम या तो डायथर्मी या लेजर से जलाकर किया जाता है या उन्हें काटकर हटा दिया जाता है। अगर महिला बंध्यापन से ग्रसित हो या भविष्य में प्रजनन प्रणाली का सही-सलामत रहना आवश्यक हो तो केवल एंडोमेट्रियोसिस के जख्मों को हटाया जाता है तथा बाद में दवाएँ दी जाती हैं। अगर बीमारी तीव्र हो (Moderate or severe) तब सारे जख्मों को हटाना संभव नहीं हो पाता है और अधूरे ऑपरेशन के बाद दर्द या अन्य तकलीफें भी दूर नहीं हो पाती हैं। गर्भाशय एवं ओवरी के बचानेवाले ऑपरेशन के बाद दो साल के अंदर करीब 15 प्रतिशत महिलाओं को दुबारा ऑपरेशन की जरूरत पड़ जाती है। इन महिलाओं को गर्भाधान के लिए अधिकांशतः आई.यू.आई. या आई.वी.एफ. की आवश्यकता पड़ती है।

□

श्रोणि में दर्द
(Pelvic Pain)

—डॉ. शांति राय

दर्द के अनेक प्रकार होते हैं और अनगिनत कारण। कुछ दर्द को मस्तिष्क अनुभव करता है और कुछ को हृदय। यहाँ उन दर्दों के बारे में चर्चा की जाएगी, जो श्रोणि या पेट के निचले भाग में मस्तिष्क अनुभव करता है।

दर्द के प्रकार

1. **सोमाटिक पेन (Somatic Pain)**—यह दर्द त्वचा, पेशियों, पेट की आंतरिक सतह या वसा में उत्पन्न होता है। दर्द तीव्र, किसी एक जगह और किसी एक तरफ ही होता है।
2. **विसरल पेन (Visceral Pain)**—यह दर्द पेट के अंदर अवयवों में खिंचाव, फूलने, रक्त की कमी या ऐंठन के कारण होता है। अधिकांशत: यह पेट के बीच में या दोनों तरफ महसूस होता है।
3. **इन्फ्लामेट्री पेन (Inflammatory Pain)**—यह दर्द कटने, जलने या अचानक किसी चोट के कारण उत्पन्न होता है, जो थोड़ी देरी के बाद धीरे-धीरे कम हो जाता है। कुछ समय बाद उस जगह पर सूजन आने के कारण वहाँ दर्द होने लगता है, जो तीव्र नहीं होता, पर हमेशा धीरे-धीरे होता रहता है, जब तक कि सूजन ठीक न हो जाए।
4. **न्यूरोपैथिक पेन (Neuropathic Pain)**—यह दर्द कारण के खत्म होने के बाद भी होता रहता है एवं बीमारी के अनुपात से अधिक महसूस होता है।

तीव्र दर्द के कारण

स्त्री रोग संबंधित

- मासिक स्राव के समय दर्द
- डिंबक्षरण के समय दर्द
- ऊपरी जननांगों का संक्रमण
- ओवरी में घाव
- अस्थानिक गर्भ
- गर्भपात
- फायब्रॉयड पॉलिप
- ओवरी में ट्यूमर
- ओवरी की ऐंठन
- मासिक स्राव में अवरुद्धता

पाचन तंत्र संबंधी

- पाचन तंत्र में संक्रमण
- कब्जियत
- कोलाइटिस
- अपेन्डिसाइटिस
- इरिटेबुल बावेल डिजीज (IBS)
- आँत में सूजन
- आँत में उलझन
- कैंसर
- पेट की आंतरिक परत में संक्रमण (Peritonitis)
- आन्त्रयोजनी में रक्त प्रवाह की कमी (Mesenteric Ischaemia)

मूत्र रोग संबंधी

- मूत्राशय में संक्रमण
- किडनी में संक्रमण
- मूत्र तंत्र में पथरी
- किडनी के पास मवाद

मांसपेशी संबंधी

- हर्निया
- पेट पर चोट
- अन्य
- तीव्र मधुमेहजनित रक्ताम्लता (Diabetic Ketoacidosis)
- हर्पिस जोस्टर
- सिकल सेल क्राइसिस
- उदरीय अयोटा के एनुरिज्म का फटना
- अफीम की लत छोड़ते समय (Opium withdrawal syndrome)

दर्द के कारण की पहचान—दर्द का सही कारण जानने के लिए पीड़िता का सही-सही पूरा चिकित्सीय इतिहास जानना जरूरी है। दर्द कब और कैसे शुरू हुआ, साथ में कोई और परेशानी जैसे उल्टी, भूख की कमी, रक्तस्राव, मूत्र या मल संबंधी कोई शिकायत, मासिक चक्र का पूरा इतिहास एवं अंतिम मासिक की तिथि, परिवार में किसी जेनेटिक बीमारी का उल्लेख, इन सभी बातों की जानकारी जरूरी है। यदि कोई अन्य बीमारी पहले से हो और उसके लिए दवाएँ चल रही हों तो उनकी जानकारी भी जरूरी है। शारीरिक जाँच में नब्ज, रक्तचाप, सामान्य स्वास्थ्य, दर्द की मात्रा का अंदाजा, रक्त की कमी एवं पेट की पूरी जाँच की जाती है। अधिकांश महिलाओं में आंतरिक जाँच (Pelvic examination) भी जरूरी होती है। रक्त, मूत्र एवं मल की जाँच कराई जाती है। रक्त में CBC एवं βhCG की जाँच जरूरी है। मूत्र एवं मल में संक्रमण की जाँच के अलावा योनिस्राव का कल्चर भी करना चाहिए।

तीव्र दर्द में पेट का अल्ट्रासाउंड किया जाता है एवं जरूरी हो तो एक्स-रे और सीटी स्केन भी। यदा-कदा लैप्रोस्कोपी द्वारा भी जाँच करना जरूरी हो जाता है और यदि अपेन्डिसाइटिस, अस्थानिक गर्भ या कोई ऐसी बीमारी हो, जिसके लिए शल्य क्रिया आवश्यक है तो जाँच के साथ-साथ लैप्रोस्कोपी द्वारा ऑपरेशन भी किया जा सकता है।

जीर्ण या पुराना दर्द

यह दर्द प्रजनन प्रणाली, पाचनतंत्र, अस्थियों, मांशपेशियों एवं मूत्र प्रणाली की गड़बड़ियों तथा अन्य कारणों से भी हो सकता है।

कारण

जननांग संबंधी

- एक अवयव का दूसरे से चिपकना

- अंडाशय में या उसके आस-पास सिस्ट
- जीर्ण अस्थानिक गर्भ
- एंड्रोमेट्रियोसिस
- क्लेमाइडिया का संक्रमण
- प्रजनन अंगों में ट्यूमर
- डिंबक्षरण के समय दर्द
- शल्य क्रिया पश्चात् सिस्ट
- अंडाशय या डिंबवाहिनियों में जीर्ण संक्रमण
- एडिनोमायोसिस
- गर्भाशयग्रीवा की संकीर्णता
- गर्भाशय की अंत:परत का जीर्ण संक्रमण
- पॉलिप
- आई.यू.सी.डी.
- फाइब्रायड

मूत्र तंत्र संबंधी

- मूत्राशय का ट्यूमर
- जीर्ण संक्रमण
- मूत्राशय की पेशियों का ठीक से काम नहीं करना
- इन्टर्स्टिशियल सिस्टाइटिस
- पथरी
- पुनरावर्ती मूत्र संक्रमण

पाचन तंत्र संबंधी

- बड़ी आँत का कैंसर
- आँत में जीर्ण अवरोध
- बड़ी आँत में सूजन
- कब्जियत
- आँत की शोथज बीमारियाँ (Inflammatory Disease)
- आँत की संवेदनशीलता (Irritable Bowel Syndrome)

उपरोक्त बीमारियों के अलावा पेट में जीर्ण दर्द अस्थियों एवं मांशपेशियों की जटिलताओं या अन्य कारणों से भी हो सकता है।

उपचार—सही कारण जानने के बाद ही उपचार संभव है। यदि कारण ठीक से पहचान में नहीं आए तो निम्न दवाओं का उपयोग जरूरत के अनुसार किया जाता है—

1. दर्द निवारक दवाएँ।
2. मासिक चक्र बंद रखनेवाली दवाएँ।
3. अवसाद एवं आक्षेप को रोकनेवाली दवाएँ।
4. मिलीजुली दवाएँ।
5. शल्य क्रिया।

□

स्तन (Breast) की बीमारियाँ

—डॉ. आर.के. गोस्वामी

स्त्रियों में स्तन संबंधी शिकायत किसी भी उम्र में हो सकती है—नवजात से लेकर वृद्धावस्था तक। स्तन की बीमारियाँ कई प्रकार की होती हैं। अधिकांशतः स्तन में किसी भी तरह की गाँठ होते ही कैंसर की आशंका से न केवल पीड़िता, बल्कि पूरा परिवार भयभीत हो जाता है।

स्तन में निम्नलिखित दिक्कतें आ सकती हैं—

गाँठ (गिल्टी)—

- यदि किसी एक स्तन में गाँठ महसूस होती है, पर उसमें दर्द नहीं हो रहा है और वह इधर-उधर छिटकता नहीं है तो वह गाँठ कैंसर हो सकती है। यह ध्यान देने योग्य बात है कि जिस गिल्टी में दर्द नहीं हो, वह ज्यादा खतरनाक है। ऐसी गाँठ की शीघ्र जाँच और उपचार होना चाहिए।
- यदि दोनों स्तन में गाँठ की तरह लगता है और साथ में दर्द भी होता है, जो बीच-बीच में ठीक हो जाता है तो कैंसर की संभावना बहुत कम है।
- यदि काँख में कोई गाँठ हो तो उसकी भी शीघ्र जाँच जरूरी है, क्योंकि इसमें भी कैंसर हो सकता है।
- स्तन में किसी भी प्रकार की गाँठ हो तो उसके लिए तीन तरह की जाँच (Triple Test) द्वारा सुनिश्चित किया जाता है कि उसमें कैंसर है कि नहीं।

1. चिकित्सक द्वारा गाँठ की हाथ से जाँच।
2. सोनोग्राफी या मेमोग्राफी।
3. गाँठ से सुई द्वारा एफ.एन.ए.सी. या कोर बायोप्सी द्वारा ऊत्तक प्राप्त करके उसकी दूरबीन से जाँच।

यदि सामान्य गाँठ है तो हाथ की जाँच में वह चिकनी, गोल एवं छिटकती हुई

महसूस होती है। जाँच करते समय काँख में गिल्टी की भी जाँच करनी आवश्यक है।

स्तन की दूसरी जाँच सोनोग्राफी या एक्स-रे मेमोग्राफी द्वारा की जाती है। कम उम्र की बच्चियों या महिलाओं में केवल शंका दूर करने के लिए एक्स-रे मेमोग्राफी नहीं करनी चाहिए; क्योंकि इसमें बहुत अधिक विकिरण होता है, जो हानिकारक हो सकता है। मेमोग्राफी की रिपोर्ट को पाँच श्रेणियों में बाँटा गया है, जिसमें BIRAD 5 खतरनाक एवं कैंसर का द्योतक है। BIRAD का पूरा नाम है—ब्रेस्ट इमेजिंग रिपोर्टिंग एंड डाटा सिस्टम (Breast Imaging Reporting and Data System)। यदि एक्स-रे मेमोग्राफी की रिपोर्ट बिराड शून्य है तो स्तन की सोनोग्राफी द्वारा पुन: जाँच की जाती है।

स्तन की तीसरी जाँच में या तो बारीक सुई द्वारा गाँठ से कुछ कोशिकाएँ निकालकर या बायोप्सी द्वारा कुछ ऊतक निकालकर दूरबीन में कैंसर की कोशिकाओं की खोज की जाती है। बारीक सुई द्वारा कोशिकाएँ निकालना कम समय में और कम पैसे में हो जाता है, पर इससे कैंसर की सही पहचान बहुत बार नहीं हो पाती है, अत: कैंसर की आशंका हो तो बायोप्सी करना उचित है, क्योंकि यह सही निदान कर पाता है।

यदि तीनों जाँच में से कोई भी कैंसर का द्योतक नहीं है तो 99 प्रतिशत उम्मीद है कि इस गाँठ में कैंसर नहीं है और इसे बिना हटाए हुए केवल निरीक्षण में रखा जा सकता है, जो छह-छह महीने पर किया जाता है। कभी-कभी गाँठ, पीड़ित स्त्री या परिवार के लिए मानसिक चिंता का विषय बनी रहती है, वैसी परिस्थिति में सामान्य गाँठ को भी हटा देना चाहिए। यदि तीनों में किसी भी एक जाँच से कैंसर की आशंका हो तो पूरी गाँठ को निकालकर उसकी दूरबीन से जाँच की जाती है।

स्तन की गाँठ के प्रकार

1. **सिस्ट (Cysts)**—काफी स्त्रियों के स्तन में कभी-न-कभी सिस्ट पाए जाते हैं। एक अध्ययन में छोटे सिस्ट करीब 60 प्रतिशत और एक से.मी. से बड़े सिस्ट 21 प्रतिशत स्त्रियों में पाए गए। ये सिस्ट सिंपल, कम्प्लीकेटेड या कम्प्लेस हो सकते हैं, जिनकी पहचान सोनोग्राफी द्वारा की जाती है। सिंपल सिस्ट के लिए कुछ करने की आवश्यकता नहीं होती, पर यदि दर्द हो तो उसमें से पानी खींचकर निकाला जा सकता है। यदि बार-बार सिस्ट बने तो पूरे सिस्ट को निकाल देना उचित है। कम्प्लीकेटेड सिस्ट के पानी को निकालकर उसकी जाँच की जाती है और डर हो तो पूरा सिस्ट ऑपरेशन द्वारा हटा दिया जाता है। कम्प्लेस सिस्ट हो तो पूरा-का-पूरा निकालकर ही जाँच की जाती है, उससे पानी खींचकर नहीं निकाला जाता।
2. **फाइब्रोएडिनोमा (Fibroadenoma)**—स्तन में पाया जानेवाला यह एक

आम ट्यूमर है और किशोरावस्था में काफी लड़कियाँ इससे पीड़ित पाई जाती हैं, जिनके लिए यह मानसिक तनाव का कारण बना रहता है। किसी दवा से इन पर कोई असर नहीं पड़ता है। यह जानकारी जरूरी है कि फाइब्रोएडिनोमा सामान्य गाँठ है, कैंसर नहीं। यह चिकना, छिटकता हुआ और अधिकांशतः गोलाकार होता है। रजोनिवृत्ति के बाद अधिकांश फाइब्रोएडिनोमा छोटे होकर स्वतः समाप्त हो जाते हैं। कम उम्र में भी कई बार ये छोटे होने लगते हैं और खत्म भी हो जाते हैं। यदि गाँठ बड़ी होने लगे या मानसिक तनाव का कारण बनी रहे तो उसे निकाल देना चाहिए।

3. **फिलॉड्स ट्यूमर (Phyllodes Tumors)**—ये गाँठ सुगम (Benign) इन्टरमीडिएट या दुर्दम (Malignant) हो सकती हैं। सुगम गाँठ की चिकित्सा शल्य क्रिया द्वारा पूरी-की-पूरी गाँठ को हटाकर की जाती है। यदि कैंसर हो तो पूरा स्तन हटाना पड़ता है और उसके बाद रेडिएशन भी करना पड़ता है।

स्तन में दर्द—करीब 66 प्रतिशत महिलाओं के स्तन में कभी-न-कभी दर्द की शिकायत होती है। वे महिलाएँ, जो रजोनिवृत्ति के पास पहुँच रही हैं, अधिक संख्या में ग्रसित पाई जाती हैं। अधिकांश दर्द शरीर में होनेवाले हॉर्मोन के परिवर्तन से संबंधित होते हैं। दर्द दो प्रकार के हो सकते हैं—पहला चक्रीय, जो प्रति मास मासिक स्राव के कुछ दिनों पहले होता है और दूसरा अचक्रीय, जिसका मासिक चक्र से कोई संबंध नहीं होता है। अचक्रीय स्तन दर्द अधिकांशतः सिंपल सिस्ट के कारण होता है, पर कभी-कभी कैंसर की भी संभावना रहती है अतः दर्द होने पर भी तीनों जाँच (Triple Test) करना चाहिए। चक्रीय स्तन दर्द मासिक स्राव के साथ समाप्त हो जाता है, पर फिर अगले महीने मासिक चक्र के उत्तरार्द्ध में शुरू हो जाता है। कई बार रक्त में प्रोलैक्टिन की मात्रा बढ़ी हुई पाई जाती है। चक्रीय दर्द का उपचार दवाओं द्वारा किया जाता है और कई दवाएँ इसके लिए उपयोगी पाई गई हैं जैसे—ब्रोमोकिप्टिन, विटामिन ई और इवनिंग प्रीमरोज वायल। ये दवाएँ मासिक के उत्तरार्द्ध में दो सप्ताह के लिए दी जाती हैं। डानाजोल, सर्म, टैमोक्सिफेन इत्यादि भी उपयोगी पाई गई हैं, पर इन दवाओं का उपयोग गर्भावस्था में वर्जित है, अतः इनके लेते समय गर्भ धारण नहीं होना चाहिए।

- यदि दोनों स्तन में बार-बार दर्द होता है, फिर ठीक हो जाता है और दर्द के साथ स्तन कड़ा या गाँठ की तरह महसूस होता है तो इसे फाइब्रोएडेनोसिस (Fibroadenosis) कहते हैं। यह बहुत सारी महिलाओं को होता है और यह कैंसर का लक्षण नहीं है। फिर भी इसकी जाँच कराकर दवा लेनी चाहिए। कई बार जाँच में ऐसी कोशिकाएँ मिलती हैं, जिनके भविष्य में कैंसर में परिवर्तित होने की संभावना रहती है। ऐसी गाँठ को हटाना जरूरी है और पूरी गाँठ की

जाँच कर ली जाती है।

- यदि किसी एक स्तन में पहले से कोई गाँठ या गिल्टी हो, जो बढ़ रही हो और जिसमें पहले दर्द नहीं हो रहा था, पर अब होने लगा हो तो यह चिंता की बात है। यह कैंसर हो सकता है।

- **निप्पल से स्राव—**
  - दोनों निप्पल से और दोनों निप्पल के विभिन्न छिद्रों से दूध, पानी, पीला या किसी रंग का स्राव होना किसी बड़ी बीमारी का लक्षण नहीं है। इसके लिए बार-बार स्तन या निप्पल को दबा-दबाकर स्राव निकल रहा है कि नहीं, इसकी जाँच नहीं करते रहना चाहिए। नहीं दबाने से कुछ दिनों में यह स्वतः ठीक हो जाता है। अगर ठीक नहीं हो पाए तो इसकी जाँच करानी चाहिए।
  - यदि सिर्फ एक निप्पल और उसमें भी सिर्फ एक छिद्र से पानी या खून की तरह का स्राव होता है तो इसकी जाँच अत्यंत आवश्यक है, क्योंकि इसमें दो से बीस प्रतिशत तक कैंसर होने की संभावना रहती है।
  - स्राव की जाँच दूरबीन द्वारा की जाती है, जिसमें कैंसर की कोशिकाओं की खोज की जाती है। कई बार कोशिकाएँ बिल्कुल ही नहीं मिलतीं, फिर भी कैंसर हो सकता है, अतः इनकी मेमोग्राफी और जरूरत पड़े तो गैलैक्टोग्राफी भी की जाती है। शत-प्रतिशत पहचान के लिए शल्य क्रिया द्वारा उस डक्ट को हटाना पड़ता है, जिसे दबाने से स्राव हो रहा है। हटाए हुए डक्ट की दूरबीन द्वारा जाँच की जाती है।
  - **स्तन का संक्रमण**

1. **प्रसूति काल का स्तन-संक्रमण**—यदि कोई महिला बच्चे को दूध पिलाती है और उस दौरान किसी एक स्तन में तेज दर्द और बुखार हो रहा है तो उसका कारण स्तन में इन्फेशन या मवाद बनना होता है। यह एक आम समस्या है, जिसका उपचार ऐंटीबायोटिक्स द्वारा किया जाता है। यदि निप्पल के ऊपर क्रैक हो तो उस पर लोशन या मरहम लगाकर ठीक किया जाता है। कभी-कभी संक्रमण इतना तीव्र होता है कि नस में ऐंटीबायोटिक्स देने की आवश्यकता होती है और पीड़िता को अस्पताल में रखना पड़ता है। यदि संक्रमण ठीक नहीं हो पाए और स्तन में मवाद जमा हो जाए तो उसे चीरा लगाकर निकालना जरूरी हो जाता है।
2. **अन्य स्तन संक्रमण**—इनकी चिकित्सा भी मवाद जमा होने पर चीरा लगाकर की जाती है। यदि साइनस हो गया हो तो पूरे साइनस को हटाना पड़ता है।

कई कैंसर भी घाव के रूप में प्रकट होते हैं, अतः प्रसूति के अलावा अन्य काल के घाव को चीरा लगाने के बाद उसमें से थोड़े ऊतक हटाकर उसकी भी जाँच करा लेनी चाहिए।

कुछ अन्य लक्षण, जो ज्यादातर कैंसर में होते हैं

- निप्पल का धीरे-धीरे अंदर की तरफ धँस जाना।
- स्तन के चमड़े का किसी गाँठ की तरफ खिंचाव हो जाना।
- स्तन का चमड़ा नारंगी के छिलके की तरह हो जाना।
- स्तन में कोई घाव हो जाना, जो एक महीने से ज्यादा इलाज के बाद भी ठीक नहीं हो रहा है।

कैंसर का शुरुआत में पता चल जाने से यह पूरी तरह ठीक हो जाता है, पर ज्यादातर महिलाएँ संकोच या शर्म के कारण डॉक्टर के पास बहुत देर से आती हैं, जब बीमारी बहुत आगे बढ़ चुकी होती है और अगल-बगल फैल चुकी होती है। ऐसी स्थिति में कैंसर का इलाज बहुत जटिल हो जाता है।

स्तन कैंसर के प्रकार

लोव्युलर कैंसर इन सिटू—यह कैंसर नहीं है, पर भविष्य में यह कैंसर में परिवर्तित हो सकता है। यदि इसकी पहचान हो जाए तो इसे हटा देना आवश्यक है, क्योंकि जब पूरी-की-पूरी गाँठ की जाँच की जाती है, तब 2 से 25 प्रतिशत में वास्तविक कैंसर पाया जाता है।

डक्टल कैंसर इन सिटू—यह भी कैंसर नहीं है, पर इसके भी कैंसर में परिवर्तित होने की आशंका रहती है। मेमोग्राफी के दौरान इसकी पहचान होती है। इसे हटा देना अत्यंत आवश्यक है। कभी-कभी बहुत बड़ी गाँठ होने पर पूरे स्तन को हटाना (Mastectomy) आवश्यक हो जाता है। यदि स्तन को बचाते हुए ट्यूमर हटाया जाता है, तब दुबारा ट्यूमर न हो, इसके लिए ऑपरेशन के बाद रेडियम से चिकित्सा की जाती है और पाँच वर्षों तक टैमोक्सीफेन नामक दवा भी दी जाती है।

पैजेट (Paget) डिजीज—इस कैंसर में निप्पल के ऊपर एक्जिमा की तरह का घाव हो जाता है। कैंसर की पहचान बायोप्सी के द्वारा की जाती है। अच्छी तरह जाँच करने पर एवं मेमोग्राफी में गाँठ भी मिल सकती है। इसकी चिकित्सा भी डटल कैंसर इन सिटू की तरह पूरी गाँठ को निकालकर की जाती है।

स्तन कैंसर का खतरा निम्न परिस्थितियों में अधिक रहता है—

1. पुरुषों की अपेक्षा स्त्रियों में।

2. बढ़ती उम्र।
3. वंशानुगत 12 से 30 प्रतिशत।
4. कम उम्र में रेडिएशन (एक्स-रे के समय या चिकित्सा के लिए)।
5. पर्यावरण का औद्योगीकरण।
6. कम उम्र में मासिक चक्र का शुरू होना।
7. अधिक उम्र में प्रथम गर्भ।
8. रजोनिवृत्ति के बाद इस्ट्रोजन एवं प्रोजेस्टेरोन हॉर्मोन से मिलीजुली चिकित्सा (HRT)
9. यदि प्रथम गर्भ कम उम्र में हो और जीवित बच्चों की संख्या अधिक हो तो स्तन कैंसर का खतरा कम हो जाता है।

जिन्हें स्तन कैंसर का अधिक खतरा है, उन्हें बचाव के लिए निम्न उपाय करना चाहिए—

1. जीवनशैली में सुधार, ताकि आदर्श वजन हमेशा बना रहे।
2. बीच-बीच में अपने स्तन की जाँच कराते रहना, विशेषकर एम.आर.आई. द्वारा, यदि स्तन कैंसर का खतरा 20 प्रतिशत से अधिक हो।
3. जिन्हें स्तन कैंसर का अत्यधिक खतरा है, उन्हें टैमोक्सीफेन या रैलोक्सीफेन दिया जाता है।
4. लेट्रोजोल से स्तन कैंसर से बचाव होता है।
5. स्तन कैंसर का अत्यधिक खतरा हो तो शल्य क्रिया द्वारा दोनों ओवरी को हटा देना और कुछ मामलों में स्तन को हटा देना भी कैंसर रोकने का अत्यंत सफल उपाय है।

वंशानुगत स्तन कैंसर

केवल 12 से 30 प्रतिशत ही स्तन कैंसर वंशानुगत होते हैं। इसकी पहचान BRCA 1 & BRCA 2 नामक जींस की जाँच से की जाती है। जिन स्त्रियों में BRCA 1 म्यूटेशन (Mutation) पाया जाता है, उन्हें अपने पूरे जीवनकाल में स्तन कैंसर का खतरा 45 से 81 प्रतिशत तथा ओवरी के कैंसर का खतरा 16 से 54 प्रतिशत रहता है। BRCA 2 म्यूटेशन हो तो ये खतरे क्रमश: 27 से 85 प्रतिशत एवं 6 से 27 प्रतिशत होते हैं। जीवन में वंशानुगत स्तन कैंसर के रिस्क की पहचान के लिए वंशावली की सही जानकारी जरूरी है तथा परिवार में किसी भी तरह के कैंसर से पीड़ित व्यक्ति से संबंध एवं उस व्यक्ति की उम्र को अंकित करना आवश्यक है। निम्न पारिवारिक स्थितियों में वंशानुगत स्तन कैंसर होने का डर अधिक रहता है—

1. 50 वर्ष से कम उम्र में स्तन कैंसर।
2. दोनों स्तनों में कैंसर।
3. पुरुष में स्तन कैंसर।
4. एक पीढ़ी में एक से अधिक संबंधित व्यक्ति कैंसर से पीड़ित।
5. अनेक पीढ़ियों में स्तन कैंसर।
6. एक संबंधी में दो या अधिक तरह के कैंसर।
7. किसी विशेष लक्षण समूह के साथ कैंसर।
8. वंशानुगत स्तन–ओवरी कैंसर सिंड्रोम—यह पाँच से सात प्रतिशत स्तन कैंसर के लिए जवाबदेह है। ऐसी स्त्रियों में यदि रजोनिवृत्ति से पहले ही दोनों ओवरी निकाल दिए जाएँ तो कैंसर का खतरा 37 से 72 प्रतिशत कम हो जाता है। यदि दोनों स्तन शल्य क्रिया द्वारा हटा दिए जाएँ तो कैंसर का खतरा 90 प्रतिशत से भी अधिक कम हो जाता है।

स्क्रीनिंग मेमोग्राफी

स्तन का एक्स–रे द्वारा नैदानिक प्रतिबिंब मेमोग्राफी कहलाता है। मेमोग्राफी अल्ट्रासाउंड और एम.आर.आई. द्वारा भी की जा सकती है। यदि स्तन में बिना किसी तकलीफ के मेमोग्राफी की जाती है, केवल यह जानने के लिए कि कोई गाँठ है कि नहीं और यदि है तो कैसी, तो उसे स्क्रीनिंग मेमोग्राफी कहते हैं। स्क्रीनिंग मेमोग्राफी करानी चाहिए कि नहीं, कितने–कितने दिनों पर करानी चाहिए और किस उम्र से करानी चाहिए, इसके विषय में वैज्ञानिकों में बहुत मतभेद है। अधिकांशत: 40 वर्ष की उम्र में शुरू किया जाता है और रिस्क फैक्टर होने पर प्रतिवर्ष अन्यथा तीन वर्षों पर स्क्रीनिंग मेमोग्राफी की जाती है।

शारीरिक जाँच—यदि चिकित्सक द्वारा प्रतिवर्ष स्तन की जाँच कराई जाए तो ठीक से जाँच करने पर 44 से 74 प्रतिशत स्तन कैंसर पहचान में आ जाते हैं।

स्तन रोगों का उपचार

कैंसर लाइलाज बीमारी नहीं है, यदि इसका पता बीमारी की शुरुआत में ही चल जाए। इस जानकारी को अवश्य दूसरों को बताएँ।

□

बाल्यावस्था की समस्याएँ (Paediatric Gynae)

—डॉ. शिप्रा राय

बाल्यावस्था और किशोरावस्था में स्त्री रोग संबंधी अनेकों परेशानियाँ होती हैं, जिनके लिए स्त्री रोग विशेषज्ञ की सलाह की जरूरत पड़ती है।

शिशुओं में जननांग संबंधी जटिलताएँ

1. लघु भगोष्ठ का चिपकना (Labial Adhesion)—एक वर्ष से कम उम्र में करीब दस प्रतिशत बच्चियाँ इस समस्या से पीड़ित होती हैं, जो अधिकांशत: इस्ट्रोजन की कमी के कारण होता है। कभी-कभी चोट लगने से भी भगोष्ठ चिपक सकते हैं। बहुत बार यह स्वत: ठीक भी हो जाता है। मूत्र में रुकावट होने के कारण मूत्र का संक्रमण कुछ बच्चियों में हो सकता है अन्यथा इससे कोई विशेष तकलीफ नहीं होती है। इसका उपचार चिपकाव की जगह पर इस्ट्रोजन क्रीम लगाकर किया जाता है। यदा-कदा हल्की निश्चेतना में भगोष्ठों को अलग करना पड़ता है।
2. भग की सूजन एवं खुजलाहट—कई बच्चियों के निचले जननांगों में अक्सर खुजली की शिकायत होती है, जिसका कारण वहाँ का संक्रमण या एलर्जी हो सकता है। मल में वर्तमान तरह-तरह के कृमि जननांगों तक पहुँचकर वहाँ खुजली उत्पन्न करते हैं। संक्रमण गीले एवं गंदे कपड़ों के कारण भी होता है। भग में सूजन साबुन, पाउडर, सेंट, ट्वॉयलेट पेपर इत्यादि से एलर्जी के कारण हो सकता है। जिस वस्तु से भी एलर्जी होती हो, उसका परहेज एवं प्रतिक्रिया के स्थान पर ठंडी क्रीम लगाने से आराम मिलता है। अधिक खुजलाहट हो तो वहाँ पर हाइड्रोकॉर्टिजोन क्रीम दिन में दो बार एक सप्ताह तक लगानी पड़ती है।

3. **लिचेन स्क्लेरोसिस**—इसमें तेज खुजली, मूत्र विसर्जन के समय दर्द और कभी-कभी रक्तस्राव हो सकता है। रोगग्रसित त्वचा का रंग हल्का और धीरे-धीरे सफेद हो जाता है। इसके उपचार के लिए 2.5 प्रतिशत हाइड्रोकॉर्टिजोन की क्रीम एक बार रोज रात के समय लगातार छह सप्ताह तक लगाई जाती है।
4. **संक्रमण**—जननांगों का संक्रमण कई तरह के जीवाणुओं और कीटाणुओं के कारण हो सकता है। कैन्डिडा का संक्रमण उन बच्चों में अधिक होता है, जिन्हें काफी दिनों तक एंटीबायोटिक लेना पड़ा हो या जुवेनाइल डायबिटिज (Juvenile Diabetes) का रोग हो या जिनमें रोगक्षम अनुक्रिया (Immunity) कम हो। संक्रमण के लिए उपयुक्त दवा देकर उसकी चिकित्सा की जाती है।
5. **ओवरी के ट्यूमर**—बचपन में पाए जानेवाले सभी ट्यूमरों में ओवरी का ट्यूमर ही सबसे अधिक पाया जाता है। अधिकांशत: ये ट्यूमर सुगम होते हैं, पर कभी-कभी दुर्दम भी हो सकते हैं। यदि बच्चों में होनेवाले कुल कैंसरों को लें तो उनका केवल एक प्रतिशत ओवरी में होता है।
6. **ओवरी में पुटी यानी सिस्ट (Ovarian Cyst)**—जब भ्रूण माँ के गर्भ में रहता है, तब 30 से 70 प्रतिशत भ्रूण की डिंबग्रंथियों में छोटे-छोटे पुटी पाए जाते हैं। ये माँ के हॉर्मोन के द्वारा भ्रूण की डिंबग्रंथि के उत्तेजित होने के कारण होते हैं। ये पुटी चार महीने की उम्र तक स्वत: खत्म हो जाते हैं। यदि पुटी का आकार 5 सेंमी. से कम हो तो उसके ठीक होने की प्रतीक्षा करनी चाहिए और प्रति छह सप्ताह के अंतराल पर अल्ट्रासाउंड के द्वारा उसकी जाँच करते रहना चाहिए। यदि पुटी का आकार 5 सेंमी. से अधिक हो तो उसमें से सिरिंज द्वारा पानी निकाला जा सकता है। यदि निरीक्षण की अवधि में उनका आकार छोटा नहीं हुआ तो बड़े आकारवाले पुटियों को ऑपरेशन करके निकालना पड़ता है। अधिकांश पुटी सामान्य होते हैं, जो कोई तकलीफ नहीं देते और कुछ महीनों में खत्म हो जाते हैं।
7. **डिंबग्रंथि का ट्यूमर**—बचपन में शुरू होनेवाले डिंबग्रंथि के अधिकांश ट्यूमर जर्मसेल ट्यूमर होते हैं, जिनकी भलीभाँति जाँच एवं उपचार होना आवश्यक है। कभी-कभी सही पहचान के लिए सी.टी. स्कैन और एम.आर.आई. की जरूरत पड़ती है। यदि अर्बुद का आकार 5 सेंमी. से कम हो तो उसे कुछ-कुछ दिनों के अंतराल पर अल्ट्रासाउंड करते हुए

निगरानी में रखना चाहिए। इनमें से अधिकांश स्वतः खत्म हो जाते हैं और ऑपरेशन की जरूरत नहीं पड़ती। यदि इनका आकार बढ़ने लगे या बार-बार की जाँच में भी आकार में कमी न आए तो ऑपरेशन जरूरी होता है। ऑपरेशन में यह आवश्यक है कि डिंबग्रंथि यानी ओवरी को सावधानी से बचाते हुए केवल पुटी यानी सिस्ट को हटाया जाए।

8. **स्तन का विकास एवं बीमारी**—नवजात में कुछ दिनों के लिए स्तन का विकास और कभी-कभी दूध का स्राव भी हो सकता है, जो कुछ महीनों में खत्म हो जाता है। यौवनारंभ के समय अधिकांशतः 8 से 13 वर्ष की उम्र में स्तनों का विकास शुरू होता है। यदि यह विकास 8 वर्ष से पहले शुरू हो या 13 वर्ष के बाद तो यह असामान्यता का लक्षण है और उसकी विधिवत् जाँच होनी चाहिए।

यौवनारंभ—यौवनारंभ को अंग्रेजी में प्यूबर्टी (Puberty) कहते हैं। यह जीवन की वह अवधि है, जब एक बालिका विकसित होकर संतानोत्पत्ति की क्षमता प्राप्त कर लेती है। लड़कियों में 8 से 16 वर्ष की उम्र में यौवनारंभ होता है, जब उनके द्वितीयक लैंगिक लक्षण (Secondary Sexual Characters) विकसित होने आरंभ हो जाते हैं। ये लक्षण स्तन, जघन के बाल एवं जननागों को प्रभावित करते हैं और साथ-साथ लंबाई में भी अचानक तेजी से थोड़ी वृद्धि होती है।

1. प्राथमिक जननांगों की संरचना माँ के गर्भाशय में ही शुरू हो जाती है। जब मादा भ्रूण 11 सप्ताह का होता है, तभी से जननांगों के विकास की प्रक्रिया शुरू हो जाती है। गर्भ के मध्यकाल तक हाइपोथैलमस से गोनेडोट्रॉपिन रिलीजिंग हॉर्मोन (Gonadotropin-releasing hormone) स्रावित होने लगता है, जो पीयूष ग्रंथि (Pituitary Gland) को उत्प्रेरित करता है। उत्प्रेरित होने पर पीयूष ग्रंथि से एफ.एस.एच. (Follicular Stimulating Hormone) और एल.एच. (Luteinising Hormone) निकलते हैं, जो ओवरी को उत्प्रेरित करते हैं। एफ.एस.एच. से उत्प्रेरित होने पर ओवरी से इस्ट्रोजन नामक हॉर्मोन निकलता है और साथ-साथ ओवरी में जर्म सेल का विभाजन भी तेजी से होने लगता है। जर्म सेल से डिंबकूप बनते हैं। गर्भ के पाँचवें महीने तक मादा भ्रूण में 60 से 70 लाख डिंबकूप बन जाते हैं। गर्भ के अंतिम चरण तक माँ के ओवरी से निकलनेवाला इस्ट्रोजन भ्रूण की पीयूष ग्रंथि पर ऋणात्मक प्रभाव डालता है और वहाँ से स्राव को कम कराता है। इस दौरान डिंबकूपों की संख्या

भी लगातार घटती जाती है, जो जन्म के समय 10 से 20 लाख तक रह जाती है। जन्म के तुरंत बाद माँ के हॉर्मोन के प्रभाव से हट जाने के बाद नवजात में अचानक एफ.एस.एच. और एल.एच. की मात्रा बढ़ जाती है, जो फिर धीरे-धीरे घट भी जाती है और कुछ महीनों में काफी कम हो जाती है। शुरू में अचानक वृद्धि के कारण नवजात के स्तनों में सूजन एवं लड़कियों की योनि से थोड़ा रक्तस्राव हो सकता है।

2. बाल्यावस्था में एफ.एस.एच., एल.एच. और इस्ट्रोजन की मात्रा बहुत कम रहती है, पर ओवरी का आकार बढ़ जाता है और उसमें कूपों का विकास एवं विनाश चलता रहता है। इस प्रकार यौवनारंभ तक इन कूपों की संख्या केवल 3 से 5 लाख रह जाती है।
3. यदि 8 वर्ष से पहले यौवनारंभ के लक्षण दिखाई पड़ते हैं तो उसे कालपूर्व यौवनारंभ (Precocious puberty) कहते हैं और 13 वर्ष के बाद विकास शुरू हो तो कालपश्चात् यौवनारंभ कहते हैं। करीब 90 प्रतिशत बच्चियों में 10 से 12 वर्ष की उम्र में, सबसे पहले स्तनों के विकास की प्रक्रिया शुरू होती है, उसके बाद जघन क्षेत्र में बाल आने लगते हैं और फिर मासिक चक्र शुरू होता है। 10 प्रतिशत बच्चियों में पहले बाल उगते हैं और तब स्तनों का विकास शुरू होता है। इस दौरान लंबाई में भी तेजी से वृद्धि होती है। इंगलैंड, अमेरिका की अपेक्षा भारत एवं आस-पास के देशों में यौवनारंभ की उम्र 6 महीने कम होती है।

स्तन

आकार—दोनों स्तनों के आकार में कभी-कभी असामान्यता हो सकती है। थोड़े-बहुत अंतर के लिए कुछ करने की जरूरत नहीं पड़ती, बहुत अंतर हो तो प्लास्टिक सर्जरी की जा सकती है। किसी-किसी किशोरी में स्तनों का आकार काफी बड़ा होता है, जिसके लिए वह परेशान रहती है। इसको कम करने के लिए किसी दवा का उपयोग नहीं किया जाता है। यदि इसके कारण मानसिक तनाव अत्यधिक हो तो 18 वर्ष के उम्र के बाद प्लास्टिक सर्जरी कराई जा सकती है। यदा-कदा स्तनों के विकास में काफी कमी पाई जाती है और कभी-कभी स्तन बिल्कुल विकसित नहीं हो पाते हैं। ऐसा अधिकांशतः रेडियेशन या कीमोथेरेपी के बाद, जेनेटिक कारणों से और अत्यधिक मेहनतवाले व्यायाम करनेवालों में होता है। कभी-कभी स्तनों का विकास देर से शुरू होता है।

गाँठ—स्तनों में गाँठ कई किशोरियों में पाई जाती हैं। ऐसी अधिकतर गाँठ सुगम होती हैं, जिनमें फाइब्रोऐडिनोमा की संख्या सबसे अधिक होती है। इस उम्र में एक प्रतिशत से भी कम गाँठों में स्तन के कैंसर की संभावना रहती है। यदि किसी अन्य अंग का कैंसर हो या पूर्व में कभी छाती के ऊपर रेडियेशन दिया जा चुका हो तो गाँठ में कैंसर होने का अधिक डर रहता है। यदि स्तनों में कोई गाँठ मिले तो अल्ट्रासाउंड से उसकी जाँच की जाती है। इसका उपचार या तो कुछ-कुछ दिनों के अंतराल पर निरीक्षण के द्वारा या सिरिंज से पानी खींचकर या ऑपरेशन द्वारा गाँठ को हटाकर किया जाता है। गाँठ छोटी हों तो केवल निरीक्षण करना उचित है, पर एफ.एन.ए.सी. (Fine Needle Aspiration Cytology) द्वारा भी जाँच कर लेनी चाहिए। यदि गाँठ बड़ी हों, उनमें कोई तकलीफ हो या धीरे-धीरे उनके आकार में वृद्धि होती जाए तो उन्हें निकाल देना ही उचित है।

घाव—स्तन में घाव यदा-कदा यौवनारंभ पूर्व हो सकता है। इसका उपचार ऐंटीबायोटिक द्वारा किया जाता है, पर कभी-कभी चीरा लगाकर मवाद निकालना पड़ता है।

योनि से रक्तस्राव

नवजात को प्रथम सप्ताह में रक्तस्राव हो सकता है, जो दो-चार दिनों में अपने आप ठीक हो जाता है। यौवनारंभ के पूर्व रक्तस्राव के निम्नलिखित कारण हैं—

1. बाहरी वस्तु का योनि में पड़े रहना।
2. जननांगों का ट्यूमर (Tumour)
3. मूत्रमार्ग का प्रोलैप्स (Prolapse)
4. लाइचेन स्क्लेरोसिस (Lichen Sclerosis)
5. बाह्य जननांगों का संक्रमण (Vulvovaginitis)
6. कॉनडाईलोमा अकूमिनाटा (Condyloma Acuminata)
7. चोट।
8. कालपूर्व यौवनारंभ।
9. बाहरी हॉर्मोन का उपयोग।

समयपूर्व यौवनारंभ

कभी-कभी बहुत कम उम्र में यौवन संबंधी विकास शुरू हो जाता है, जिसे समयपूर्व यौवनारंभ कहते हैं। इसके अनेकों कारण होते हैं, जिसमें निम्नलिखित प्रमुख हैं—

1. अकारण (Idiopathic)—यह सबसे प्रमुख है।
2. तंत्रिका तंत्र के ट्यूमर (CNS Tumours)।
3. तंत्रिका तंत्र में संक्रमण।
4. मस्तिष्क में चोट।
5. तंत्रिका तंत्र की विकृतियाँ।
6. अधिवृक्क ग्रंथि का जन्मजात अधिक विकास (Congenital Adrenal Hyperplasia)
7. टेस्टोस्टीरोन या इस्ट्रोजन स्रावित करनेवाले ट्यूमर।
8. गोनाडोट्रोपिन स्रावित करनेवाले ट्यूमर।
9. बाहरी हॉर्मोन।

समयपूर्व यौवनारंभ के उपचार का मुख्य उद्देश्य है; लम्बाई में कमी नहीं होने देना और साथ-साथ इससे होनेवाले मानसिक तनाव को दूर करना। सी.टी. स्कैन या एम.आर.आई. द्वारा मस्तिष्क की जाँच में यदि कोई कारण पाया गया तो उसका सही उपचार किया जाता है। यदि किसी ट्यूमर से होनेवाले हॉर्मोनिक स्राव के कारण समयपूर्व यौवनारंभ हो रहा हो तो उसे हटा देने पर यह ठीक हो जाता है।

समयपश्चात् यौवनारंभ—13 वर्ष की उम्र तक द्वितीयक लैंगिक लक्षण (Secondary Sexual Characters) नहीं हों या 15 वर्ष तक मासिक स्राव नहीं शुरू हो तो उसे समय पश्चात् यौवनारंभ कहते हैं। ऐसा 3 प्रतिशत किशोरियों में होता है और इसके कारण निम्नलिखित हैं—

1. प्राकृतिक (Idiopathic)
2. पॉलिसिस्टिक ओवेरियन डिजीज (PCOD)
3. जननांगों की बनावट में विकृतियाँ।
4. टेस्टीक्यूलर फेमीनाइजेशन (Testicular Feminisation)
5. टर्नर सिंड्रोम (Turner Syndrome)
6. डिंबग्रंथियों का अपूर्ण विकास (Ovarian Dysgenesis)
7. डिंबग्रंथियों से समयपूर्व डिंबक्षरण की समाप्ति (Premature Ovarian Failure)
8. मस्तिष्क में ट्यूमर, संक्रमण, चोट या पुरानी बीमारी।
9. थायरॉयड ग्रंथि की कार्यक्षमता में कमी (Hypothyroidism)
10. प्रोलैक्टिन हॉर्मोन की अधिकता (Hyperprolactinaemia)
11. अर्धवृक्क ग्रंथियों की असामान्यताएँ (Adrenal Cortex Abnormalities)
12. मनोविक्षिप्तियाँ (Mental Disorders)

यदि 14 वर्ष की उम्र तक द्वितीय लैंगिक लक्षण नहीं दिखाई पड़े या 16 वर्ष की उम्र तक मासिक स्राव शुरू नहीं हो तो उस लड़की की विधिवत् जाँच होनी चाहिए और कारण का पता लगाकर उसके अनुसार सही उपचार होना चाहिए। कभी-कभी जननांगों की बनावट में गड़बड़ी होने पर मासिक चक्र तो शुरू हो जाता है पर स्राव बाहर नहीं आ पाता है। ऐसी लड़कियों को पेट के निचले भाग में काफी दर्द हुआ करता है, जिसका निदान और उपचार और पहले करना पड़ता है।

□

अनार्तव
(Amenorrhoea)

—डॉ. शांति राय

मासिक चक्र और स्त्रीत्व का एक-दूसरे से प्रगाढ़ संबंध है। जननीय उम्र (Reproductive Age) में मासिक चक्र का बंद हो जाना एक असामान्य स्थिति है। मासिक चक्र का रुक जाना अनार्तव या एमिनोरिया (Amenorrhoea) कहलाता है। मासिक चक्र को सुचारु रूप से चलाने में कई ग्रंथियाँ एवं अवयव योगदान देते हैं, जो एक-दूसरे से मिल-जुलकर चक्र को नियमित रखते हैं। मस्तिष्क में स्थित हाइपोथैलेमस से गोनाडोट्रोफिन रिलिजिंग हॉर्मोन (Gn Rh) स्रावित होते हैं, जो पिट्यूटरी ग्रंथि को उत्प्रेरित करते हैं और फलस्वरूप वहाँ से FSH और LH नामक हॉर्मोन स्रावित होते हैं, जो ओवरी को उत्प्रेरित करते हैं। पहले FSH निकलता है और उसके बाद धीरे-धीरे LH स्रावित होने लगता है। ओवरी में फॉलिकिल्स के विकास के लिए FSH आवश्यक है। विकास के साथ-साथ फॉलिकिल्स इस्ट्रोजन नामक हॉर्मोन भी स्रावित करते हैं और उसके लिए भी FSH आवश्यक है। इस्ट्रोजन गर्भाशय पर प्रभाव डालता है और उसकी अंत:परत का विकास कराता है, साथ-साथ इस्ट्रोजन पिट्यूटरी ग्रंथि को उल्टी दिशा में प्रभावित करके FSH के स्राव को कम कराता है। पिट्यूटरी ग्रंथि से LH का स्राव मासिक चक्र की शुरुआत में कम होता है, जो धीरे-धीरे बढ़ता जाता है और 12वें 13वें दिन एकाएक काफी बढ़ जाता है, जिसे LH सर्ज (Surge) कहते हैं। LH Surge के बाद ही डिंबक्षरण यानी ओवुलेशन होता है। क्षरित डिंब को फैलोपियन ट्यूब के फिम्ब्रिया चारों ओर से घेरकर ट्यूब के अंदर कर लेते हैं, जहाँ मौका मिलने पर वह निषेचित हो सके। डिंबक्षरण के बाद फॉलिकिल्स का बचा हुआ भाग कॉर्पस ल्युटियम बनाता है, जहाँ से प्रोजेस्टेरोन नामक हॉर्मोन स्रावित होता है। यह प्रोजेस्टेरोन गर्भाशय की अंत:परत पर इस्ट्रोजन से शुरुआती प्रभाव के बाद अपना प्रभाव डालता है और उसमें ऐसे परिवर्तन लाता है, जो गर्भ निरोपन के लिए आवश्यक है। यदि गर्भाधान हो गया तो इस्ट्रोजन और

प्रोजेस्टेरोन लगातार स्रावित होते रहते हैं और सफल गर्भ के लिए सहायक होते हैं। यदि डिंब का निषेचन नहीं हो पाता है, तब स्ट्रोजन एवं प्रोजेस्टेरोन का स्राव कम होते-होते बंद हो जाता है, जिससे गर्भाशय की अंत:परत को सहारा मिलना भी बंद हो जाता है और वह टूटकर मासिकस्राव के रूप में बाहर निकलता है। हाइपोथैलेमस, पिट्यूटरी, ओवरी एवं गर्भाशय की अंत:परत की सूचनाएँ एक-दूसरे को मिलती रहती हैं, जो काम तंत्रिका तंत्र एवं रासायनिक संवेदनाओं के द्वारा होता है। इन ग्रंथियों और अवयवों के अलावा शरीर की अन्य कई ग्रंथियाँ भी मासिक चक्र को प्रत्यक्ष या परोक्ष रूप से प्रभावित करती हैं। इनमें से कहीं भी गड़बड़ी होने पर मासिक चक्र असामान्य हो सकता है।

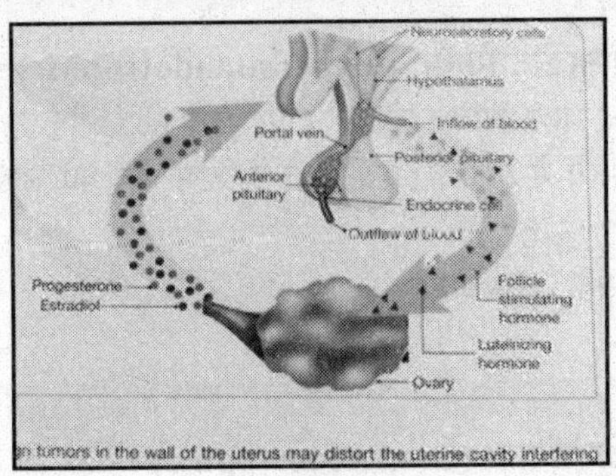

अनार्तव

जननीय उम्र में लगभग 3-4 प्रतिशत महिलाएँ अनार्तव से पीड़ित पाई जाती हैं। निम्न अवस्थाओं में मासिक चक्र बिना किसी बीमारी के ही बंद रहता है—

- यौवनारंभ के पहले।
- गर्भावस्था में।
- स्तनपान कराते समय।
- रजोनिवृत्ति के बाद (After Menopause)

अनार्तव के लिए जाँच-पड़ताल निम्न परिस्थितियों में आवश्यक है—

1. यदि 13 वर्ष की उम्र तक यौन विकास शुरू न हो या 15 वर्ष की उम्र तक मासिक चक्र शुरू नहीं हुआ हो।
2. शारीरिक विकास संतोषजनक होने के बावजूद मासिक चक्र शुरू न हुआ हो।
3. एक बार मासिक चक्र सुनिश्चित होने के बाद कभी भी छह महीने या उससे अधिक समय तक लगातार बंद रहे।

अनार्तव के दो मुख्य प्रकार हैं

1. प्राथमिक अनार्तव (Primary Amenorrhoea) यानी मासिक चक्र कभी शुरू ही नहीं हुआ ।
2. द्वितीयक अनार्तव (Secondary Amenorrhoea) यानी मासिक चक्र सुनिश्चित होने के बाद छह महीने या उससे अधिक समय तक लगातार बंद।

प्राथमिक अनार्तव (Primary Amenorrhoea)

रक्त में गोनैडोट्रोफिन की मात्रा के अनुसार प्राथमिक अनार्तव तीन प्रकार के होते हैं—

1. हाइपरगोनाडोट्रौफिक (Hypergonadotrophic)—ऐसे अनार्तव में FSH और LH की मात्रा अधिक होती है। पिट्यूटरी ग्लैंड ठीक से काम कर रहा होता है और समस्या ओवरी में होती है। ऐसी स्त्री में क्रोमोजोम की संख्या निम्न में से कुछ भी हो सकती है—

45, X या इसके अन्य प्रकार

46, XX

46, XY

2. इउगोनाडोट्रौफिक (Eugonadotrophic)—ऐसे अनार्तव में FSH और LH की मात्रा सामान्य रहती है तथा पिट्यूटरी और ओवरी दोनों ठीक से काम कर रहे होते हैं। इसके निम्न कारण हो सकते हैं—

- मूलेरियन डक्ट के विकास में गड़बड़ी।
- योनि मार्ग में septum से अवरोध, जिसके कारण रक्त का बाहर नहीं आ पाना।
- योनि मार्ग के द्वार पर छिद्र नहीं होना (Imperforate Hymen)।
- पॉलिसिस्टिक ओवरी (PCOD)।
- कंजेनीटल एड्रीनल हाइपरप्लेसिया।
- थायरॉयड ग्रंथि की गड़बड़ी।
- प्रोलैक्टिन की अधिकता।

3. हाइपोगोनाडोट्रौफिक (Hypogonadotrophic)—ऐसे अनार्तव में FSH और LH की मात्रा रक्त में बहुत कम होती है। इसका मुख्य कारण है पिट्यूटरी ग्रंथि का, जो मास्टर ग्लैंड कहलाता है, ठीक से काम नहीं करना, जिसके चलते Gonadotrophin कम निकलता है। निम्न स्थितियों में ऐसा अनार्तव पाया जाता है—

- मासिक चक्र शुरू होने में अकारण देरी।

- Gn RH की कम उत्पत्ति।
- मस्तिष्क रोग।
- पिट्यूटरी की बीमारी।
- खान-पान में अनियमितता।
- तनाव।
- पिट्यूटरी में ट्यूमर।
- कशिंग सिंड्रोम।
- शीहान सिंड्रोम।

मूलेरियन डक्ट की विकास संबंधी गड़बड़ियाँ—15 प्रतिशत प्राथमिक अनार्तव स्त्री जननांगों की विकास संबंधी गड़बड़ियों के कारण होता है। स्त्री जननांगों के विकास की प्रक्रिया, जब भ्रूण सात सप्ताह का होता है, तभी से शुरू हो जाती है और लंबे समय तक चलती रहती है। 20वें सप्ताह तक गर्भाशय अपना सही रूप ले चुका होता है। गर्भ के सातवें सप्ताह से पहले हर भ्रूण में मादा हो या पुरुष, मूलेरियन और वुलफियन दोनों तरह के डक्ट वर्तमान रहते हैं। मादा भ्रूण के जननांगों की रचना मूलरियन डक्ट से होती है, जबकि पुरुष जननांगों की रचना वुलफियन डक्ट से। मादा भ्रूण में मूलेरियन डक्ट के विकास के साथ-साथ वुलफियन डक्ट धीरे-धीरे गायब होने लगता है। पुरुष भ्रूण में इसके ठीक उलटा होता है और मूलेरियन डक्ट गायब हो जाता है। दोनों तरफ एक-एक मूलेरियन डक्ट होते हैं, जो धीरे-धीरे नीचे की दिशा में विकसित होते जाते हैं। कुछ दूर जाने के बाद दोनों तरफ के डक्ट एक साथ मिल जाते हैं और साथ-साथ नीचे बढ़ते जाते हैं। ये डक्ट पहले ठोस होते हैं, फिर उनके अंदर का भाग खोखला हो जाता है और ये डक्ट नलिका का रूप ले लेते हैं। मूलेरियन डक्ट से फैलोपियन ट्यूब, गर्भाशय, गर्भाशयग्रीवा एवं योनि का ऊपरी भाग बनता है। विकास की इस सामान्य प्रक्रिया में कहीं भी बाधा पहुँचने पर मासिक चक्र प्रभावित हो सकता है। विकास संबंधी निम्न गड़बड़ियों में अनार्तव होता है—

1. गर्भाशय, गर्भग्रीवा एवं योनि का ऊपरी भाग अविकसित (Mayer Rokitansky-Kuster Hauser Syndrome)
2. गर्भाशय का सही विकास पर गर्भग्रीवा एवं योनि का ऊपरी भाग अविकसित।
3. गर्भाशय, गर्भग्रीवा का सही विकास पर योनि का ऊपरी भाग अविकसित।
4. गर्भाशय, गर्भग्रीवा एवं योनि के ऊपरी भाग का सही विकास पर निचला भाग अविकसित।
5. योनि के ऊपर और निचले भाग के बीच की झिल्ली का खत्म नहीं होना।

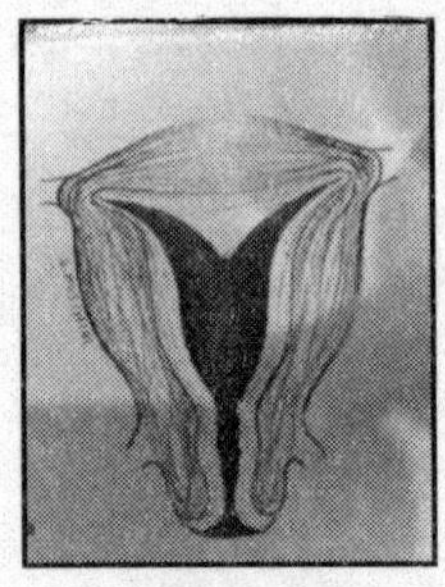
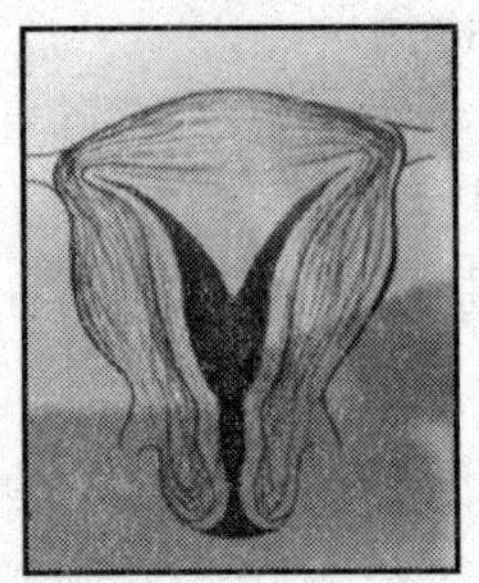
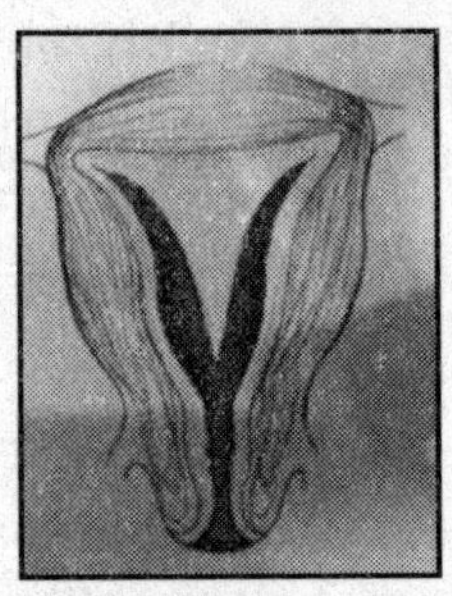

यदि मूलेरियन डक्ट का कोई भी भाग खोखला नहीं हो पाया तो रक्तस्राव अवरुद्ध हो जाएगा। गर्भाशय के खोखला नहीं होने पर रक्तस्राव होगा ही नहीं। कभी-कभी गर्भाशय ठीक से विकसित हो जाता है, पर गर्भाशय-ग्रीवा और योनि खोखली नहीं हो पाती है। ऐसी परिस्थिति में गर्भाशय का रक्त बाहर नहीं आ पाता है। कभी-कभी मूलेरियन डक्ट तो सही प्रकार से विकसित रहता है, पर क्लोयका (cloaca) के विकास में गड़बड़ी के कारण योनि का निचला भाग अविकसित और बंद रह जाता है। इस स्थिति में भी मासिक का रक्त बाहर नहीं आ सकता। इस प्रकार रक्तस्राव में अवरोध विभिन्न स्थानों पर विकास की असामान्यता के अनुसार हो सकता है। अवरोध के कारण रक्त बाहर नहीं आता और अंदर ही जमा होता जाता है, जिसे क्रिप्टोमेनोरिया यानी छुपा हुआ मासिक चक्र कहते हैं। पीड़िता को पेट के निचले भाग में काफी दर्द हुआ करता है, जिसकी भीषणता हर महीने कुछ दिनों के लिए अधिक बढ़ जाती है। रक्तस्राव में अवरोध का उपचार शल्यक्रिया द्वारा अवरोध को हटाकर किया जाता है।

मेयर रोकिटांस्की कुसर हॅसर सिंड्रोम (Mayer Rokitansky-Kuster Hauser Syndrome)—इस संलक्षण में मूलेरियन डक्ट का बहुत बड़ा भाग ठीक से विकसित नहीं हो पाता है, जिसके कारण गर्भाशय, गर्भाशय ग्रीवा एवं योनि का ऊपरी भाग अविकसित रह जाता है और प्राथमिक अनार्तव रहता है। यह स्थिति पीड़िता एवं उसके परिवार के लिए बहुत दुःखदायी होती है। अल्ट्रासाउंड की जाँच में गर्भाशय या तो रहता ही नहीं है या बहुत ही छोटा होता है। क्रोमोजोम की संख्या एवं अन्य यौवनिक विकास सामान्य होते हैं। योनि छिद्र नहीं होता। इसका उपचार शल्यक्रिया द्वारा किया जाता है, जिसे वेजाइनोप्लास्टी कहते हैं। इस ऑपरेशन के द्वारा योनि को वैवाहिक संबंध बनाने योग्य तैयार कर दिया जाता है, जिसे यौन संपर्क से दो-तीन महीना पहले करा लेना उचित है, क्योंकि घाव को सूखने में कुछ समय लगता है। बहुत पहले करने पर भी दिक्कत है, क्योंकि बनाई गई नई योनि पुनः सिकुड़ सकती है। दुबारा शल्य क्रिया करना अत्यंत मुश्किल होता है, क्योंकि इसमें मूत्र की थैली या मलद्वार को चोट पहुँचने का तथा फिस्चुला होने का डर रहता है। ऐसी स्त्रियों को मासिक चक्र तो नहीं हो पाता है, पर

प्रजनन के लिए इनके अंडाशय से डिंब निकालकर आई.वी.एफ. विधि द्वारा भ्रूण बनाकर सरोगेट माँ के गर्भाशय में विकसित कराया जा सकता है। गर्भाशय का प्रतिरोपण अभी आसानी से उपलब्ध नहीं है। इस पर काफी प्रयोग हो रहे हैं और कभी-कभी सफलता भी मिली है। अत: उम्मीद की जा सकती है कि भविष्य में गर्भाशय का प्रत्यारोपण आसानी से किया जा सकेगा।

ऐन्ड्रोजन इन्सेंसिटिविटी संलक्षण (Androgen Insensitivity Syndrome)

ऐसी लड़कियाँ देखने में सामान्य लड़कियों जैसी ही होती हैं। स्तन का विकास भी ठीक रहता है, पर उन्हें जघन बाल नहीं होते। इनके क्रोमोजोम की संख्या 46, XX के बदले 46, XY होती है, जो पुरुषों में होनी चाहिए। अधिकांश ऐसी लड़कियों में गर्भाशय, ओवरी और योनि नहीं होती और ओवरी के बदले टेस्टिस होते हैं। ये टेस्टिस भग, वंक्षणनाल (Inguinal canal) या पेट में कहीं भी स्थित हो सकते हैं। इसके उपचार में दो बातें महत्त्वपूर्ण हैं—

1. 20 से 25 वर्ष की आयु में टेस्टिस या gonad को हटा देना चाहिए; क्योंकि उनमें कैंसर होने की संभावना रहती है।
2. शादी के दो-तीन महीना पहले प्लास्टिक सर्जरी (वेजाइनोप्लास्टी) द्वारा योनि को वैवाहिक संबंध के योग्य बना देना चाहिए। ऐसी स्त्रियों में ओवरी के नहीं रहने के कारण सरोगेसी की भी गुंजायश नहीं रहती है।

द्वितीयक अनार्तव (Secondary Amenorrhoea)

मासिक चक्र यदि पहले ठीक से हो रहा हो और अब छह महीने या उससे अधिक से बंद हो गया हो तो उसे द्वितीयक अनार्तव कहते हैं। ऐसी स्त्रियों में सबसे पहले अनार्तव के किसी अन्य प्राकृतिक कारण का पता लगा लेना चाहिए, जैसे— गर्भ या रजोनिवृत्ति और तब आगे की जाँच-पड़ताल करनी चाहिए।

कारण

1. रक्त की जाँच में FSH का स्तर सामान्य या कम
   - मानसिक तनाव
   - भोजन में अनियमितता
   - पॉलिसिस्टिक ओवरी
   - थायरॉयड ग्रंथि से असंतुलित स्राव
2. रक्त की जाँच में FSH का स्तर सामान्य से अधिक
   - ओवरी से समयपूर्व डिंबक्षरण समाप्ति (Premature Ovarian Failure)

- असामान्य कैरियोटाइप

समयपूर्व डिंबक्षरण की समाप्ति (Premature Ovarian Failure)—यदि ओवरी के सारे Oocytes एवं उसकी सहायक कोशिकाएँ खत्म हो जाएँ तो महिला का मासिक चक्र बंद हो जाएगा और इसे रजोनिवृत्ति कहते हैं। यदि रजोनिवृत्ति 40 वर्ष की उम्र के पहले हो जाए तो उसे Premature Ovarian Failure या Premature Menopause कहते हैं।

अधश्चेतक अनार्तव (Hypothalamic Amenorrhoea) के कारण

1. क्रियात्मक गड़बड़ियाँ

- **खान-पान में गड़बड़ी**— जरूरत से कम भोजन या अत्यधिक भोजन, दोनों ही मासिक चक्र एवं प्रजनन क्रिया को दुष्प्रभावित कर सकते हैं।
- अत्यधिक व्यायाम, जिससे वजन में काफी कमी आ जाए।
- मानसिक तनाव।

2. अधश्चेतक को नष्ट करनेवाली बीमारियाँ (Anatomic Destruction of Hypothalamus)

- मस्तिष्क का ट्यूमर।
- मस्तिष्क में संक्रमण, जैसे टी.वी.।
- हाइपोथैलेमस पर चोट या रेडियेशन।

पीयूष अनार्तव (Pituitary Amenorrhoea)—पीयूष ग्रंथि के पूर्ववर्ती भाग (Anterior Pituitary) की विभिन्न गड़बड़ियों के कारण अनार्तव हो सकता है। पीयूष ग्रंथि का पूर्ववर्ती भाग एक अत्यंत महत्त्वपूर्ण अन्तःस्रावी ग्रंथि है, जिसे मास्टर ग्लैंड भी कहते हैं। इससे निकले हुए विभिन्न हॉर्मोन शरीर की अन्य ग्रंथियों के ऊपर अपना आधिपत्य रखते हैं और उनके क्रियाकलापों को अपने काबू में रखते हैं। कई बीमारियाँ पिट्यूटरी ग्रंथि को हानि पहुँचा सकती हैं, जैसे—पिट्यूटरी एडीनोमा, पिट्यूटरी ट्यूमर, मस्तिष्क का कोई भी ट्यूमर या संक्रमण। सार्कायडोसिस (Sarcoidosis) नामक बीमारी अधश्चेतक और पीयूष ग्रंथि दोनों को दुष्प्रभावित कर सकती है। शरीर के किसी अन्य भाग में कैंसर हो तो उसके भी मस्तिष्क में फैलने का एवं पीयूष ग्रंथि के दुष्प्रभावित होने का डर रहता है।

शीहान सिंड्रोम (Sheehan Syndrome)—यह संलक्षण अधिकांशतः प्रसवपश्चात् अत्यधिक रक्तस्राव के कारण होता है, जब रक्तचाप में काफी गिरावट आ जाती है। रक्तचाप के बहुत कम होने पर पीयूष ग्रंथि की रक्त आपूर्ति कुछ देर के लिए बंद हो जाती है या बहुत कम हो जाती है, जिससे उसमें बाद में परिगलन (Necrosis) हो सकता है। परिगलन की मात्रा के अनुसार पीयूष ग्रंथि की कार्य कुशलता प्रभावित होती

है। इसका उपचार जरूरत के अनुसार विभिन्न हॉर्मोन देकर किया जाता है।

अनार्तव के कारण, जिसमें FSH की मात्रा सामान्य रहती है।

1. Polycystic Ovarian Disease—डिंबक्षरण नहीं होने का यह सबसे प्रमुख कारण है। इन स्त्रियों में तरह-तरह की मासिक चक्र संबंधी समस्याएँ होती हैं। मासिक काफी दिनों तक बंद रहने से लेकर बार-बार और बहुत अधिक दिनों तक स्राव होते रहना, कुछ भी हो सकता है।
2. वयस्क उम्र में होनेवाला Adrenal Cortex हाइपरप्लेसिया—इस बीमारी के लक्षण भी पी.सी.ओ.एस. जैसे होते हैं और इसका कारण जिंस (genes) में गड़बड़ी होता है। रक्त में पुरुष हॉर्मोन एन्ड्रोजेन की मात्रा बढ़ जाती है, जिसके कारण डिंबक्षरण नहीं हो पाता है और मासिक चक्र बंद हो जाता है।
3. ओवरी का ट्यूमर—यदि ओवरी में ऐसा ट्यूमर हो, जिससे हॉर्मोन निकलते हों तो मासिक चक्र बंद हो सकता है।
4. हारपरप्रोलैबिटनिमिया—प्रोलैक्टिन एक हॉर्मोन का नाम है, जो पीयूष ग्रंथि से निकलता है और मुख्यत: स्तन को प्रभावित करता है, परंतु गर्भ या स्तनपान के अलावा अन्य समय में यदि प्रोलैक्टिन की मात्रा रक्त में अधिक हो तो मासिक चक्र पर इसका प्रभाव पड़ता है और मासिक स्राव बंद हो सकता है।
5. थायरॉयड की गड़बड़ी—थायरॉयड ग्लैंड का अधिक काम करना या कम काम करना दोनों ही स्थिति में अनार्तव (Amenorrhoea) हो सकता है। थायरॉयड के अधिक सक्रिय होने पर अनार्तव होने की अधिक संभावना रहती है, जबकि कम सक्रिय रहने पर मासिक स्राव सामान्य से अधिक होना।
6. मासिक स्राव में अवरोध—अधिकांश अवरोध जन्मजात होते हैं और प्राथमिक अनार्तव कराते हैं, पर कभी-कभी जन्म के बाद भी जननीय मार्ग में अवरोध उत्पन्न हो सकता है। निम्न परिस्थितियों में ऐसे अवरोध की काफी संभावना रहती है।
7. गर्भाशय-ग्रीवा पर की गई शल्य चिकित्सा, जिससे ग्रीवा के सिकुड़ने और बंद होने का डर रहता है, जैसे कौटरी (Cauterisation), ग्रीवा की लंबाई को काटकर छोटा करना (Amputation) इत्यादि।
8. Asherman Syndrome—D & C या D & E के समय गर्भाशय की अंत:परत को अत्यधिक खुरचने के कारण इसकी अगली और पिछली दीवार आपस में चिपक जाती है। ऐसी अंत:परत को हॉर्मोन प्रभावित नहीं कर पाते हैं या प्रभाव पड़ता भी है तो बहुत कम। इसे Asherman Syndrome कहते हैं।

अनार्तव का निदान—निम्न तरीके से अनार्तव का कारण जानने की कोशिश की जाती है; क्योंकि सही कारण जानने के बाद ही सही उपचार दिया जा सकता है—

1. इतिहास

- मासिक चक्र शुरू से ही गड़बड है कि गड़बड़ी बाद में पैदा हुई है।
- गड़बड़ी के पहले किसी विशेष बीमारी जैसे टी.बी., मेनिनजाइटिस, कैंसर आदि का ब्योरा।
- यदि पहले गर्भाधान हो चुका हो तो उसकी पूरी जानकारी।
- कोई ऑपरेशन पेडू पर या योनि मार्ग से हुआ हो तो उसका उल्लेख।
- मासिक स्राव दवा देने के बाद भी होता है या नहीं और यदि होता है तो किस दवा से।

2. जाँच—

- **शारीरिक जाँच**—विकास की बहुत सारी गड़बड़ियों का पता शारीरिक जाँच द्वारा लगाया जा सकता है, जैसे स्त्री का कद, वजन, रक्तचाप, अधिक अनचाहे बाल, स्तन का विकास, बाहरी एवं आंतरिक जननांगों की बनावट इत्यादि।
- **गर्भ**—यदि मासिक चक्र और स्राव बंद रहे तो जननीय उम्र में गर्भ की संभावना पर भी ध्यान देना चाहिए और उससे संबंधित जाँच कर लेनी चाहिए।
- **दवा से जाँच**—यदि प्रोजेस्टेरोन नामक हॉर्मोन की दवा से मासिक स्राव शुरू हो जाता है तो इसका मतलब है कि गर्भाशय पर इस्ट्रोजेन का प्रभाव पड़ चुका है, ओवरी ठीक से काम कर रहा है, पर डिंबक्षरण नहीं हो पा रहा है, जिसके कारण प्रोजेस्टेरोन नहीं निकल पा रहा है। यदि प्रोजेस्टेरोन से रक्तस्राव नहीं शुरू हुआ, तब इस्ट्रोजेन और प्रोजेस्टेरोन दोनों दिए जाते हैं। यदि इसके बाद मासिक स्राव शुरू हो जाए तो गर्भाशय सही है, पर गड़बड़ी या तो ओवरी में है या पिट्यूटरी में। यदि इस्ट्रोजेन और प्रोजेस्टेरोन दोनों देने के बाद भी स्राव नहीं होता है तो यह गर्भाशय की गड़बड़ी का लक्षण है।
- **रक्त में हॉर्मोन की जाँच**—FSH, बीटा एच.सी.जी., इस्ट्रोजेन, टी.एस.एच. और प्रोलैक्टिन की जाँच से अधिकांशत: कारण का पता लग जाता है। कभी-कभी अन्य हॉर्मोन जैसे टेस्टोस्टेरोन, DHEAS और 17-OH-P की भी जाँच करनी पड़ती है। ओवरी की कार्यक्षमता खत्म हो जाने पर FSH बढ़ जाता है। बीटा एच.सी.जी. का बढ़ना गर्भ संबंधी लक्षण है। टी.एस.एच. थायरॉयड की कार्यकुशलता कम होने पर बढ़ जाता है, जबकि प्रोलैक्टिन, पिट्यूटरी या मस्तिष्क से संबंधित है। टेस्टोस्टेरोन की मात्रा पी.सी.ओ.एस. में थोड़ी

बढ़ सकती है, पर अधिक बढ़ना ओवरी के ट्यूमर का लक्षण हो सकता है। DHEAS भी पी.सी.ओ.एस. में थोड़ा बढ़ जाता है, पर अधिक बढ़ना एड्रिनल की बीमारी का लक्षण है।

- **रक्त जाँच**—रक्त में शर्करा एवं लिपिड्स की मात्रा अधिक होने पर भी अनार्तव होता है।
- **नैदानिक प्रतिबिंब**—यदि अनार्तव के साथ एफ.एस.एच. और एल.एच. की मात्रा बहुत कम हो तो मस्तिष्क और पीयूष ग्रंथि का एम.आर. या सी.टी. स्कैन करना जरूरी है। पेट और पेडू का अल्ट्रासाउंड अनार्तव से पीड़ित सभी स्त्रियों का कराना चाहिए।
- **क्रोमोजोम की जाँच**—प्राथमिक अनार्तव से पीड़ित कुछ स्त्रियों में क्रोमोजोम की जाँच जरूरी होती है, जिससे टर्नर सिंड्रोम ओवेरियन डिस्क जैनेसिस एवं मोजैक का पता चलता है। द्वितीयक अनार्तव में भी यदि उम्र से बहुत पहले रजोनिवृति हो जाए तो क्रोमोजोम की गड़बड़ी की संभावना रहती है और इनके क्रोमोजोम की भी जाँच करनी चाहिए।

अनार्तव का उपचार

उपचार अनार्तव के कारण पर निर्भर करता है, पर उपचार से पहले यह भी स्पष्ट पता होना चाहिए कि पीड़िता किस समस्या के कारण चिंतित है—अनचाहे बाल, कमजोरी, बंध्यापन या कुछ और।

Estrogen की आपूर्ति—उन सभी महिलाओं को इस्ट्रोजेन देना चाहिए, जिनके ओवरी कम उम्र में ही काम करना बंद कर चुके हों, क्योंकि समयपूर्व रजोनिवृत्ति से हड्डियों का क्षय बहुत शीघ्र होने लगता है। यदि इन स्त्रियों का गर्भाशय निकाला जा चुका हो तो प्रोजेस्टेरोन की जरूरत नहीं पड़ती है अन्यथा इस्ट्रोजेन के साथ प्रोजेस्टेरोन देना चाहिए।

खानपान की गड़बड़ी और अत्यधिक व्यायाम—इन कारणों से होनेवाले अनार्तव में सही जीवनशैली अपनाने पर मासिक चक्र ठीक हो जाता है। जरूरत पड़ने पर मनोचिकित्सक की सलाह लेनी चाहिए।

पी.सी.ओ.एस.—पी.सी.ओ.एस. का उपचार हॉर्मोन द्वारा किया जाता है या तो केवल प्रोजेस्टेरोन या इस्ट्रोजेन और प्रोजेस्टेरोन की मिलीजुली गोलियों द्वारा।

एड्रिनल हाइपरप्लेसिया—इससे पीड़ित स्त्रियों की चिकित्सा कॉर्टिकोस्टीरॉयड द्वारा की जाती है, जिसे बहुत थोड़ी मात्रा में बराबर देना पड़ता है।

बंध्यापन—बंध्यापन की चिकित्सा के लिए अनार्तव के कारण की पहचान एवं

उसका उचित उपचार आवश्यक है। यदि प्रोलैक्टिन की मात्रा अधिक हो तो उसे कम करने की दवा दी जाती है और टी.एस.एच. अधिक हो तो थायरॉक्सिन दिया जाता है। यदि जननांगों की बनावट में गड़बड़ी हो तो शल्य क्रिया द्वारा ठीक करने की कोशिश की जाती है। यदि शल्य क्रिया द्वारा जननांगों में सुधार संभव नहीं हो तो सरोगेसी की जरूरत पड़ती है। यदि ओवरी की कार्यक्षमता खत्म हो गई हो तो ऐसी स्त्रियों को डिंबदान द्वारा आई.वी.एफ. करके गर्भाधान कराया जा सकता है। यदि FSH और LH की मात्रा बहुत कम या नगण्य हो तो ऐसी स्त्रियों को गोनाडोट्रोफिन की सुइयों द्वारा लाभ पहुँच सकता है। पी.सी.ओ.एस. से पीड़ित महिलाओं को क्लोमिफेन से ओवुलेशन होने की संभावना रहती है।

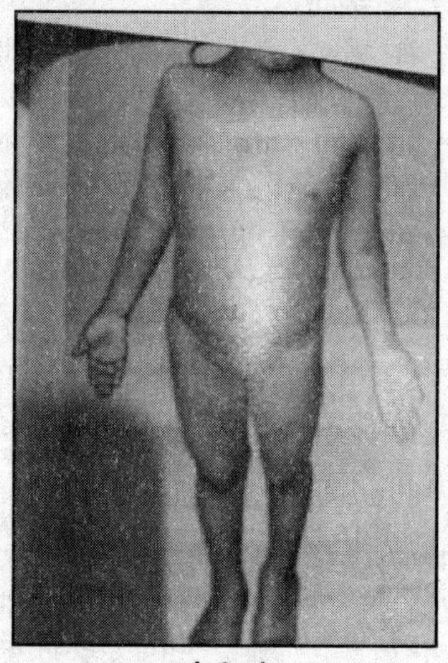

टर्नर सिन्ड्रोम

□

पॉलिसिस्टिक ओवरी

—डॉ. शांति राय

पॉलिसिस्टिक ओवेरियन सिंड्रोम/पी.सी.ओ.एस./पी.सी.ओ.डी.-Polycystic Ovarian Syndrome लक्षणों के एक समूह को कहते हैं, जिसमें एक लक्षण यह भी है कि ओवरी में अनेकों छोटे-छोटे सिस्ट दिखते हैं, जिनके कारण यह नाम पड़ा है। आश्चर्य की बात यह है कि पॉलिसिस्टिक ओवेरियन सिंड्रोम में सिस्ट का होना आवश्यक नहीं है और सिस्टों की अनुपस्थिति में भी महिला पी.सी.ओ.एस. से पीड़ित हो सकती है। इसी कारण वैज्ञानिकों में इस नाम को लेकर अभी भी मतभेद है। जब तक नाम की समस्या नहीं सुलझती है, तब तक इस लक्षण समूह को पी.सी.ओ.एस. या पी.सी.ओ.डी. ही कहते हैं। निम्नलिखित लक्षणों में से किसी दो के रहने पर भी उसे पी.सी.ओ.एस कहा जाता है—

- ओवरी में अनेक छोटे-छोटे सिस्ट (एक सेंटीमीटर से भी छोटे)। ये सिस्ट किसी एक या दोनों ओवरी में हो सकते हैं।
- लंबा मासिक चक्र अर्थात् बहुत-बहुत दिनों के अंतराल पर मासिक स्राव होना या पूर्णत: बंद मासिक चक्र (अनार्तव)।
- पुरुष हॉर्मोन के अधिक होने के लक्षण, जैसे अनचाहे बाल और मुँहासे। ये अनचाहे बाल छाती, चेहरे, पीठ और पेट पर कहीं भी या सभी जगह हो सकते हैं।

पी.सी.ओ.एस. के अन्य लक्षण

- मोटापा
- बाँझपन
- गर्दन की त्वचा पर पैच
- चिंता या अवसाद

कारण—अंत:स्रावी ग्रंथियों के विकार से होनेवाली महिलाओं की समस्याओं में पी.सी.ओ.एस. का स्थान सबसे ऊपर है और अनुमानत: 15 से 30 साल की उम्र में 8 से 26 प्रतिशत महिलाएँ इस समस्या से ग्रसित पाई जाती हैं। पी.सी.ओ.एस. का मूल कारण यद्यपि ठीक से पता नहीं, पर इंसुलिन इन महिलाओं में ठीक से काम नहीं कर पाता है। इंसुलिन की कार्यक्षमता कम होने के कारण ऐसे लोगों में इंसुलिन अधिक मात्रा में स्रावित होता है। कार्यक्षमता की इस कमी को इंसुलिन रेजिस्टेंस कहते हैं। इंसुलिन रेजिस्टेंस का संबंध मधुमेह, उच्च रक्तचाप, लिपिड की गड़बड़ी एवं हृदय की बीमारी से भी है, जिसके कारण भविष्य में इन महिलाओं को स्वास्थ्य संबंधी समस्याओं का सामना करना पड़ सकता है।

यह प्राय: आनुवंशिक होता है और यदि माँ, बहन, बुआ, मौसी इत्यादि को पी.सी.ओ.एस. रहा हो तो इसकी संभावना बढ़ जाती है।

पी.सी.ओ.एस का मूल कारण हॉर्मोनिक असंतुलन है। पिट्यूटरी से एफ.एस.एच. और एल.एच. के संतुलित स्राव में गड़बड़ी या विकार आ जाता है। एल.एच. की मात्रा मासिक चक्र के शुरू में ही अधिक हो जाती है, जिसके कारण ओवरी में फॉलिकिल्स का सही विकास नहीं हो पाता है। ऐसे फॉलिकिल्स से पुरुष हॉर्मोन (Androgen) अधिक स्रावित होता है, जिससे अनचाहे बाल या मुँहासों की समस्या पैदा होती है।

समस्याएँ

डिंबक्षरण नहीं होना (Anovulation)- फॉलिकिल्स के सही विकास नहीं होने के कारण ओवुलेशन यानी डिंबक्षरण नहीं हो पाता है, जिससे बाँझपन की समस्या पैदा होती है और मासिक चक्र भी अनियमित हो जाता है। यों तो दोनों ओवरी मिलाकर केवल एक ही फॉलिकल को हर महीने परिपक्व होना चाहिए, जो मासिक चक्र के करीब चौदहवें दिन डिंबक्षरण करता है। पॉलीसिस्टिक ओवरी में कई फॉलिकल एक साथ विकसित होना शुरू कर देते हैं, पर उनमें से कोई भी पूर्ण विकसित नहीं हो पाता है और फलस्वरूप ओवुलेशन नहीं हो पाता है। ये अर्द्धविकसित फॉलिकिल्स धीरे-धीरे ओवरी के भीतर ही सिस्ट का रूप ले लेते हैं। कई सारे फॉलिकिल्स इस तरह सिस्ट बनकर ओवरी में पड़े रहते हैं, अत: उस ओवरी को पॉलीसिस्टिक ओवरी कहा जाता है। डिंबक्षरण नहीं होने के कारण प्रोजेस्टेरोन स्रावित नहीं हो पाता है और इस्ट्रोजेन की बहुलता रहती है।

मासिक चक्र की अनियमितता—मासिक चक्र काफी लंबा हो जाता है और मासिक स्राव बहुत-बहुत दिनों पर होता है, कभी-कभी तो महीनों और वर्षों की लंबी अवधि के बाद। अनार्तव (Amennorrhoea) भी हो सकता है। जब मासिक स्राव होता

है, तब अधिकांशतः अधिक मात्रा में या काफी दिनों तक होता रहता है।

बाँझपन—नियमित डिंबक्षरण नहीं होने के कारण गर्भाधान नहीं हो पाता है और पी.सी.ओ.एस. से पीड़ित अधिकांश विवाहित स्त्रियों को बाँझपन की समस्या का सामना करना पड़ता है।

अनचाहे बाल (Hirsutism) और मुँहासे—पी.सी.ओ.एस. से पीड़ित कई लड़कियों में जहाँ-तहाँ अनचाहे बाल हो सकते हैं, जैसे हल्की मूँछें, दाढ़ी, पेट या छाती पर अनचाहे बाल। ये बाल साधारण से अधिक मोटे और काले होते हैं। चेहरे पर मुँहासे काफी संख्या में हो सकते हैं और यदा-कदा गँजेपन की शिकायत भी हो सकती है।

मोटापा—मोटापा का पी.सी.ओ.एस. से काफी संबंध है। पी.सी.ओ.एस. से ग्रसित अधिकांश स्त्रियों का बी.एम.आई. अधिक होता है। कमर और नितंब का अनुपात भी अधिक होता है।

नींद में साँस की रुकावट—पी.सी.ओ.एस. रहने पर यह समस्या अधिक पाई जाती है।

मेटाबोलिक सिन्ड्रोम—इस लक्षण समूह में इंसुलिन रेजिस्टेंस, मोटापा, लिपिड की मात्रा में विषमता एवं उच्च रक्तचाप शामिल हैं। पी.सी.ओ.एस. से पीड़ित 45 प्रतिशत महिलाएँ इस समस्या से ग्रसित हो सकती हैं। इन्हें भविष्य में हृदय एवं रक्तनलिकाओं संबंधी बीमारियों की अधिक संभावना रहती है, जिसमें एक लकवा भी है। अतः पी.सी.ओ.एस. से पीड़ित हर महिला की नियमित जाँच तथा भविष्य में हृदय संबंधी रोगों से बचाव के उपाय करना आवश्यक है।

गर्भाशय का कैंसर और प्रीकैंसर—पी.सी.ओ.एस. में अर्द्धविकसित डिंब लगातार इस्ट्रोजेन नामक हॉर्मोन स्रावित करते रहते हैं। इस्ट्रोजेन का असर गर्भाशय पर पड़ता है और उसकी अंतःपरत (Endometrium) अधिक इस्ट्रोजेन के कारण मोटी होती जाती है, जिसे हाइपरप्लेसिया कहते हैं। ऐसे अंतःपरत में भविष्य में कैंसर होने की संभावना रहती है। अतः एनोवुलेशन से पीड़ित हर महिला के गर्भाशय की अंतःपरत की जाँच समय-समय पर की जानी चाहिए।

गर्भ संबंधी समस्याएँ

पी.सी.ओ.एस. से पीड़ित महिला को गर्भाधान के बाद गर्भपात की संभावना 30 से 50 प्रतिशत रहती है, जो साधारण जनसमुदाय में करीब 15 प्रतिशत है। यदि गर्भपात नहीं भी हुआ तो गर्भजनित मधुमेह, गर्भजनित उच्च रक्तचाप, समयपूर्व प्रसव एवं शिशु की प्रसवकालीन मृत्यु की संभावना सामान्य से दोगुनी-तीन गुनी बढ़ जाती है।

पी.सी.ओ.एस. की पहचान—चूँकि पी.सी.ओ.एस. के लक्षण कई अन्य

बीमारियों में भी मिल सकते हैं, अत: इसकी सही पहचान जरूरी है, जिसके लिए निम्न जाँच की जाती हैं—

- **टी.एस.एच. और प्रोलैटिन**—रक्त में इनकी जाँच की जाती है, क्योंकि इनके बढ़ने पर भी मासिक चक्र में अनियमितता आती है।
- **टेस्टोस्टोरिन की जाँच**—यदि अचानक या तेजी से पुरुष हॉर्मोन संबंधी लक्षणों में वृद्धि आए तो पुरुष हॉर्मोन स्रावित करनेवाले ट्यूमर के लिए जाँच आवश्यक है। कुछ ओवरी के ट्यूमर भी पुरुष हॉर्मोन स्रावित करते हैं, जो अल्ट्रासाउंड, सी.टी. या एम.आर.आई. से पहचाने जा सकते हैं।
- **डिहाड्रोएपिएन्ड्रोस्टेरोन सल्फेट (DHEAS)**—यदि रक्त में इसकी मात्रा 700 माइक्रोग्राम प्रति डी.एल. से अधिक हो तो एड्रिनल ग्रंथि के ट्यूमर की संभावना रहती है, जिसको पहचानने के लिए सी.टी. या एम.आर.आई. की जाती है।
- एफ.एस.एच. और एल.एच.—यदि ओवरी की कार्यक्षमता में गिरावट आ चुकी हो या अब वे काम करना बंद कर चुके हों तो एफ.एस.एच. और एल.एच. की मात्रा बढ़ जाती है।
- 17-हाइड्रोक्सीप्रोजेस्टेरोन (17-Hydroxyprogesterone)—इसकी जाँच सुबह खाली पेट में की जाती है। यदि इसकी मात्रा रक्त में 200 नैनोग्राम प्रति डी.एल. से अधिक हो तो एड्रिनल ग्रंथि में विकार की संभावना रहती है।
- कॉर्टिजोल—इसकी जाँच 24 घंटे के मूत्र में की जाती है। यदि 300 माइकोग्राम से अधिक हो तो कशिंग सिंड्रोम की संभावना रहती है।
- इंसुलिन रेजिस्टेंस और लिपिड की जाँच—ग्लूकोज टॉलेरेन्स टेस्ट, खाली पेट में इंसुलिन की जाँच और लिपिड की जाँच मधुमेह की संभावना या रक्त में लिपिड की गड़बड़ी के लिए की जाती हैं।
- ए.एम.एच. (Anti Mullerian Hormone-AMH)—पी.सी.ओ.एस. में रक्त में ए.एम.एच. की मात्रा बढ़ जाती है।
- गर्भाशय की अंत:परत की जाँच (Endometrial Biopsy)—35 वर्ष से अधिक उम्र की पी.सी.ओ.एस. से पीड़ित स्त्रियों में अनियमित रक्तस्राव हो तो गर्भाशय की अंत:परत की जाँच बायोप्सी द्वारा अवश्य करनी चाहिए। 35 से कम उम्रवालों में भी यदि दवाओं से समस्या का समाधान नहीं हो पा रहा हो तो बायोप्सी आवश्यक है।
- **सोनोग्राफी**—यह पेट या योनि के द्वारा की जा सकती है। रोग की पहचान के लिए योनि मार्ग से सोनोग्राफी (TVS) अधिक सहायक होती है, पर

कुँवारी लड़कियों में पेट द्वारा ही करना चाहिए। पी.सी.ओ.डी. में एक या दोनों ओवरी का आकार बड़ा हो जाता है और उसमें 12 या उससे अधिक छोटे-छोटे सिस्ट बन जाते हैं।

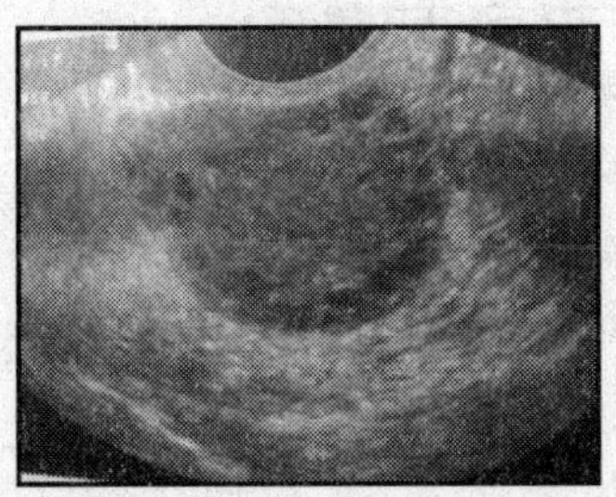

उपचार—पी.सी.ओ.डी. का उपचार इस बात पर निर्भर करता है कि महिला की परेशानी क्या है मासिक चक्र की गड़बड़ी, बाँझपन या अनचाहे बाल और मुँहासे? तकलीफ के अनुसार दवाओं का चयन किया जाता है। इसके अलावा अंतःस्राव में कितनी गड़बड़ी है, उसके अनुसार भी दवा का चयन करना पड़ता है। यदि समस्या बाँझपन एवं एनोवुलेशन की हो तो चिकित्सा भिन्न होगी और यदि किसी किशोरी को केवल मासिक चक्र की गड़बड़ी या मुँहासों की समस्या है तो उसकी चिकित्सा अन्य तरीके से की जाएगी।

1. **देखरेख**—यदि मासिक चक्र प्रतिवर्ष कम-से-कम आठ बार हो जाता हो तथा पुरुष हॉर्मोन का प्रभाव कम मात्रा में हो तो केवल देखरेख से काम चल सकता है। लिपिड और मधुमेह की जाँच समय-समय पर करानी चाहिए।
2. जीवनशैली में संशोधन—

- **वजन कम करना**—जीवनशैली में संशोधन कर मोटापा कम करने से पी.सी.ओ.एस. की समस्या को बहुत हद तक सुलझाया जा सकता है, जो सही संतुलित आहार एवं शारीरिक व्यायाम द्वारा संभव है। इसके अलावा वजन कम होने पर दवाएँ भी अधिक कारगर होती हैं।
- **आहार**—साबुत अनाज, फल एवं हरी सब्जी की मात्रा बढ़ा देनी चाहिए और ज्यादा वसा तथा ग्लूकोजवाले खाद्य पदार्थ का सेवन बहुत कम करना चाहिए।
- **शारीरिक गतिविधि या व्यायाम**—व्यायाम मनुष्य के तनाव को कम करता है एवं आत्मसम्मान को बेहतर बनाता है। प्रतिदिन 30 से 60 मिनट तक व्यायाम करने से वजन को नियंत्रित करना आसान होता है।

सामान्य वजन के फायदे

- हॉर्मोन संतुलन।
- मधुमेह होने की कम आशंका।
- बच्चेदानी के कैंसर का कम खतरा।
- मासिक चक्र नियमित होना।
- प्रजनन क्षमता में वृद्धि।
- मुँहासे एवं अनावश्यक बाल का न होना।
- स्त्री बल एवं आत्मबल की पहचान।
- निराशा से दूर।

3. **दवाएँ**

a. गर्भनिरोधक गोलियाँ (Combined Oral Contraceptive Pills), इस्ट्रोजेन तथा प्रोजेस्टेरोन की गर्भनिरोधक गोलियों से मासिक चक्र नियमित होता है और ऐंड्रोजन की मात्रा में कमी होती है, जिससे मुँहासों और अनचाहे बालों में सुधार आता है। यदि मासिक चक्र बंद है तो पहले केवल प्रोजेस्टेरोन की गोली से मासिकस्राव शुरू कराया जाता है, फिर इन गोलियों को दिया जाता है, जिन्हें नियम के अनुसार खाना पड़ता है।

b. प्रोजेस्टिन्स—इसके लिए एम.पी.ए. (Medroxyprogesterone Acetate) 10 मिलीग्राम की गोली प्रतिदिन लगातार 12 दिनों के लिए दी जाती है। गोली बंद करने के बाद मासिक स्राव शुरू हो जाता है। यदि मासिक चक्र दो से तीन महीने पर होता हो तो एम.पी.ए. से स्राव शुरू कराया जा सकता है। इस दवा से मुँहासों या अनचाहे बालों में सुधार नहीं होता है।

c. मेटफॉर्मिन एवं अन्य इंसुलिन सेन्सिटाइजर्स—ये दवाएँ इंसुलिन की कार्यक्षमता को बढ़ाती हैं और एन्ड्रोजन की मात्रा में कमी लाती हैं। एनोवुलेशन की स्थिति में 40 प्रतिशत महिलाओं को ओवुलेशन होने लगता है और बाँझपन की स्थिति हो तो इनमें बहुतों को गर्भाधान भी हो सकता है। मेटफॉर्मिन यदि ओवुलेशन करानेवाली दवाओं के साथ दिया जाता है तो उनका असर भी अधिक पड़ता है। मेटफॉर्मिन की कुल मात्रा 1500 से 2000 मिलीग्राम प्रतिदिन दी जाती है, जिसे तीन भागों में विभाजित कर एक भाग प्रति भोजन के साथ दिया जाता है। यदि गर्भाधान हो जाए तो भ्रूण पर मेटफॉर्मिन का कोई बुरा प्रभाव नहीं पाया गया है।

4. **अनचाहे बाल एवं मुहाँसे**—इस समस्या के लिए रक्त में ऐंड्रोजन की मात्रा में कमी लाना आवश्यक है, जिसके लिए गर्भनिरोधक गोलियों का

अधिकांशतः सेवन किया जाता है, पर अनचाहे बालों पर इन गोलियों का असर छह से बारह महीनों के उपचार के बाद ही मिलता है। इस अवधि में बालों को हटाना या सौंदर्य विशेषज्ञ से इसका उपचार कराना चाहिए। गर्भनिरोधक गोलियों के अलावा ऐंड्रोजन कम करनेवाली कई अन्य दवाएँ भी बाजार में उपलब्ध हैं, जैसे—ऐल्डैक्टोन इत्यादि। मुहाँसों का इलाज भी इसी विधि से किया जाता है। चेहरे पर लगानेवाला मरहम भी मुहाँसों के लिए उपलब्ध हैं, जो चिकित्सक से परामर्श के बाद इस्तेमाल कर सकते हैं।

5. **शल्य क्रिया**—पी.सी.ओ.डी. का उपचार जीवनशैली में परिवर्तन एवं दवाओं द्वारा किया जाता है। ऑपरेशन की जरूरत यदा-कदा ही पड़ती है, यदि स्त्री बाँझपन से पीड़ित हो और डिंबक्षरण करानेवाली दवाएँ बेअसर हों। यह ऑपरेशन लैप्रोस्कोप के द्वारा किया जाता है, जिसमें दोनों ओवरी में चार-चार छेद डायाथर्मी द्वारा बना दिए जाते हैं।

□

बाँझपन
(INFERTILITY)

—डॉ. हिमांशु राय

प्रजनन और संतानोत्पत्ति सृष्टि की रचना के साथ चला आ रहा है। संतानविहीनता एक व्यक्तिगत समस्या ही नहीं, बल्कि सामाजिक समस्या भी है। संतानोत्पत्ति न कर पाने पर काफी स्त्रियाँ अपने जीवन को बेकार मानती हैं। कई घरों में ऐसी स्त्रियों की भारी अवहेलना की जाती है और समाज भी संतानोत्पत्ति न कर पानेवाले दंपती को नीची नजर से देखता है। अधिकांश दंपती शादी के कुछ दिनों बाद ही संतान की प्रतीक्षा करने लगते हैं। यदि गर्भनिरोध की कोई विधि नहीं अपनाई जाए तो प्रजनन उम्र में 10 से 15 प्रतिशत दंपती बंध्यापन से ग्रसित पाए जाते हैं।

कारण—गर्भाधान न होने का कारण पति या पत्नी किसी में भी हो सकता है, कभी-कभी दोनों में ही थोड़ी-बहुत गड़बड़ी पाई जाती है और कभी-कभी किसी में भी कोई गड़बड़ी नहीं मिलती।

पुरुष प्रधान कारण	–	25 प्रतिशत
डिंब संबंधी कारण (स्त्री)	–	27 प्रतिशत
ट्यूब या गर्भाशय संबंधी कारण (स्त्री)	–	22 प्रतिशत
अन्य कारण	–	9 प्रतिशत
अकारण	–	17 प्रतिशत

बंध्यापन में पुरुषों की भागीदारी अब दिनोदिन बढ़ती जा रही है और अनुमानतः अब यह करीब 50 प्रतिशत तक पहुँच चुकी है।

बंध्यापन की जाँच-पड़ताल

चिकित्सीय इतिहास—बहुत बार बंध्यापन के कारण का अंदाजा ठीक से पूछताछ करने से ही लगाया जा सकता है। निम्न विषयों की जानकारी आवश्यक है—

- कब शादी हुई।
- कितने दिनों से गर्भाधान चाह रहे हैं।
- दोनों पति-पत्नी एक ही जगह रहते हैं कि अलग-अलग ? एक जगह कितने दिन रहे।
- गर्भ निरोध की कोई विधि प्रयोग में लाए तो कौन सी विधि और कितने दिनों तक।
- डिंबक्षरण अवधि (Fertile Period) में साथ रहते हैं कि नहीं।
- पहले से गर्भाशय में या उसके आसपास कोई बीमारी हुई थी कि नहीं।
- यौन रोग कभी हुआ।
- यदि पहले गर्भ रह चुका हो, तो उसका संपूर्ण इतिहास
- कभी पेडू पर या यौन मार्ग के द्वारा कोई ऑपरेशन हुआ। यदि हाँ तो कब।
- स्वयं या परिवार में टी.बी. की बीमारी।
- पेडू में दर्द।
- सहवास में कठिनाई या दर्द।
- यदि थायरॉयड, मधुमेह, उच्च रक्तचाप इत्यादि बीमारी हो, तो दवा का ब्योरा।
- पहले कभी कैंसर की चिकित्सा चल चुकी हो, तो उसका ब्योरा।
- पति या पत्नी कैसे वातावरण में काम करते हैं। कुछ फैक्टरियों में जहरीली गैस या पदार्थ अधिक निकलते हैं, जो शुक्राणुओं और अंडाणुओं को बुरी तरह प्रभावित कर सकते हैं।
- धूम्रपान, अत्यधिक मद्यपान एवं नशीली दवाएँ भी गर्भ और गर्भाधान दोनों के लिए काफी हानिकारक होती हैं।
- परिवार में खून के रिश्तेवाली किसी को एंडोमेट्रियोसिस या पॉलीसिस्टिक ओवरी की शिकायत।

पुरुष प्रधान कारण—पुरुषों की प्रजनन प्रणाली काफी लंबी होती है और स्टेम सेल से शुक्राणु बनने की प्रक्रिया में भी लंबा समय, करीब 90 दिन लगता है। इस 90 दिनों की लंबी अवधि में कोई भी अनचाही दवा, वस्तु या वातावरण इस प्रक्रिया को बाधित कर सकता है।

पुरुष प्रधान बंध्यता के मुख्य कारण—

1. स्टेम सेल का न होना।
2. गरम वातावरण में अधिक रहना।
3. टेस्टिस का अंडकोष में न होकर पेट के अंदर ही रह जाना।

4. संभोग संबंधी कठिनाइयाँ।
5. पहले कभी रेडियम या कीमोथेरैपी से चिकित्सा।
6. मधुमेह, उच्च रक्तचाप और नस की बीमारी।
7. कुछ दवाएँ जैसे—सीमेटीडीन, एरिथ्रोमाइसिन, जेन्टामाइसिन, टेस्ट्रासाइक्लीन और स्पाइरोनोलैक्टोन।
8. धूम्रपान, अधिक मद्यपान एवं नशीली दवाएँ।
9. प्रदूषण का प्रभाव।
10. एनाबोलिक स्टीरॉयड्स—ये स्टीरॉयड्स आजकल मांसपेशियों को मजबूत करने या खेल प्रतियोगिताओं में अच्छा करने के लिए प्रयोग में लाए जाते हैं, जो टेस्टिस को काफी नुकसान पहुँचा सकते हैं।

स्त्रियों में बंध्यापन के मुख्य कारण—स्त्रियों में बंध्यापन का कारण जानने से पहले गर्भाधान की पूरी प्रक्रिया को समझना आवश्यक है। इस पूरे चक्र में कहीं भी गड़बड़ी हो तो गर्भाधान में रुकावट होगी। इन कारणों को निम्न वर्गों में बाँटा जा सकता है—

1. अंडाणु संबंधी
2. डिंबवाहिनी नली एवं श्रोणि संबंधी
3. गर्भाशय संबंधी
4. गर्भाशय ग्रीवा संबंधी
5. अस्पष्ट कारण

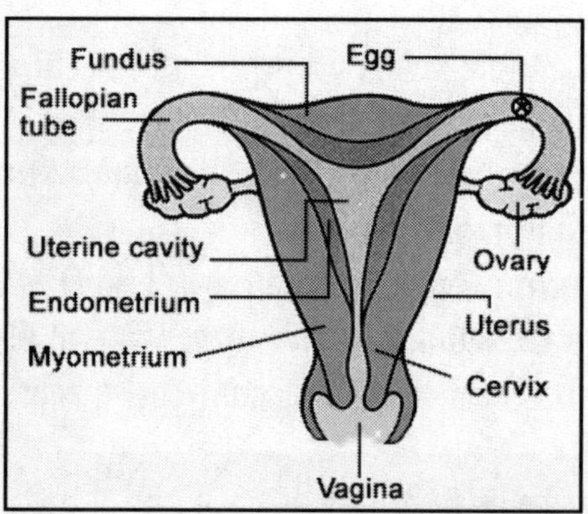

अंडाणु संबंधी कारण—प्रत्येक महिला की ओवरी से उसके प्रजनन उम्र में प्रतिमाह एक डिंब क्षरित होता है, जिसे डिंबक्षरण या ओवुलेशन (Ovulation) कहते हैं। यह क्षरित डिंब शुक्राणु से निषेचित होकर भ्रूण बनाने की क्षमता रखता है। निषेचन

के बाद जब भ्रूण बनने की प्रक्रिया शुरू हो जाती है, तब उससे कुछ ऐसे रासायनिक तत्त्व एवं स्नायविक तंत्र निकलते हैं, जो अगले मासिक चक्र को रोक देते हैं और भ्रूण के विकास में सहायता पहुँचाते हैं। डिंब या ओवम उपरिपक्व डिंब यानी oocyte से विकसित होता है। प्रत्येक मादा भ्रूण की ओवरी में करीब 60-70 लाख oocyte माँ के गर्भ के पाँचवे महीने में ही बन जाते हैं। इनमें से कुछ oocyte (करीब 500) भविष्य में विकसित होकर डिंब बनाते हैं और बाकी सबका धीरे-धीरे Apoptosis क्रिया द्वारा क्षय हो जाता है। सारे-के-सारे उपरिपक्व डिंब रजोनिवृत्ति के समय तक खत्म हो जाते हैं, कुछ डिंब बनाकर और अधिकांश क्षयग्रस्त होकर। कभी-कभी बहुत कम उम्र में ही सारे के सारे oocyte खत्म हो जाते हैं और कालपूर्व रजोनिवृत्ती हो जाती है। रजोनिवृती के कुछ वर्ष पहले से ही डिंबों की गुणवत्ता में कमी आने लगती है, जो या तो निषेचित नहीं हो पाते हैं या निषेचित होने के बाद गर्भपात हो जाता है। कुछ स्त्रियों को पॉलिसिस्टिक ओवरी नामक शिकायत रहती है, जिसमें डिंब की गुणवत्ता में तो कोई कमी नहीं होती, पर हॉर्मोंस के असंतुलन के कारण डिंबों का सुनियोजित विकास और समयानुसार डिंबक्षरण नहीं हो पाता है।

सामान्यत: स्त्रियों का मासिक चक्र 28 दिनों का होता है और इस चक्र के 14वें दिन डिंबक्षरण होता है। मासिक जिस दिन शुरू होता है, उसे चक्र का पहला दिन कहा जाता है। डिंबक्षरण का 14वें दिन होना सुनिश्चित नहीं है, आगे-पीछे भी हो सकता है, पर अधिकांश स्त्रियों में यह 10वें से 18वें दिन के बीच ही होता है। ओवरी से निकलने के बाद डिंब केवल आठ घंटों तक ही निषेचित होने की क्षमता रखता है। यदि डिंबवाहिनी नली सही हो तो ओवरी से निकलते ही डिंब नली के भीतर प्रवेश कर जाता है। यदि समय पर पुरुष शुक्राणु ट्यूब में नहीं पहुँच पाए या ट्यूब में कहीं अवरोध हो तो निषेचन नहीं हो पाएगा। डिंबक्षरण क्रिया पेट के भीतर होती है, उसे आँखों से नहीं देखा जा सकता और उसके कुछ निश्चित लक्षण भी नहीं है। किसी-किसी को पेडू में एक तरफ कुछ घंटों के लिए हल्का दर्द हो सकता है, जो स्वत: एक-दो दिनों में खत्म हो जाता है। किसी-किसी को डिंबक्षरण के दिनों में योनि से अधिक स्राव और कभी-कभी रक्त के कुछ कण भी आ सकते हैं।

डिंबक्षरण की पहचान

1. **मासिक चक्र**—जिन महिलाओं का मासिक चक्र नियमित 28/7 दिनों का है, उनमें अधिकांश को डिंबक्षरण भी होता है, जो अगला चक्र शुरू होने के 14 दिन पहले होता है। दूसरे शब्दों में निषेचित नहीं होने पर डिंबक्षरण के 14 दिनों बाद अगला मासिक चक्र शुरू हो जाता है।

2. शारीरिक तापमान (Basal Body Temparature या BBT Chart)— रोज सुबह जगते ही जीभ के नीचे थर्मामीटर लगाकर तापमान देखा जाता है। डिंबक्षरण के बाद तापमान में 0.4 प्रतिशत से 0.8 प्रतिशत की वृद्धि हो जाती है। पहले डिंबक्षरण की पहचान के लिए इस विधि का काफी उपयोग होता था, पर अब अन्य उत्तम विधियों के उपलब्ध होने के बाद शायद ही कोई डिंबक्षरण का दिन जानने के लिए BBT चार्ट का उपयोग करता है।
3. ओवुलेशन किट—इस विधि से मूत्र में ल्यूटिनाइजिंग हॉर्मोन (LH) की जाँच की जाती है, क्योंकि डिंबक्षरण से कुछ पहले इसकी मात्रा तेजी से काफी बढ़ जाती है, जिसे LH सर्ज कहते हैं। डिंबक्षरण के लिए यह LH सर्ज आवश्यक है। डिंबक्षरण की संभावित तिथि के दो-तीन रोज पहले से शुरू करके कुछ दिनों तक रोजाना यह जाँच की जाती है। जिस दिन LH की सबसे अधिक मात्रा पाई जाती है, उसके दूसरे दिन डिंबक्षरण होता है।
4. रक्त में प्रोजेस्टेरोन की जाँच—डिंबक्षरण के बाद फटे हुए फॉलिकल से कॉर्पस ल्यूटियम (Corpus Luteum) बनता है, जहाँ से प्रोजेस्टेरोन निकलता है। 28 दिन के मासिक चक्र में 21वें दिन रक्त में प्रोजेस्टेरोन की मात्रा यदि चार से छह नैनोग्राम प्रति मिलीलीटर या उससे अधिक हुई तो शायद डिंबक्षरण हुआ है। दस नैनोग्राम से अधिक प्रोजेस्टेरोन हो तो गर्भाधान के लिए अच्छी निशानी है।
5. गर्भाशय की अंत:परत की जाँच—लघु शल्यक्रिया द्वारा गर्भाशय की अंत:परत का थोड़ा उत्तक निकालकर उसकी जाँच की जाती है, जिसमें प्रोजेस्टेरोन का प्रभाव देखा जाता है।
6. अब डिंबक्षरण जानने के लिए उपरोक्त विधियों में से कोई भी प्रयोग में नहीं लाई जाती है और अल्ट्रासाउंड द्वारा डिंबक्षरण की पहचान की जाती है।
7. सोनोग्राफी—डिंबक्षरण जानने की यह सबसे अधिक प्रचलित एवं उपयोगी विधि है, जिसके द्वारा डिंब का क्रमश: विकास एवं क्षरण पता लग जाता है। इसे फोलिकुलर मॉनिटरिंग कहते हैं। ओवरी की अन्य असामान्यताओं का पता भी इस विधि से लग जाता है, जैसे पॉलिसिस्टिक ओवरी। फॉलिकुलर मॉनिटरिंग साधारणतया मासिक चक्र के 10वें दिन से शुरू किया जाता है और हर दूसरे या तीसरे दिन फॉलिकल को मापा जाता है, जब तक कि डिंबक्षरण नहीं हो जाए। बंध्यापन की चिकित्सा में फॉलिकुलर मॉनिटरिंग अत्यंत ही उपयोगी है।

Poor Ovarian Reserve—महिला की उम्र का डिंबक्षरण पर काफी प्रभाव

पड़ता है। 35 वर्ष के बाद जैसे-जैसे उम्र बढ़ती है, स्वस्थ डिंबाणुओं की संख्या कम होती जाती है। अस्वस्थ डिंब या तो निषेचित नहीं हो पाते हैं या निषेचित होने पर भी स्वस्थ भ्रूण नहीं बना पाते हैं, जिसके कारण बार-बार गर्भपात हो जाता है। डिंबाणुओं की संख्या में कमी या उनकी गुणवत्ता में गिरावट को Poor Ovarian Reserve कहा जाता है। इसकी पहचान रक्त में FSH की मात्रा में बहुलता और AMH की मात्रा में कमी से होती है। इसके अलावा सोनोग्राफी से मासिक चक्र के दूसरे या तीसरे दिन की जाँच में अपरिपक्व पुटकों (Antral Follicles) की संख्या कम पाई जाती है।

डिंबवाहिनी नलिकाओं (Fallopian Tubes) की जाँच—संतोषजनक डिंबक्षरण के बाद डिंब को निषेचित होने के लिए डिंबवाहिनी नलिकाओं में प्रवेश करना एवं वहाँ पुरुष शुक्राणु के संपर्क में आना आवश्यक है। यदि इन नलिकाओं में कहीं भी अवरुद्धता हो तो निषेचन क्रिया संभव नहीं है। नलियों में अवरोध यदा-कदा जन्मजात भी होता है, पर अधिकांशत: यह किसी संक्रमण के परिणामस्वरूप या नलिकाओं के ऊपर बाहरी दबाव के कारण होता है। पेडू में हमेशा दर्द या मासिक चक्र के समय दर्द हो तो डिंबवाहिनी नलिकाओं में खराबी होने की आशंका रहती है। पूर्व में किसी संक्रमण, एंडोमेट्रियोसिस या पेडू में किसी ऑपरेशन के कारण नलिकाएँ या तो बंद हो सकती हैं या अन्य अवयवों से इस तरह चिपक सकती हैं कि ठीक से काम नहीं कर पाएँ। संक्रमण के कारण हैं—टी.बी., यौन रोग एवं अन्य अवयवों का संक्रमण, जो फैलकर डिंबवाहिनी नलिकाओं को प्रभावित कर सकता है। प्रसव या गर्भपात पश्चात् तथा पेडू में किसी ऑपरेशन के बाद भी संक्रमण की संभावना बढ़ जाती है।

नलिकाओं एवं गर्भाशय की जाँच के तरीके—

1. सोनोसैल्पिंगोग्राफी (Sonosalpingography)
2. हिस्टेरोसैल्पिंगोग्राफी (Hysterosalpingography)।
3. लैप्रोस्कॉपी (Laproscopy)।
4. हिस्टेरोस्कॉपी (Hysteroscopy)।

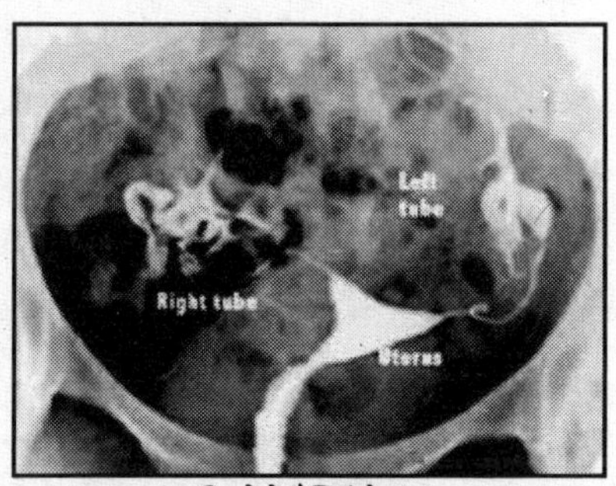

हिस्टेरोसैल्पिंगोग्राम

गर्भाशय में बाँझपन के कारण

- अंत:परत का पॉलिप (Endome t rial Polyps)—पॉलिप के कारण निषेचित डिंब अंत:परत में आरोपित नहीं हो पाता है।
- फाइब्रॉयड (Leiomyoma)—

फाइब्रॉयड के कारण गर्भाशय के आंतरिक आकार में गड़बड़ी या जगह में कमी हो सकती है, जिससे डिंब का आरोपण होने के बाद भी गर्भपात होने की संभावना बढ़ जाती है। यदि गर्भग्रीवा के पास फाइब्रॉयड हो तो उसके कारण शुक्राणुओं का गर्भाशय में प्रवेश अवरोधित हो सकता है।

- Asherman Syndrome लक्षण समूह में गर्भाशय की आगे और पीछे की अंत:परत आपस में चिपक जाती हैं, जिसके कारण मासिक स्राव या तो पूर्णत: बंद हो जाता है या बहुत कम होता है। शुक्राणुओं के प्रवेश में अवरोध, निषेचित डिंब के आरोपण में कठिनाई एवं गर्भपात इत्यादि की संभावना काफी बढ़ जाती है। इस लक्षण समूह का कारण या तो गर्भाशय का तीव्र संक्रमण होता है या अधिक क्यूरेटाज, जिसमें अंत:परत काफी क्षतिग्रस्त हो जाए।

गर्भाशय ग्रीवा में कारण—मासिक चक्र के मध्य में जब डिंबक्षरण होता है, उस समय दो-चार दिनों तक ग्रीवा का पानी (Mucus) पतला, साफ और मात्रा में अधिक होता है, जो अन्य समय में गाढ़ा होता है। डिंबक्षरण के समय Mucus पतला होने के कारण शुक्राणु उसमें जल्दी प्रवेश पा लेते हैं, जो अन्य समय में कठिन होता है। गर्भाशय ग्रीवा पर किए गए लघु या बड़ी शल्य क्रिया के बाद उनकी गुणवत्ता में गिरावट आ सकती है, जिसके कारण शुक्राणुओं का गर्भाशय में प्रवेश बाधित होता है। mucus की गुणवत्ता जानने के लिए पोस्टक्वायटल टेस्ट किया जाता है।

पुरुष की जाँच—पत्नी की जाँच के साथ-साथ पति की भी पूरी जाँच आवश्यक है। उम्र; कार्यक्षेत्र, वातावरण, धूम्रपान, मद्यपान, नशीली दवाओं का सेवन, यौन संबंधी कोई परेशानी, पूर्व में गलसुवा, यौन रोग या अन्य किसी संक्रमण के विषय में जानकारी इत्यादि के बाद शारीरिक जाँच की जाती है। मधुमेह, उच्चरक्तचाप, पूर्व में कैंसर या अन्य किसी बड़ी बीमारी के बारे में भी जानकारी आवश्यक है।

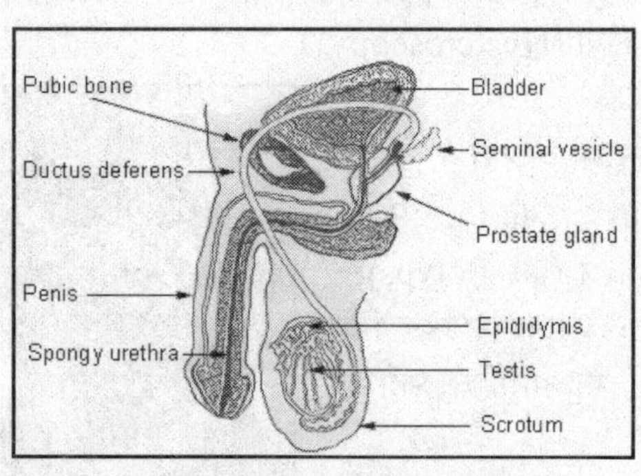

पुरुष प्रजनन तंत्र

वीर्य एवं शुक्राणु बनने की प्रक्रिया—स्त्रियों की ओवरी के बदले पुरुषों में अंड ग्रंथि यानी टेस्टिस होते हैं, जो संख्या में दो होते हैं। इनका मुख्य दो काम है—1. शुक्राणु बनाना और 2. पुरुष हॉर्मोन मुख्यतः टेस्टोस्टेरोन (testosterone) बनाना। टेस्टिस में सेमिनीफेरस ट्यूब्यूल्स (seminiferous Tubules) होते हैं, जिनमें विकसित होते हुए शुक्राणु एवं सर्टोली सेल्स पाए जाते हैं। ये सर्टोली सेल्स शुक्राणुओं की रक्षा का काम करते हैं। सेमिनीफेरस ट्यूब्यूल्स के बीच-बीच में लेडीग (leydig) सेल पाए जाते हैं, जिनका मुख्य काम है टेस्टोस्टेरोन एवं अन्य स्टीरॉयड का उत्पादन। टेस्टिस में स्टेम सेल होते हैं, जिनसे पुरुषों में आजीवन जर्म सेल बनने की क्षमता रहती है। स्टेम सेल से शुक्राणुओं तक विकास की क्रिया में 70 दिन लगते हैं, जिसके बाद 12 से 21 दिन शुक्राणुओं को एपिडिडमिस (epididymis) तक पहुँचने में लगते हैं, जहाँ वे और विकसित होकर चलायमान हो जाते हैं। शुक्राणुओं के सही विकास के लिए अंड ग्रंथियों में टेस्टोस्टेरोन का पूरी मात्रा में रहना जरूरी है। पीयूष ग्रंथि से निकलनेवाले FSH और LH लेडीग सेल को टेस्टोस्टेरोन बनाने के लिए उत्प्रेरित करते हैं। अतः शुक्राणुओं के पूर्ण विकास के लिए इन सारे हॉर्मोंस का सही और संपूर्ण मात्रा में रहना जरूरी है। हॉर्मोन के अलावा अंड ग्रंथि के माप का भी प्रभाव वीर्य की गुणवत्ता पर पड़ता है। यदि आकार छोटा हो तो सेमिनीफेरस ट्यूब्यूल्स की संख्या में कमी पाई जाती है, जिससे वीर्य की मात्रा में कमी हो सकती है। पुरुष की बढ़ती उम्र के साथ शुक्राणुओं की चाल में कमी एवं ढाँचे में गड़बड़ी आने की आशंका रहती है, यद्यपि उनकी संख्या पर कुछ खास प्रभाव नहीं पड़ता है।

वीर्य की जाँच—वीर्य की जाँच कराने से दो-तीन दिन पहले से यौन संपर्क बंद कर देना चाहिए, नहीं तो रिपोर्ट गलत आ सकती है। यौन संपर्क और वीर्य की जाँच के बीच की अवधि के बहुत लंबा होने पर भी रिपोर्ट में गड़बड़ी आने की संभावना रहती है। WHO ने वीर्य के लिए निम्नलिखित मापदंड निर्धारित किए हैं—

मात्रा	–	1.5 ml या अधिक
शुक्राणुओं की संख्या	–	15 million/ml या अधिक
चलते शुक्राणु	–	50 प्रतिशत या अधिक
सामान्य आकार प्रकार	–	30 प्रतिशत या अधिक
सफेद रक्तकण की संख्या	–	1 million/ml या कम

सामान्य वीर्य, जाँच में क्षारीय होता है एवं उसमें Fructose की अच्छी मात्रा होती है। अम्लीय वीर्य या फ्रुक्टोज की अनुपस्थिति का कारण है वीर्य के रास्ते में रुकावट। यदि वीर्य की बार-बार जाँच में एक भी शुक्राणु न मिले तो उसे एजोस्पर्मिया (azoospermia) कहते हैं। करीब एक प्रतिशत पुरुषों के वीर्य में शुक्राणु बिल्कुल नहीं पाए जाते यानी

एजोस्पर्मिया होता है। टेस्टिस में स्टेम सेल नहीं होने के कारण या शुक्राणुओं के रास्ते में रुकावट के कारण जाँच में एजोस्पर्मिया मिल सकता है। यदि शुक्राणुओं की संख्या 15 million/ml से कम हो तो उसे ऑलिगोस्पर्मिया (oligospermia) कहा जाता है। इसके अनेकों कारण होते हैं, जैसे अधिक तापमान, दूषित वातावरण, मधुमेह, उच्च रक्तचाप, कुछ दवाएँ, धूम्रपान तथा मादक द्रव्य इत्यादि। शुक्राणुओं के रास्ते में आंशिक रुकावट के कारण भी इनकी संख्या में कमी पाई जा सकती है। यदि चलते हुए शुक्राणुओं की संख्या परिमाण से कम हो तो उसे ऐस्थिनोस्पर्मिया (asthenospermia) कहते हैं। अंतिम यौन संपर्क एवं वीर्य की जाँच के बीच का लंबा अंतराल, जननांगों का संक्रमण, वैरिकोसिल एवं ऐंटीस्पर्म ऐंटीबॉडी के कारण ऐस्थिनोस्पर्मिया होने की संभावना रहती है। शुक्राणुओं के आकार में विकृति को टेराटोस्पर्मिया (teratospermia) कहा जाता है। यदि वीर्य में WBC अधिक संख्या में पाए गए तो उसकी चिकित्सा डॉक्सीसाइक्लिन (Doxycycline) नामक ऐंटीबायोटिक देकर की जाती है, जिसका 100 मिलीग्राम प्रतिदिन दो बार, दो सप्ताह तक दिया जाता है। यदि शुक्राणुओं में बार-बार गड़बड़ी पाई जाए तो इसके लिए हॉर्मोन एवं जेनेटिक जाँच की भी जरूरत होती है। वीर्य की मात्रा निम्न परिस्थितियों में कम हो सकती है—

1. वीर्य का नमूना इकट्ठा करने में गड़बड़ी।
2. वीर्य के रास्ते में आंशिक रुकावट।
3. वीर्य का मूत्राशय में विसर्जन या स्खलन हो जाना—ऐसा अक्सर प्रॉस्टेट ग्रंथि के ऑपरेशन के बाद होता है। मधुमेह, स्पाइनल इंजुरी या अन्य स्नायु संबंधी बीमारियों एवं कुछ दवाओं के प्रभाव से भी मूत्राशय में वीर्य स्खलन हो सकता है। स्खलन के बाद मूत्र की जाँच से इसका पता चलता है।

□

बंध्यापन की चिकित्सा
(Treatment of Infertility)

—डॉ. हिमांशु राय

बंध्यापन की चिकित्सा

किसी भी रोग की सही चिकित्सा उसके कारण पर निर्भर करती है। अतः बंध्यापन की चिकित्सा के पहले पूरी जाँच के द्वारा यह जानना आवश्यक है कि गर्भाधान नहीं होने का कारण क्या है और इसके लिए पति एवं पत्नी दोनों की जाँच की जाती है। यदि कारण पता चल जाए तो उसका समुचित उपचार किया जाता है। समस्या तब खड़ी होती है, जब किसी कारण का पता जाँच-पड़ताल के बाद भी नहीं चल पाता है या जाँच में कोई ऐसी समस्या पाई जाती है, जिसका उपचार संभव नहीं है। बंध्यापन की चिकित्सा के लिए साधारणतया जो उपाय किए जाते हैं, वे नीचे वर्णित हैं।

जीवनशैली में सुधार

1. प्रदूषण से बचाव—धीरे-धीरे यह बात स्पष्ट हो रही है कि वातावरण के प्रदूषण या विषैलेपन से बंध्यापन हो सकता है। प्रदूषण से अंडाणु और शुक्राणुओं के विकास में बाधा पहुँचती है तथा हॉर्मोंस को भी यह नुकसान पहुँचाता है। प्रदूषण का बुरा प्रभाव कभी भी पड़ सकता है, माँ के पेट में, जन्म के बाद या बड़ा होने पर। अतः पति या पत्नी में से कोई भी यदि किसी फैक्ट्री में काम कर रहे हों, जहाँ प्रदूषण की अधिक संभावना हो तो उन्हें अपने काम में परिवर्तन लाना चाहिए।
2. मोटापा में कमी—ओवरी की कार्य कुशलता स्त्री के वजन से संबंधित है। बहुत कम या बहुत अधिक वजन दोनों ही प्रजनन के लिए हानिकारक है। यदि शरीर में वसा यानी चर्बी बहुत कम हो तो हाइपोथैलमस ठीक से काम नहीं करता है। यदि पेड़ू के ऊपर चर्बी अधिक हो तो इंसुलिन की

कार्यकुशलता में कमी पाई जाती है, जिससे बंध्यापन हो सकता है। अधिक मोटापा होने पर यदि वजन में पाँच से दस प्रतिशत की कमी लाई जाए तो प्रजनन क्रिया में काफी सुधार आ जाता है। मोटापा से ग्रसित बंध्यापन के लिए भोजन में सुधार और व्यायाम ही मुख्य और प्रथम उपचार हैं। मोटापा के साथ यदि गर्भाधान हो भी गया तो गर्भजनित परेशानियों की काफी संभावना रहती है जैसे—उच्च रक्तचाप, गर्भजनित मधुमेह, समयपूर्व प्रसव इत्यादि। साथ-साथ गर्भपात, भ्रूण में विकृतियाँ एवं गर्भ में भ्रूण की मृत्यु होने का भी डर रहता है। अत: जो स्त्रियाँ अत्यंत मोटी हों, उन्हें बिना वजन कम किए बंध्यापन की चिकित्सा नहीं करानी चाहिए।

3. विटामिन एवं फोलिक एसिड की आपूर्ति—प्रतिदिन मल्टी विटामिन की गोली और चार मिलीग्राम फोलिक एसिड की गोली बंध्यापन की चिकित्सा के समय लेनी आवश्यक है।
4. मानसिक तनाव—अत्यधिक मानसिक तनाव भी संतानोत्पत्ति में बाधा पहुँचा सकता है, क्योंकि इससे नियमित डिंबक्षरण दुष्प्रभावित होता है। ऐसे दंपती में ध्यान एवं मनोचिकित्सीय परामर्श से फायदा पहुँचता है।

प्रोलैक्टिन की अधिकता (Hyperprolactinaemia)—प्रोलैक्टिन पीयूष ग्रंथि से निकलनेवाला एक हॉर्मोन है, जिसका प्रभाव प्रजनन क्रिया पर पड़ता है। यदि प्रोलैक्टिन रक्त में अधिक मात्रा में हो तो ओवुलेशन नहीं हो पाता है। प्रोलैक्टिन बढ़ने के अनेकों कारण हैं, जिनमें से एक पीयूष ग्रंथि का ट्यूमर भी है। छोटा ट्यूमर हो तो उसकी चिकित्सा दवा से की जाती है, पर बड़े ट्यूमर के लिए शल्य चिकित्सा की आवश्यकता पड़ सकती है। यदि रक्त में प्रोलैक्टिन की मात्रा अधिक पाई जाए तो उसके कारण की जाँच करके उचित उपचार किया जाता है। प्रोलैक्टिन कम करने के लिए ब्रोमोक्रिप्टीन (Bromocryptine) या कैबगोलिन (Cabgoline) दवा दी जाती है, जिसे गर्भाधान हो जाने के बाद बंद कर दिया जाता है। यदि पीयूष ग्रंथि में 10mm से बड़ा ट्यूमर हो तो दवाएँ गर्भावस्था में भी दी जाती हैं, ताकि ट्यूमर और न बढ़े।

हाइपोथायरॉयडिज्म—प्रजनन की उम्र में काफी स्त्रियाँ थायरॉयड की कमी से ग्रसित पाई जाती हैं। पुरुषों की अपेक्षा स्त्रियों में यह कमी पाँच गुनी अधिक संख्या में पाई जाती है। मासिक चक्र एवं प्रजनन क्रिया थायरॉयड की कमी से प्रभावित होते हैं, जो थाइरोक्सिन द्वारा उपचार से सही हो जाते हैं।

दवाओं से डिंबक्षरण (Ovulation Induction)—इस चिकित्सा विधि में दवाओं के द्वारा डिंबों का विकास और क्षरण सुनिश्चित किया जाता है। जिन स्त्रियों में डिंब विकास किसी कारण से स्वत: नहीं हो पाता है, अधिकांशत: उन्हीं को ये

दवाएँ दी जाती हैं, पर किसी अन्य कारण या अस्पष्ट कारणों से बंध्यता की स्थिति में भी इन दवाओं का प्रयोग किया जाता है, जिसे सुपर ओवुलेशन कहते हैं। डिंब विकास और डिंबक्षरण नहीं होने के मुख्य कारण पी.सी.ओ.एस., डिंब की कमी (DOR), पिट्यूटरी, हाइपोथैलमस या थायरॉयड की क्रिया में गड़बड़ियाँ हैं। कभी-कभी ओवरी के ट्यूमर या ऐडरिनल की जटिलताएँ भी डिंबक्षरण को बाधित करती हैं। डिंब विकास एवं डिंबक्षरण के लिए निम्न दवाओं का उपयोग किया जाता है—

- **क्लोमिफेन साइट्रेट (Clomiphene Citrate) या सीसी**—अंडोत्पत्ति के लिए क्लोमीफेन का इस्तेमाल सबसे अधिक किया जाता है। पहले महीने में 50 मिलीग्राम की गोली मासिक चक्र के दूसरे से पाँचवें दिन के बीच शुरू करके लगातार पाँच दिनों तक दी जाती है। यदि अंडों का विकास नहीं हुआ तो अगले महीने 100 मि.ग्री. की गोली दी जाती है। यह दवा तीन से छह मासिक चक्रों में दी जा सकती है। उससे लंबे समय तक देने से कोई लाभ नहीं होता। यदि 100 मि.ग्रा. प्रतिदिन की मात्रा पर अंडों का विकास नहीं हुआ या गर्भाधान नहीं हो पाया, तब अन्य दवाओं की सहायता ली जाती है।
- **मेटफोर्मिन एवं अन्य इंसुलिन सेन्सीटाईजर्स**—ये दवाएँ शरीर में इंसुलिन की कार्यक्षमता में सुधार लाती हैं। यदि डिंबक्षरण नहीं होने का कारण पी.सी.ओ.एस. हो तो मेटफॉर्मिन से उपचार काफी सहायक होता है, जो इंसुलिन रजिस्टेंस को कम करके प्रजनन प्रणाली में सुधार लाता है और डिंबक्षरण करा सकता है। इसे 500 मि.ग्रा. की गोली के रूप में प्रतिदिन तीन बार दी जाती है।
- **गोनैडोट्रोपिन्स**—गोनैडोट्रोपिन्स पीयूष ग्रंथि से निकलनेवाले स्राव हैं, जो ओवरी को उत्प्रेरित करते हैं और डिंबक्षरण कराते हैं। बाजार में ये स्राव दवा के रूप में भी उपलब्ध हैं, जिन्हें इन्जेक्शन द्वारा दिया जाता है। क्लोमिफेन की चिकित्सा से लाभ नहीं मिलने पर गोनैडोट्रोपिन्स का उपयोग किया जाता है, क्योंकि ये अधिक सफलतापूर्वक डिंबक्षरण और गर्भाधान करा सकते हैं। इनकी मात्रा कम-से-कम, केवल उतनी ही दी जाती है, जितना से डिंबक्षरण हो जाए, क्योंकि कभी-कभी इसका प्रभाव काफी तीव्रता से पड़ता है। इस दवा की चिकित्सा की अवधि में गहन देखभाल की जरूरत पड़ती है, क्योंकि दवा का प्रभाव हर व्यक्ति में और एक ही व्यक्ति के हर मासिक चक्र में एक जैसा नहीं पड़ता। ओवरी के अधिक उत्प्रेरित होने का डर रहता है। इसके अलावा गर्भाधान हो तो

जुड़वाँ या दो से अधिक बच्चों की संभावना बढ़ जाती है।

- **एरोमेटेज इनहिबिटर्स (Aromatase Inhibitors)**—इस श्रेणी में लेट्रोजोल (Letrozole) और एनास्ट्रोजोल (Anastrozole) दवाएँ आती हैं। इनका उपयोग अधिकांशतः स्तन कैंसर की चिकित्सा के लिए किया जाता है, पर डिंबक्षरण के लिए बंध्यापन की चिकित्सा में भी ये काफी उपयोगी साबित हुई हैं। लेट्रोजोल की 2.5 या 5 मि.ग्रा. की गोली क्लोमिफेन साइट्रेट (CC) की तरह प्रति मासिक चक्र में पाँच दिनों तक दी जाती है। डिंबक्षरण और गर्भाधान में इस दवा से काफी सहायता मिलती हैं। कई बार इसे गोनाडोट्रोपिन के साथ भी दिया जाता है और इसके देने से अपेक्षाकृत कम मात्रा में गोनाडोट्रोपिन की जरूरत पड़ती है।
- **दवाओं से जटिलताएँ**—बंध्यापन की चिकित्सा में डिंबक्षरण करानेवाली दवाओं का उपयोग सर्वथा सुरक्षित नहीं है। कई बार इनके हानिकारक परिणाम भी देखने को मिलते हैं। अतः इन दवाओं का उपयोग चिकित्सक की देखरेख में, कम-से-कम, पर प्रभावशाली मात्रा में एवं दुष्परिणाम पर नजर रखते हुए ही किया जाता है। मुख्यतः दो जटिलताएँ हो सकती हैं—

1. ओवरी का अत्यधिक उत्प्रेरित हो जाना (Ovarian Hyperstimulation Syndrome-या OHSS)—यदि ओवरी अत्यधिक उत्प्रेरित हो जाते हैं तो उनका आकार बढ़ जाता है और यह अधिकांशतः गोनैडोट्रोपिन से चिकित्सा के दौरान होता है। पीड़ित महिला को पेट में दर्द होता है और पेट फूला हुआ लगता है। मूत्र की मात्रा में कमी, पेट में पानी का जमाव, पाचन क्रिया में गड़बड़ी, साँस लेने में कठिनाई, रक्त में गाढ़ापन एवं थ्रौम्बोइम्बोलिज्म हो सकता है। ये तकलीफें या तो दवा के दौरान हो सकती हैं या गर्भ की प्रारंभिक अवस्था में। ओ.एच.एस.एस. से पीड़ित महिला को गहन देखभाल की जरूरत पड़ती है और सही उपचार के लिए उसे अस्पताल में रखना पड़ता है।
2. गर्भ में दो या उससे अधिक बच्चों की संख्या—डिंबक्षरण करानेवाली दवाओं को देने से ओवरी कई बार अधिक उत्प्रेरित हो जाते हैं और कई डिंब एक साथ क्षरित हो सकते हैं, जिसके कारण जुड़वाँ या दो से अधिक भ्रूण बनने की संभावना काफी बढ़ जाती है। यदि गर्भ में एक से अधिक भ्रूण हों तो गर्भ संबंधी जटिलताओं की संभावना भी अधिक हो जाती है। अतः ओवरी को उत्प्रेरित करनेवाली दवाओं की मात्रा इतनी कम होनी चाहिए कि केवल एक या दो डिंब ही क्षरित हों।

ओवेरियन ड्रिलिंग—पी.सी.ओ.एस. से ग्रसित महिलाओं में कई बार क्लोमीफेन या अन्य दवाएँ डिंब विकास नहीं करा पाती हैं। पहले ऐसी समस्या का समाधान शल्य क्रिया द्वारा किया जाता था, जिसमें ओवरी का एक छोटा भाग काटकर हटा दिया जाता था, जिसे wedge resection कहते हैं, पर इस शल्य क्रिया के कई दुष्प्रभाव हैं, जिनके कारण इसका उपयोग अब नहीं किया जाता है। अब विभिन्न दवाओं द्वारा ही डिंब विकास कराया जाता है और उनके असफल होने पर लैप्रोस्कॉपी विधि से ओवरी की ड्रिलिंग की जाती है, जिसमें दोनों ओवरी में डायाथर्मी द्वारा चार-पाँच छोटे-छोटे छिद्र कर दिए जाते हैं। इस शल्य क्रिया के बाद डिंबक्षरण एवं गर्भाधान की संभावना काफी बढ़ जाती है। यह शल्य क्रिया भी शत-प्रतिशत सुरक्षित नहीं है, अत: दवाओं के काम नहीं करने पर ही इस विधि का प्रयोग करना चाहिए।

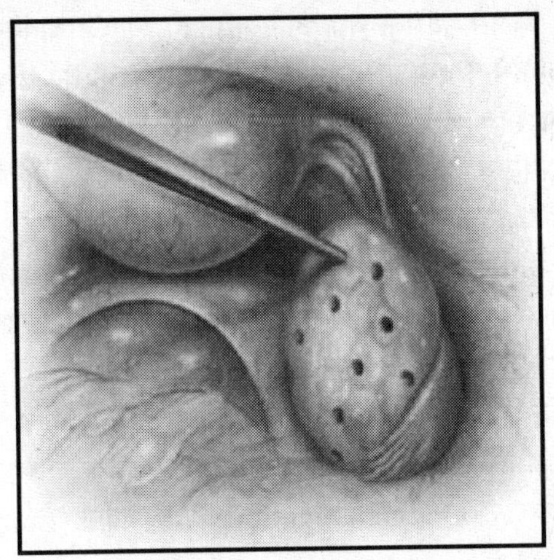

ओवेरियन ड्रिलिंग

डिंब की कमी—ओवरी में यदि सारे फॉलिकल समाप्त हो जाएँ या बहुत कम बच जाएँ तो गर्भाधान नहीं हो पाता है। इसकी पहचान के लिए मासिक चक्र के दूसरे या तीसरे दिन रक्त में FSH की मात्रा मापी जाती है। 15 IU/L से अधिक मात्रा में FSH हो तो दवाओं या गोनैडोट्रोपिन से फायदे की बहुत कम उम्मीद रहती है। FSH बढ़ने के पहले ऐंटीमूलेरियन हॉर्मोन कम होने लगता है। यदि AMH की मात्रा 1 ng/ml से कम हो तो दवाओं या गोनैडोट्रोपिन से डिंबक्षरण की संभावना बहुत ही कम होती है।

स्त्रियों में मासिक चक्र साधारणतया 12 से 14 वर्ष की उम्र में प्रारंभ होता है और लगभग 50 वर्ष की उम्र में ओवरी में अंडों के खत्म हो जाने के कारण समाप्त हो जाता

है। मासिक स्राव हर महीने अंडे के विकास एवं गर्भधारण नहीं होने की स्थिति में उनके नष्ट हो जाने के कारण होता है।

स्त्रियों में अधिकतम प्रजनन क्षमता 16 से 35 वर्ष की आयु तक रहती है, जिसके बाद यह धीरे-धीरे कम होने लगती है। कई स्त्रियों में सारे डिंब कम उम्र में ही पूर्णत: नष्ट हो जाते हैं और ऐसी स्थिति में मासिक चक्र कम आयु में ही अनियमित होकर अंतत: बंद हो जाता है। इसे समयपूर्व रजोनिवृत्ति (Premature Menopause) कहते हैं। कई बार ऐसा स्वत: भी हो सकता है, पर ऑपरेशन द्वारा डिंबग्रंथियों को निकाल देना, कैंसर के लिए विकिरण चिकित्सा एवं कैंसर के लिए उपयोग की जानेवाली कड़ी दवाओं के कारण भी समयपूर्व रजोनिवृत्ति हो सकती है।

कुछ स्त्रियों में डिंब तो अपनी जगह पर रहते हैं, पर उनके विकास की प्रक्रिया बाधित हो जाती है, जिससे मासिक चक्र अनियमित हो जाता है या बिल्कुल रुक ही जाता है। ऐसी स्थिति में विभिन्न दवाओं द्वारा विकास की प्रक्रिया को ठीक किया जा सकता है और गर्भधारण भी हो सकता है।

कई बार बाँझपन का इलाज कराते-कराते महिला की उम्र काफी हो जाती है और डिंब की गुणवत्ता और निषेचित होने की क्षमता कम हो जाती है। यदि निषेचन हो भी गया तो भ्रूण का गर्भ में आरोपण सामान्य नहीं हो पाता है। यदि इस प्रकार का भ्रूण आरोपित हो भी जाए तो इसके बाद उसका यथोचित विकास नहीं हो पाता है और इन बच्चों में आनुवंशिक रोग होने की संभावना भी अधिक रहती है।

ऐसी स्त्रियों के लिए जिनके डिंब नहीं हैं या जिनकी उम्र बहुत अधिक हो चुकी है, किसी दूसरी कम उम्र की स्त्री के डिंबों की सहायता से गर्भधारण संभव एवं सहायक हो सकता है, जिसे डिंबदान (Oocyte Donation) या भ्रूणदान (Embryo Donation) कहते हैं।

डिंबदान—डिंबदान में दूसरी स्त्री का डिंब प्राप्तकर पति के शुक्राणुओं से निषेचित किया जाता है, जबकि भ्रूणदान में संग्रहीत भ्रूण को ही गर्भाशय में डाल दिया जाता है। यह आधुनिक चिकित्सा विज्ञान का एक नया आयाम है, जिसने असंभव को संभव कर दिया है। डिंबदान के द्वारा गर्भधारण के लिए आई.वी.एफ. यानी टेस्ट ट्यूब बेबी पद्धति का प्रयोग किया जाता है। डिंबदान करनेवाली महिला की उम्र 20 से 34 वर्ष के बीच होनी चाहिए, उसका मासिक चक्र नियमित होना चाहिए एवं उसे किसी प्रकार की आनुवंशिक या संक्रामक रोग नहीं होना चाहिए। बंध्याकरण करा चुकी हुई स्त्रियाँ भी डिंबदान कर सकती हैं। पूरी तरह जाँच-पड़ताल के बाद डिंब दानकर्ता को हॉर्मोन की सुइयाँ दी जाती हैं, ताकि अधिक संख्या में डिंबों का विकास हो सके। पूर्ण विकसित होने पर इन डिंबों को हल्की बेहोशी में सुई के द्वारा योनिमार्ग से बाहर निकाल

लिया जाता है और उसी दिन उन्हें प्राप्तकर्ता स्त्री के पति के शुक्राणुओं से निषेचित कर दिया जाता है। डिंबदान के बाद बेहोशी खत्म होते ही डिंबदाता स्त्री घर लौट सकती है। डिंबदान करनेवाली स्त्री को इसके लगभग दो सप्ताह बाद स्वतः मासिक आ जाता है और मासिक चक्र पहले जैसा हो जाता है। वह स्त्री जब चाहे, अपनी इच्छानुसार फिर माँ बन सकती है। दो दिनों के बाद निषेचित किए गए डिंबों से बने भ्रूण को प्राप्तकर्ता स्त्री के गर्भ में डाल दिया जाता है। ऐसा करने से पहले प्राप्तकर्ता स्त्री को भी विभिन्न दवाओं द्वारा गर्भाशय को गर्भधारण करने योग्य बना दिया गया होता है।

भ्रूण यदि अधिक संख्या में बन जाएँ, तब कुछ भ्रूणों को शीतीकरण (Cryopreservation) पद्धति के द्वारा तरल नाइट्रोजन में –173 डिग्री पर बर्फीली अवस्था में जमा कर दिया जाता है। इन भ्रूणों का उपयोग बाद में जरूरत के अनुसार किया जा सकता है या तो उसी स्त्री में दुबारा गर्भधारण के लिए या पहला प्रयास असफल होने पर, या, किसी अन्य जरूरतमंद स्त्री के लिए। बर्फीली अवस्था में ये भ्रूण लगभग 5 साल तक सुरक्षित रहते हैं।

डिंबवाहिनी नलियों (Fallopian Tubes) की गड़बड़ी—डिंबवाहिनी नलियों में ही पुरुष शुक्राणु स्त्री डिंब के संपर्क में आता है, वहीं निषेचन होता है और उसके बाद भ्रूण का निर्माण शुरू होता है। इन नलियों में कभी-कभी जन्मजात गड़बड़ी रहती है, जिसके कारण ये काम लायक नहीं रहती हैं। जन्म के बाद भी कई कारणों से ये नलियाँ बंद हो सकती हैं। उन कारणों में संक्रमण प्रमुख हैं। अगल-बगल के दबाव से भी नलियाँ बंद हो सकती हैं, जैसे एंडोमेट्रियोसिस, पेरिटोनाइटिस या ओवेरियन ट्यूमर इत्यादि। अगर एक नली भी खुली हो तो गर्भधारण हो सकता है, पर दोनों तरफ की नलियाँ बंद हों तो गर्भाधान नहीं हो पाएगा। कभी-कभी नलियाँ पूर्णतः बंद नहीं होतीं, पर किसी खास जगह पर काफी पतली हो जाती हैं। ऐसी नलियों में अस्थानिक गर्भ यानी निषेचित भ्रूण के ट्यूब में अटकने की संभावना रहती है। बंद नलियों को ऑपरेशन के द्वारा ठीक किया जा सकता है, पर ऑपरेशन की सफलता इस बात पर निर्भर करती है कि पूरी नली बंद है या कोई एक छोटा भाग। खुला हुआ भाग पूरी तरह स्वस्थ है कि नहीं, यह भी सफलता के लिए महत्त्वपूर्ण है। यदि दोनों तरफ की नलियाँ बंद हों या इतनी खराब हो चुकी हों कि वे शुक्राणुओं को या निषेचित भ्रूण को गति नहीं दे पाएँ तो निषेचन ही नहीं होगा या होगा भी तो अस्थानिक गर्भ की गंभीर स्थिति पैदा होगी। कभी-कभी पूरी नलिकाएँ खुली होती हैं, पर एक या दोनों का अंतिम सिरा बंद रहता है, जिससे नली में द्रव जमा हो जाता है, जिसे हाइड्रोसैल्पिंक्स (Hydrosalpinx) कहते हैं। बंद नलियों के कारण हुए बंध्यापन का उपचार आई.वी.एफ. पद्धति से किया जा सकता है, पर हाइड्रोसैल्पिंक्स रहने पर आई.वी.एफ. द्वारा गर्भाधान में सफलता कम मिलती है, क्योंकि यह द्रव निरोपित भ्रूण के

लिए हानिकारक है। अतः ऐसी स्त्रियों को आई.वी.एफ. के पहले अपने हाइड्रोसैल्पिंक्स को शल्य क्रिया द्वारा हटवा लेना चाहिए।

कभी-कभी बंध्याकरण कराई हुई स्त्रियाँ पुनः गर्भधारण करना चाहती हैं और अपनी बंद ट्यूब्स को खुलवाना चाहती हैं। यदि ट्यूब में और कोई बीमारी नहीं हो तथा बंद भाग के दोनों तरफ जोड़ने लायक स्वस्थ भाग मौजूद हो तो यह संभव है। इसे ट्यूब का रिकानालाइजेशन (Recanalisation) कहते हैं। यदि बंध्याकरण ऑपरेशन सही यानी प्रामाणिक तरीके से किया गया हो एवं जोड़ने लायक ट्यूब के अच्छे भाग दोनों तरफ मौजूद हों तो सफलता की दर 50-60 प्रतिशत होती है। इस ऑपरेशन के बाद अस्थानिक गर्भ की संभावना अधिक रहती है।

वीर्य में शुक्राणुओं की संख्या में कमी—WHO ने वीर्य के लिए कुछ मापदंड निर्धारित किए हैं। वीर्य की मात्रा 1.5 ml या अधिक, शुक्राणुओं की संख्या 15 million/ml या अधिक, चलते शुक्राणु 50 प्रतिशत या अधिक, सामान्य आकार-प्रकार 30 प्रतिशत या अधिक और सफेद रक्तकण की संख्या 1 million/ml या कम होनी चाहिए। सामान्य वीर्य जाँच में क्षारीय होता है एवं उसमें Fructose की अच्छी मात्रा होती है। अम्लीय वीर्य या फ्रुक्टोज की अनुपस्थिति का कारण है वीर्य के रास्ते में रुकावट।

वीर्य की जाँच में कई तरह की गड़बड़ियाँ मिल सकती हैं, जैसे—

1. वीर्य स्खलन नहीं होना।
2. वीर्य की मात्रा कम।
3. शुक्राणुओं की संख्या कम।
4. शुक्राणुओं की गतिशीलता कम।
5. शुक्राणुओं के आकार में गड़बड़ी।
6. सफेद रक्तकण की संख्या अधिक।

यदि वीर्य में शुक्राणु नहीं पाए जाएँ या बहुत कम संख्या में पाए जाएँ तो कम-से-कम दो जाँच के बाद ही उसे कम घोषित करना चाहिए। ऐसे दंपती में आई.यू.आई. (I.U.I) की विधि सहायक होती है। यदि शुक्राणुओं की संख्या अत्यंत ही कम हो तो आई.वी.एफ. पद्धति से इक्सी (ICSI-Intracytoplasmic Sperm Inoculation) किया जा सकता है। यदि एक भी शुक्राणु न हो तो वीर्यदान से प्राप्त शुक्राणुओं द्वारा आई.यू.आई. किया जा सकता है या बच्चा गोद लिया जा सकता है।

वीर्यदान

वीर्यदान करनेवाले व्यक्ति का चयन पूरी जाँच-पड़ताल के बाद ही किया जाता है। किसी खास दंपती के लिए चुनाव करते समय पति से मिलते-जुलते रंग रूप,

ब्लड ग्रुप एवं कद-काठीवाले पुरुष के शुक्राणु का प्रयोग किया जाता है। वीर्यदान करनेवाले व्यक्ति की शारीरिक जाँच तथा उनके एवं उनके परिवार की चिकित्सीय एवं आनुवंशिक इतिहास की जाँच भी ठीक से होनी चाहिए। उसके खून की जाँच के द्वारा संक्रामक रोगों, जैसे एड्स, सिफिलिस और हेपेटाइटिस-बी के न होने का प्रमाण प्राप्त करना भी आवश्यक है। दान किए गए वीर्य को समुचित प्रक्रिया द्वारा साफ करके उसमें से गतिशील एवं स्वस्थ शुक्राणुओं को अलग कर उन्हें तरल नाइट्रोजन में -170 डिग्री सेन्टीग्रेड पर संग्रहित कर लिया जाता है और तीन से छह महीने के बाद वीर्यदान करनेवाले व्यक्ति की पुनः जाँच के बाद ही उस संग्रहित वीर्य को इस्तेमाल किया जाता है। इन उपायों से संक्रामक रोगों की संभावना नगण्य हो जाती है। न तो वीर्यदाताओं की पहचान वीर्य लेनेवाले को दी जाती है और न वीर्य लेनेवाले की पहचान वीर्य देनेवाले को दी जाती है।

वीर्यदान द्वारा गर्भाधान की विधि

पत्नी को मासिक के दूसरे दिन से छठे दिन तक क्लोमीफेन (Clomiphene) नामक दवा दी जाती है, जिससे अंडे का विकास सुनिश्चित हो सके। कभी-कभी एच.एम.जी. (Human Menopausal Gonadotropin) नामक हॉर्मोन की सुई भी देनी पड़ती है, जो डिंब का विकास कराने में सफल होता है। मासिक चक्र के नौवें या दसवें दिन से अल्ट्रासाउंड द्वारा जाँच करके देखा जाता है कि फॉलिकल ठीक से विकसित हो रहा है कि नहीं। जब तक फॉलिकल का व्यास 18 मिलीमीटर न हो जाए, उसकी जाँच हर रोज या एक रोज के अंतराल पर की जाती है। 18 मिलीमीटर होने पर एच.सी.जी. (Human Corionic Gonadotropin) की सुई दी जाती है। इस सुई के लगभग 36 घंटे बाद संग्रहित शुक्राणुओं को एक प्लास्टिक की पतली नली के द्वारा स्त्री के गर्भाशय में डाल दिया जाता है। इस प्रकिया में सामान्यतः दर्द या कोई अन्य असुविधा नहीं होती है।

गर्भाशय में वीर्यारोपण (Intra Uterine Insemination or I.U.I)—आई.यू.आई. कृत्रिम गर्भाधान की एक विधि है, जिसमें पति के वीर्य से स्वस्थ शुक्राणुओं को अलग कर एक पतली नली के द्वारा उन्हें पत्नी के गर्भाशय के अंदर डाल दिया जाता है। आई.यू.आई. निम्न परिस्थितियों में किया जाता है—

1. **वीर्य के निष्खलन में रुकावट**
2. **निगेटिव पोस्ट क्वायटल टेस्ट**—अगर गर्भाशय ग्रीवा के पानी में पति के शुक्राणु ठीक से गतिशील नहीं रह पाते हों।
3. **पुरुष प्रधान बाँझपन**—यदि वीर्य में शुक्राणुओं की संख्या में कमी हो या

उनकी गतिशीलता और गुणवत्ता में कमी हो तो आई.यू.आई. से गर्भाधान की कोशिश की जाती है।

4. **स्त्री डिंब के विकास में कमी**—इसके लिए पहले अंडों को बढ़ाने के लिए विभिन्न दवाएँ दी जाती हैं और जब उनका समुचित विकास हो जाता है, तब आई.यू.आई. की प्रक्रिया की जाती है।
5. **एंडोमेट्रियोसिस**—यदि एंडोमेट्रियोसिस की तीव्रता बहुत अधिक न हो तो आई.यू.आई. करने से छह महीने में लगभग 15 प्रतिशत स्त्रियों को गर्भाधान की संभावना रहती है।
6. **बाँझपन का अस्पष्ट कारण**—सभी उपलब्ध जाँचों के बाद भी यदि बाँझपन का कारण पता न चले तो आई.यू.आई. से सफलता मिल सकती है।
7. **आई.वी.एफ. के पूर्व**—अगर गर्भाशय की एक भी नली खुली हो, तब आई.वी.एफ. के पूर्व आई.यू.आई. के द्वारा कोशिश की जा सकती है, जिससे छह महीनों में 10 से 15 प्रतिशत जोड़ों में सफलता मिलने की उम्मीद रहती है।

विधि

यह इलाज अपने आप में बहुत ही सरल है। मासिक शुरू होने के दूसरे दिन से छठे दिन तक पत्नी को दवा दी जाती है, जिससे डिंब का विकास सुनिश्चित हो। कभी-कभी एच.एम.जी. की सुई की भी जरूरत पड़ सकती है। मासिक के आठवें दिन के बाद आई.यू.आई. करने तक सहवास वर्जित रहता है। मासिक चक्र के नौवें या दसवें दिन से अल्ट्रासाउंड द्वारा फॉलिकल की जाँच हर रोज या हर एक दिन के अंतराल पर की जाती है और सही आकार मिलने पर एच.सी.जी. की सुई दी जाती है। सुई देने के लगभग 36 घंटे बाद पति अपना वीर्य एक पात्र में देते हैं। इस वीर्य में से अच्छे शुक्राणुओं को सीमेन वॉश की प्रक्रिया के द्वारा अलग कर लिया जाता है। सीमेन वाश विभिन्न प्रकार से किया जा सकता है, जिसका चुनाव वीर्य के गुण के आधार पर तय किया जाता है। इन साफ किए हुए शुक्राणुओं को एक प्लास्टिक की पतली नली के द्वारा पत्नी के गर्भाशय में डाल दिया जाता है। इस प्रकार से प्राप्त शुक्राणुओं को भविष्य में इस्तेमाल करने के लिए सीमेन बैंक में भी रखा जा सकता है। साधारणतया आई.यू.आई. के चौदह दिनों के बाद मासिक स्राव का समय आता है। यदि स्राव नहीं हुआ तो सफल गर्भधारण की जाँच की जाती है। मासिक स्राव आ जाने पर फिर से यह प्रक्रिया दुहराई जाती है।

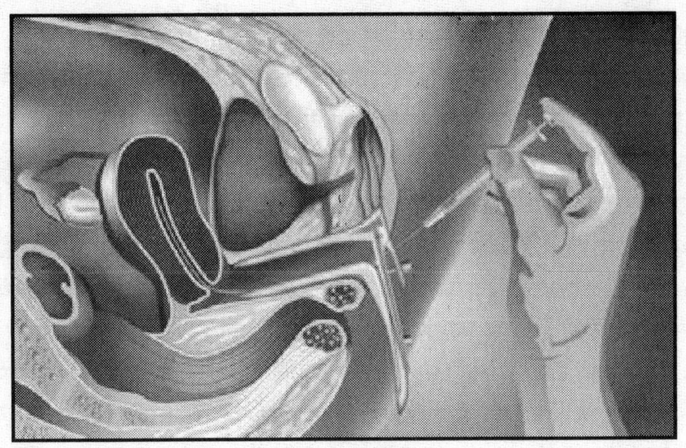

आई. यू. आई.

आई.यू.आई. के अनचाहे प्रभाव (Side Effects)

- एक से ज्यादा बच्चे का गर्भ में ठहर जाना।
- अस्थानिक गर्भ (Ectopic Pregnancy)।
- संक्रमण।
- ओवरी का अत्यधिक उत्प्रेरण (OHSS)।

ये बुरे असर यदा-कदा ही होते हैं। आई.यू.आई. की सफलता के लिए यह आवश्यक है कि डिंबवाहिनी नलियाँ (कम-से-कम एक) खुली हुई हों और ठीक तरह से काम कर रही हों। अतः आई.यू.आई. के पहले नलियों की जाँच अवश्य कर लेनी चाहिए। इस विधि से सफलता की संभावना मुख्यतः स्त्री की उम्र, पति में शुक्राणुओं की संख्या एवं उनकी गुणवत्ता, गर्भाशय की नली के स्वास्थ्य एवं डिंब के विकास के लिए दी जानेवाली दवा की मात्रा पर निर्भर करती है। इसके अलावा किस कारण से आई.यू.आई. किया जा रहा है, उस पर भी सफलता निर्भर करती है।

आई.वी.एफ. (IVF) या टेस्ट ट्यूब बेबी

बाँझपन के इलाज में आई.वी.एफ. एक मील का पत्थर साबित हुआ है। स्त्रियों में बाँझपन के कारणों के सारे इलाज करने के बाद सफलता नहीं मिलने पर आई.वी.एफ. का उपयोग किया जाता है। इसी तरह पुरुष प्रधान बाँझपन का इलाज इक्सी के द्वारा अधिकतर परिस्थितियों में किया जा सकता है। इन दोनों विधियों में स्त्री की ओवरी से डिंब को निकालकर प्रयोगशाला में पति के शुक्राणुओं से मिलाकर एक मशीन में आगे

के विकास के लिए रख दिया जाता है। इस मशीन को इनक्यूबेटर कहते हैं, जिसके अंदर का वातावरण गर्भाशय के अंदर जैसा होता है। निषेचित डिंब को विकास के लिए इनक्यूबेटर में प्राकृतिक वातावरण प्राप्त होता है और विकास की काफी संभावना रहती है। दूसरे दिन देख लिया जाता है कि निषेचन उचित प्रकार से हो पाया है या नहीं। माइक्रोस्कोप द्वारा देखकर निषेचित डिंबों को असामान्य या अनिषेचित डिंबों से अलग कर लिया जाता है और उन्हें वापस इनक्यूबेटर में पुनः रख दिया जाता है। इसके दो-तीन दिन बाद जब ये भ्रूण का रूप ले चुके होते हैं तब इन्हें फिर से इनक्यूबेटर से बाहर निकाला जाता है और माइक्रोस्कोप के द्वारा देखकर अच्छे भ्रूण को चुना जाता है। चुने हुए सबसे अच्छे एक, दो या तीन भ्रूणों को स्त्री के गर्भाशय में डाल दिया जाता है। इसके 14 दिन बाद खून की जाँच के द्वारा पता चलता है कि ये भ्रूण गर्भाशय में सफलतापूर्वक निरोपित हुए या नहीं। एक बार आई.वी.एफ. करने पर तीन या चार में एक को गर्भधारण की संभावना रहती है। आई.वी.एफ. के पैंतीस साल के इतिहास में कम सफलता की समस्या से विश्वभर के वैज्ञानिक जूझ रहे हैं। सफलता की दर में कमी का प्रमुख कारण स्त्री का अधिक उम्र होना, स्त्री के डिंब की गुणवत्ता कम होना, गर्भाशय की अंत:परत का समुचित विकास नहीं होना, पुरुष के शुक्राणुओं का अच्छा नहीं होना, इत्यादि हैं। इसके अलावा आई.वी.एफ. की प्रक्रिया के दौरान जब डिंब अथवा भ्रूण को शरीर से बाहर रखा जाता है तो उसके द्वारा गर्भाधान होने की क्षमता का ह्रास होता है। डिंब एवं भ्रूण बहुत ही नाजुक होते हैं तथा बार-बार इन्हें इनक्यूबेटर से निकालने पर ये बाहरी वातावरण के द्वारा प्रभावित होते हैं। इसी तरह इनक्यूबेटर के अंदर रखे डिंब एवं भ्रूण भी बार-बार इनक्यूबेटर के खुलने पर अंदर के तापमान और वातावरण के परिवर्तन से प्रभावित होते हैं। इसके अलावा शरीर के बाहर रखने पर भ्रूण की बाहरी सतह, जिसे जोना कहते हैं, वह कड़ी हो जाती है, जिससे गर्भाशय में भ्रूण के निरोपित होने में कठिनाई होती है। डिंब एवं भ्रूण को जितनी देर बाहर रखा जाएगा, उसकी गुणवत्ता उतनी ही कम होती जाएगी। इसीलिए भ्रूण का चयन करने के समय

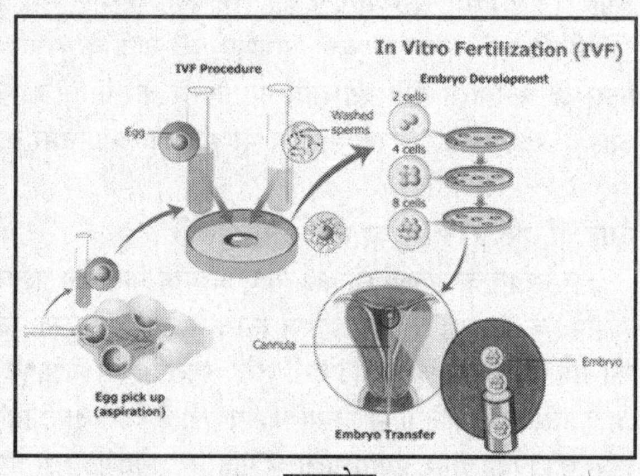

इनक्यूबेटर

यह शीघ्र निर्धारित करना पड़ता है कि उस भ्रूण को गर्भाशय में डाला जाए या नहीं।

भ्रूण और डिंब का समुचित आकलन बहुत बार नहीं हो पाता है। इसी तरह शुक्राणुओं का आकलन भी, जो डिंब की तुलना में बहुत ही सूक्ष्म होते हैं, साधारण सूक्ष्मदर्शी या माइक्रोस्कोप के द्वारा ठीक प्रकार से नहीं हो पाता है। खराब शुक्राणुओं के द्वारा निषेचन करने से गर्भधारण करने की संभावना घट जाती है और गर्भपात का भी खतरा रहता है। इन्हीं सब कारणों से आई.वी.एफ. या इक्सी तकनीक में सफलता की दर कम रहती है। इन सब समस्याओं के निराकरण के लिए वैज्ञानिकों द्वारा निरंतर प्रयास किए जा रहे हैं। इस नई दिशा में कई नई तकनीकें आई हैं, जिनसे सफलता की दर बढ़ रही है।

इम्ब्रियोस्कोप (Embryoscope)—यह एक ऐसा उपकरण है, जिसमें इनक्यूबेटर एवं माइक्रोस्कोप दोनों सम्मिलित हैं। इसके द्वारा डिंब एवं भ्रूण का आकलन करने के लिए उन्हें बाहरी वातावरण में लाने की आवश्यकता नहीं पड़ती है। इसीलिए उनका विकास एक स्थायी और नियमित वातावरण में होता है। इसमें न सिर्फ कार्बनडाइऑक्साइड, बल्कि ऑसीजन एवं नाइट्रोजन को भी नियंत्रित किया जाता है। इसे ट्रिपल गैस सिस्टम कहते हैं।

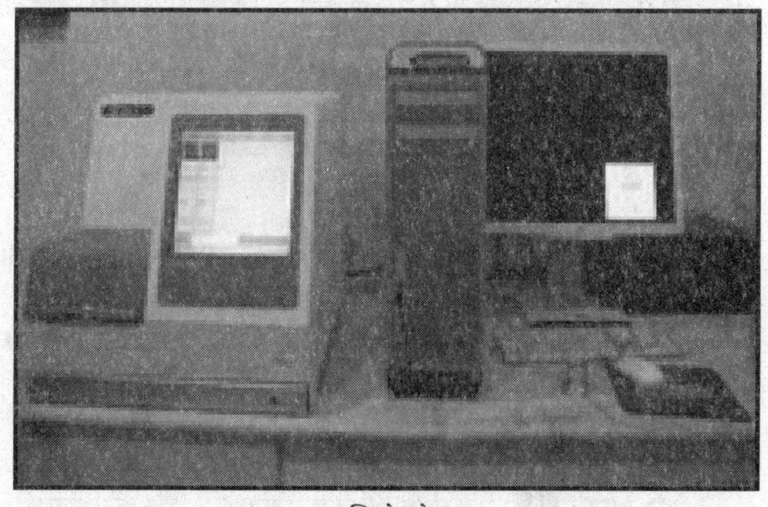

इम्ब्रियोस्कोप

इस प्रकार के इनक्यूबेटर में पुराने इनक्यूबेटर की अपेक्षा अच्छी गुणवत्तावाले भ्रूण बनते हैं। डिंब को इम्ब्रियोस्कोप में डाल देने के बाद हर 10 मिनट पर डिंब का एक फोटो अंदर लगे माइक्रोस्कोप एवं कैमरा के द्वारा लिया जाता है। विकसित हो रहे भ्रूण

की तसवीर एक कंप्यूटर में सुरक्षित होती जाती है। इससे डिंब एवं भ्रूण के विकास को पूरी तरह से देखा जा सकता है एवं विकास में होनेवाली किसी भी असमानता को पकड़ने में चूक नहीं हो सकती है। डिंब एवं भ्रूण के आकलन के लिए यथोचित समय मिलता है। इम्ब्रियोस्कोप के द्वारा आई.वी.एफ. या इक्सी करने से सफलता की दर 20 प्रतिशत बढ़ जाती है।

इक्सी (इन्ट्रासाइटोप्लाजामिक स्पर्म इन्जेशन-ICSI)—इक्सी का अर्थ है स्त्री के शरीर से डिंब को बाहर निकालकर उसका शुक्राणु से मशीन द्वारा निषेचन। इस प्रक्रिया के द्वारा पुरुष के कारण होनेवाले लगभग सभी बाँझपनवाली बीमारियों का इलाज संभव हो जाता है। इसका उपयोग निम्न परिस्थितियों में किया जा सकता है।

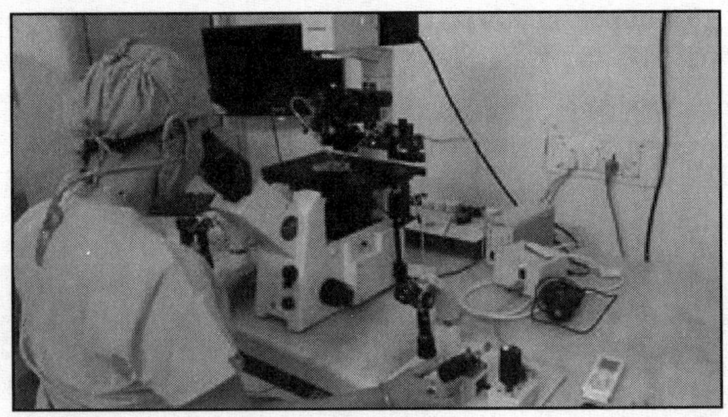

इक्सी

- वीर्य में शुक्राणुओं की संख्या में कमी, गतिशीलता की कमी या संरचना में कमी।
- वीर्य में शुक्राणुओं का पूर्णतः अभाव। ऐसी परिस्थिति में टेस्टिस से शुक्राणु को निकाला जाता है।
- टेस्ट ट्यूब बेबी की प्रक्रिया के दौरान डिंब का निषेचित नहीं हो पाना।
- अधिक उम्र की महिला में टेस्ट ट्यूब बेबी की प्रक्रिया के दौरान।
- टेस्ट ट्यूब बेबी की प्रक्रिया के दौरान कम संख्या में डिंब का बनना।

इम्सी—यह एक ऐसी विधि है, जिसके द्वारा निषेचन के लिए शुक्राणुओं को चुनने के पहले उन्हें 7500 गुणा आवर्द्धित करके देखा जा सकता है, ताकि अच्छी गुणवत्तावाले शुक्राणुओं को चुना जा सके। इन चुने गए शुक्राणुओं को इसी मशीन के द्वारा डिंब में डाला जाता है। अच्छे शुक्राणुओं के प्रयोग करने से सफल निषेचन एवं अच्छे भ्रूण बनने

की संभावना बढ़ जाती है। अच्छे भ्रूण रहने पर गर्भपात की समस्या घट जाती है एवं सफल गर्भ की आशा रहती है। इस विधि का उपयोग उन लोगों में ज्यादा फायदेमंद होता है, जिनके शुक्राणुओं की संख्या एवं गतिशीलता कम होती है या शुक्राणुओं की संरचना खराब होती है। अज्ञात कारणों से बाँझपन की स्थिति में भी यदि आई.वी.एफ. का फैसला लिया गया हो तो इम्सी का प्रयोग करने पर सफलता की संभावना बढ़ जाती है।

लेजर हैचिंग—इस तकनीक के द्वारा भ्रूण को गर्भाशय में डालने से पहले उसके बाहरी आवरण या जोना में एक छिद्र बना दिया जाता है। इसके चलते जब भ्रूण को गर्भाशय में डाला जाता है, तब उसे जोना से निकलकर आरोपित होने में मदद मिलती है। इसे ही लेजर हैचिंग कहते हैं। इस विधि का प्रयोग निम्न परिस्थितियों में गर्भधारण की संभावना को बढ़ाता है—

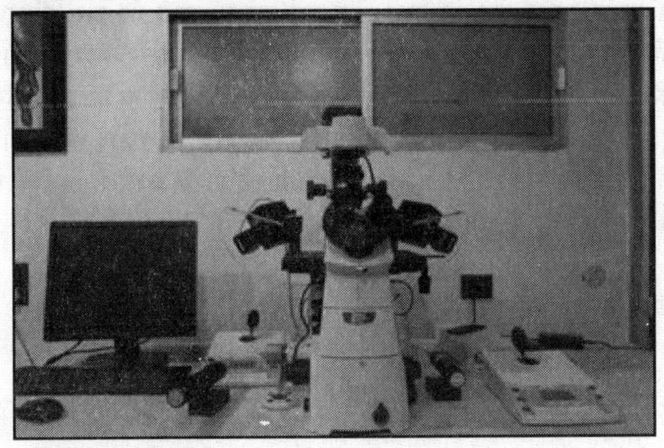

लेजर हैचिंग

1. जोना का मोटा होना।
2. 35 वर्ष से अधिक उम्र की महिला में आई.वी.एफ./इक्सी।
3. पहले आई.वी.एफ./इक्सी में असफलता।
4. भ्रूण बैंकिंग।

पोलर एड—यह डिंब एवं भ्रूण को देखने का एक उपकरण है, जो अन्य सूक्ष्मदर्शी की अपेक्षा डिंब एवं भ्रूण को अधिक स्पष्टता से दिखलाता है एवं अधिक गुणों की जानकारी देता है। इसके द्वारा डिंब एवं भ्रूण के आवरण या जोना की आंतरिक सतह और मियोटिक स्पिंडल का आकलन किया जाता है। पोलर एड के द्वारा चयन किए गए भ्रूण को गर्भाशय में डालने पर गर्भधारण की संभावना बढ़ जाती है। वैसे डिंब, जिनके जोना

पेल्यूसिडा क्षेत्र की आंतरिक सतह पोलर ऐड से अच्छी दिखती है, वे प्रायः स्वस्थ भ्रूण का निर्माण करते हैं और उनसे प्रजनन एवं गर्भाधान की संभावना भी काफी ज्यादा रहती है। पोलर ऐड से भ्रूण की गुणवत्ता का भी पता चलता है, जिससे अच्छे भ्रूण के चयन में मदद मिलती है।

ब्लास्टोसिस्ट ट्रांसफर—भ्रूण जब पाँच दिनों का हो जाता है, तब उसमें एक प्रकार का तरल पदार्थ भर जाता है और इस भ्रूण को ब्लास्टोसिस्ट कहते हैं। ऐसे भ्रूण से गर्भधारण की क्षमता दूसरे या तीसरे दिन तक विकसित भ्रूण की तुलना में अधिक होती है। तीसरे दिन के बाद से भ्रूण के विकास के लिए और जटिल माध्यम की आवश्यकता होती है। पाँचवें या छठे दिन के इस विकसित भ्रूण को गर्भाशय में डालने की प्रक्रिया को ब्लास्टोसिस्ट ट्रांसफर कहते हैं।

इस प्रकार पोलर ऐड के द्वारा डिंब का चयन, इम्सी के द्वारा शुक्राणुओं का चयन, इम्ब्रियोस्कोप के द्वारा भ्रूण का विकास और चयन, पोलर ऐड के द्वारा भ्रूण का चयन और ब्लास्टोसिस्ट को गर्भ में आरोपित करने के पहले लेजर के द्वारा हैचिंग करने की मदद से आई.वी.एफ./इक्सी की प्रकिया के हर चरण में सफल गर्भधारण के लिए अनुसंधान एवं विकास आया है। इन सभी विधियों का प्रयोग करने से आई.वी.एफ. एवं इक्सी की सफलता की संभावना दोगुनी बढ़ गई है।

पुरुष बंध्यापन का उपचार

कभी-कभी बंध्यापन का कारण पत्नी में न होकर पति में पाया जाता है। कारण जानने के लिए पूर्ण स्वास्थ्य संबंधी इतिहास, शारीरिक जाँच एवं वीर्य जाँच प्राथमिक आवश्यकताएँ हैं। जरूरत के अनुसार आगे अन्य जाँच की जाती हैं और समस्या के अनुसार उनका समाधान किया जाता है। कई मामलों में मनोचिकित्सा, आश्वासन एवं आत्मविश्वास से ही लाभ पहुँच जाता है। कुछ समस्याओं के लिए दवाओं या इलेक्ट्रोस्टिमुलेशन की जरूरत होती है। यदि मूत्राशय में वीर्य विसर्जित होता है तो इसके लिए भी कुछ दवाओं का उपयोग किया जाता है और सुधार नहीं होने पर वीर्य विसर्जन के बाद मूत्र से शुक्राणुओं को निकालकर

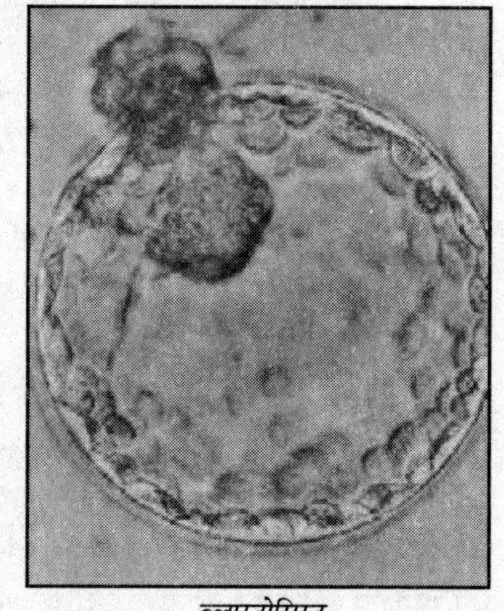

ब्लास्टोसिस्ट

आई.यू.आई. किया जाता है। यदि वीर्य में एक भी शुक्राणु कभी भी नहीं पाए जाते हों पर टेस्टिस या एपिडिडमिस में कुछ शुक्राणु हों तो वहाँ से इन्हें निकालकर इक्सी विधि द्वारा संतानोत्पत्ति संभव है। यदि शुक्राणु वहाँ भी न मिले, तब कृत्रिम गर्भाधान किया जा सकता है, जिसमें अन्य अनजान व्यक्ति के संचित शुक्राणुओं द्वारा आई.यू.आई. किया जाता है।

इस प्रकार पहले जो बाँझपन की समस्या किसी भी तरह हल नहीं हो पाती थी, आज विज्ञान की प्रगति से काफी सरल हो गई है और अनेकों ऐसे दंपती आज माता-पिता बन सकते हैं, जिनके लिए संतानोत्पत्ति पहले असंभव थी।

□

रजोनिवृत्ति
(Menopause)

—डॉ. शांति राय

रजोनिवृत्ति या मेनोपॉज जीवन के आखिरी मासिक स्राव के समय को कहा जाता है। यह अधिकांशत: 48 से 52 वर्ष की उम्र में होता है। यदि रजोनिवृत्ति 40 वर्ष की उम्र के पहले हो जाए तो इसे समयपूर्व रजोनिवृत्ति (Premature Menopause) कहते हैं। रजोनिवृत्ति के कुछ वर्षों पहले से ही स्त्रियों के शरीर एवं उनके आंतरिक तंत्रों में कई परिवर्तन शुरू हो जाते हैं, जो कुछ वर्षों तक चलते रहते हैं। निम्न वर्ग की स्त्रियों में ये परिवर्तन समयपूर्व आने लगते हैं—

- जो महिलाएँ धूम्रपान करती हैं।
- जिनकी कैंसर की चिकित्सा रेडियम या दवा द्वारा की गई है।
- किसी कारणवश ओवरी को शल्य क्रिया द्वारा निकाला जा चुका है।
- कम उम्र में रजोनिवृत्ति।

मासिक चक्र की सामान्यता हाइपोथैलमस, पिट्यूटरी और ओवरी से निकलनेवाले हॉर्मोन के ऊपर आधारित है। बढ़ती उम्र के साथ-साथ अंडाशय में अंडाणुओं की संख्या धीरे-धीरे घटती जाती है और अंडाशय की कार्यकुशलता में कमी आने लगती है, क्योंकि हर महीने अनेकों अंडाणु फॉलिकल्स के साथ क्षतिग्रस्त होते रहते हैं। अंडाणुओं में लगातार कमी होने का यह सिलसिला माँ के गर्भ से ही शुरू हो जाता है, पर 35 वर्ष की आयु के बाद और तेजी से होने लगता है, जब ओवरी में फॉलिकल्स की संख्या तेजी से घटने लगती है। जब सारे अंडाणु समाप्त हो जाते हैं, तब मासिक चक्र बंद हो जाता है और साथ-साथ इस्ट्रोजेन और प्रोजेस्टेरोन के स्राव भी बंद हो जाते हैं, जिसके कारण रजोनिवृत्ति हो जाती है। कई अन्य हॉर्मोन भी, जो ओवरी से अल्प मात्रा में स्रावित होते हैं, कम होने लगते हैं जैसे टेस्टोस्टीरोन (पुरुष हॉर्मोन)। ऐडरिनल से निकलनेवाले हॉर्मोन

DHEA और लीवर से निकलनेवाले सेक्स हॉर्मोन सिरम बाइंडिंग ग्लोबुलिन की मात्रा में भी कमी आती है।

रजोनिवृत्ति की अवधि में सामान्य समस्याएँ

1. **मासिक स्राव में परिवर्तन**—मासिक स्राव का समय से पहले या बाद में होना, अनियमित होना, अधिक या कम स्राव होना इत्यादि।
2. अचानक गर्मी का एहसास, रात में पसीना आना एवं अच्छी नींद नहीं आना।
3. मानसिक परेशानियाँ—अवसाद, चिड़चिड़ाहट, भावदशा में अचानक उतार-चढ़ाव, एकाग्रता में कमी और स्मरण शक्ति में गिरावट।
4. सेक्स संबंधी लक्षण—योनि में शुष्कता, कामेच्छा में कमी एवं यौन क्रिया में दर्द।
5. सिर दर्द, चक्कर, धड़कन, स्तन में दर्द, जोड़ों और कमर में दर्द।
6. अनियमित मूत्र विसर्जन, मूत्र विसर्जन में दर्द एवं मूत्रनली का बार-बार संक्रमण।
7. सूखी त्वचा।
8. वजन में बढ़ोत्तरी, पेट पर चर्बी तथा मांसपेशियों में गिरावट।
9. भ्रंश की संभावना।

ओवरी में परिवर्तन

वे कोशिकाएँ, जिनसे ओवरी में डिंबाणु (Ovum) तैयार होते हैं, डिंबाणुजनकोशिका (Oocyte) कहलाती हैं। जन्म के पहले से ही इन कोशिकाओं का लगातार क्षय होता रहता है। इनमें से करीब 400 कोशिकाएँ ही पूरे जीवन काल में डिंबाणु बनकर डिंबोत्सर्जित (Ovulation) होती हैं, बाकी सभी क्षरण क्रिया द्वारा लगातार खत्म होती जाती हैं। 40 से 50 वर्ष की उम्र में डिंबोत्सर्जन बंद हो जाता है।

मासिक स्राव में गड़बड़ियाँ

गर्भाशय की अंतःपरत—इस्ट्रोजन की कमी के कारण यह अंतःपरत पतली हो जाती है। रजोनिवृत्ति के पश्चात् अंतःपरत का मोटा होना असामान्य स्थिति का द्योतक है।

मासिक चक्र में असामान्यता—रजोनिवृत्ति की प्रक्रिया के दौरान मासिक स्राव में अनेकों परिवर्तन आ सकते हैं, जिनमें से कुछ तो सामान्य होते हैं, पर कुछ तकलीफदेह। अधिकांश महिलाएँ अधिक रक्तस्राव के कारण चिकित्सक से मिलती हैं। लगातार कई दिनों तक या अधिक मात्रा में रक्तस्राव होते रहना असामान्यता की पहचान

है। अधिकांशत: असामान्य रक्तस्राव का कारण होता है नियमित अंडोत्सर्जन नहीं होना, जो इस अवधि में होनेवाले हॉर्मोन की मात्रा में परिवर्तन से संबंधित होता है, पर गर्भजनित गड़बड़ियाँ, गर्भाशय के पॉलिप, फाइब्रायड, गर्भाशय की अंत:परत का मोटा होना, अंत:परत में कैंसर और इस्ट्रोजेन से चिकित्सा (HRT) इत्यादि भी असामान्य रक्तस्राव के कारण हो सकते हैं। कारण जानने के लिए बायोप्सी, हिस्टेरोस्कॉपी, अल्ट्रासाउंड इत्यादि की जरूरत पड़ सकती है। रजोनिवृत्ति के बाद गर्भाशय की अंत:परत (Endometrium) 5 मि.मी. से अधिक मोटी नहीं होनी चाहिए। रजोनिवृत्ति के पहले अंत:परत 5 से 12 मि.मी. तक मोटी हो सकती है। अगर कभी भी अंत:परत सामान्य से अधिक मोटी हो, तब बायोप्सी आवश्यक है, ताकि कैंसर की संभावना को दूर किया जा सके। बायोप्सी साधारणतया शल्य कक्ष में की जाती है, पर यह परामर्शकक्ष में भी की जा सकती है। विशेष परिस्थितियों में बायोप्सी लेने के लिए हिस्टेरोस्कोप की सहायता लेनी पड़ती है।

वाहिका प्रेरक (Vasomotor) समस्याएँ

गर्मी और लहर के दौरे—रजोनिवृत्ति के समय होनेवाली यह एक आम समस्या है, जिसे hot flushes कहते हैं। साधारणतया रजोनिवृत्ति के दो वर्षों बाद तक यह परेशान करता रहता है और 10 से 50 प्रतिशत महिलाएँ इससे पीड़ित होती हैं। इनमें 85 प्रतिशत को एक वर्ष के बाद भी यह तंग करता रहता है, 50 प्रतिशत को करीब 5 वर्षों तक और 15 प्रतिशत को 15 वर्षों के बाद तक भी। यह अचानक तेज गर्मी के दौरे के रूप में आता है और करीब 1 से 5 मिनट तक रहता है। उस समय त्वचा का तापमान अचानक बढ़ जाता है। सिर में गर्मी की लहरें दौड़ती हुई अनुभव होती हैं, जिसके साथ ही चेहरा लाल हो जाता है और उसके बाद पसीना चलने लगता है। उस समय हृदय की गति तथा रक्तचाप भी बढ़ जाता है। जब लहर का यह दौरा समाप्त हो जाता है, तब किसी-किसी को कंपकंपी और जाड़े का अनुभव होता है। लहर के दौरे जिन्हें अधिक आते हैं, उन्हें अनिद्रा, सुस्ती और थकावट की भी शिकायत होने लगती है।

निम्न स्त्रियों में लहर के दौरों की अधिक शिकायत होती है—

- कम उम्र में रजोनिवृत्ति।
- मेहनत के काम या व्यायाम की कमी।
- मोटापा।
- अधिक मद्यपान, धूम्रपान या नशीली पदार्थों का सेवन।

हड्डियों की समस्या—मानव अस्थियों में लगातार परिवर्तन की प्रक्रिया चलती

रहती है, जिसमें क्षय और नवनिर्माण साथ-साथ होता रहता है और Bone Mass (अस्थियों का स्वास्थ्य) बरकरार रहता है। 25 से 30 वर्ष की उम्र में हड्डियाँ अपने स्वास्थ्य की चरम सीमा पर होती हैं। इसके बाद धीरे-धीरे उनमें खोखलापन एवं गुणवत्ता में गिरावट आने लगती हैं, जो रजोनिवृत्ति के बाद बहुत तेजी से होती है। रजोनिवृत्ति के पश्चात् शरीर में इस्ट्रोजेन की मात्रा में तेजी से कमी आती है। इस्ट्रोजेन हड्डियों को स्वस्थ बनाए रखने में काफी सहायक है और इसकी कमी होने पर हड्डियाँ कमजोर होने लगती हैं तथा इनके टूटने का डर बढ़ जाता है। रीढ़ की हड्डी, कूल्हे की हड्डी एवं कलाई की हड्डी टूटने की अधिक संभावना रहती है। अस्थि-भंग लोगों में मृत्युदर सामान्य से दोगुनी अधिक पाई जाती है। यदि कमर या कूल्हे की हड्डी टूट जाए तो पुनः अपने को पूर्व स्वास्थ्य की स्थिति में लाना केवल 40 प्रतिशत में ही संभव हो पाता है, 60 प्रतिशत कभी भी पूर्ण स्वास्थ्य लाभ नहीं कर पाते हैं और हमेशा के लिए बीमार रहते हैं तथा अधिकांश बिस्तर पकड़ लेते हैं। अस्थि-भंग का आर्थिक स्थिति पर भी बुरा प्रभाव पड़ता है।

अस्थियाँ कमजोर हैं कि नहीं और यदि कमजोर हैं तो कितनी, इसकी जाँच विशेष मशीन के द्वारा की जाती है, जो बी.एम.डी. (Bone Mineral Density) की जाँच करता है। अस्थियों की मजबूती मापने के कई तरीके हैं, जिसमें डेक्सा (Dual Energy Xray Absorptionetry) एक उत्तम तरीका है। अस्थियों में बोन-मास की कमी के आधार पर उसे ऑस्टियोपीनिया (Osteopenia) या ओस्टियोपोरोसिस (Osteoporosis) का नाम दिया जाता है। बी.एम.डी. की जाँच रीढ़ की हड्डी, कूल्हे की हड्डी एवं कलाई पर की जाती है। बी.एम.डी. को टी-स्कोर में मापा जाता है। सामान्य टी-स्कोर +2.5 से −1.0 के बीच रहता है। कमजोर हड्डी (Osteopenia) में टी-स्कोर घट जाता है और −1.0 से −2.5 के बीच पाया जाता है। यदि हड्डियों का खोखलापन (Osteoporosis) और बढ़ा तो टी-स्कोर −2.5 से भी नीचे चला जाता है।

निम्न परिस्थितियों में ओस्टियोपोरोसिस होने की विशेष संभावना होती है—

1. 65 वर्ष से अधिक उम्र।
2. पूर्व में रीढ़ की हड्डी में फ्रैक्चर।
3. कमजोरी के कारण पूर्व में फ्रैक्चर।
4. अपने नजदीक के रिश्ते (खून के रिश्ते) में ऑस्टियोपोरोसिस होने के कारण फ्रैक्चर।
5. तीन महीने से अधिक दिनों तक कॉर्टिजोन दवा का सेवन।
6. दीर्घकालीन अपच।

7. हाइपरपाराथायरॉयड।
8. गिरने की अधिक संभावना।
9. एक्स-रे में हड्डियों का कमजोर (Osteopenia) दिखाई देना।
10. डिंबाशय की कार्यक्षमता में कमी।
11. कम उम्र में रजोनिवृत्ति।
12. संधिवात गठिया (Rheumatoid Arthritis)
13. थायरॉयड ग्रंथि की अधिक कार्यशीलता (Hyperthyroidism)।
14. दौरा रोकनेवाली दवाओं का लंबी अवधि तक सेवन।
15. आहार में कैल्सियम की कमी।
16. धूम्रपान, अधिक मदिरापान और अधिक मात्रा में कैफीन।
17. अधिक वजन।
18. हेपारिन द्वारा लंबी चिकित्सा।
19. 25 वर्ष की उम्र के आसपास वजन में 10 प्रतिशत से अधिक की कमी।

ऑस्टियोपोरोसिस से बचाव के उपाय—यदि ऑस्टियोपोरोसिस के उपरोक्त कारणों में से कोई भी कारण हो तो विशेष सावधानी रखनी चाहिए। निम्न उपाय करने से ऑस्टियोपोरोसिस का खतरा कम रहता है—

1. आवश्यक मात्रा में कैल्सियम का सेवन।
2. नियमित व्यायाम।
3. यदि ऑस्टियोपोरोसिस हो जाए तो इसके लिए विशेष दवाओं का सेवन।
4. मोटापे की चिकित्सा।
5. धूम्रपान, मदिरापान एवं नशीली दवाओं का परहेज।
6. अधिक कॉफी से परहेज।
7. गिरने से बचाव। बराबर गिरते रहने के मुख्य कारण हैं—ताकत में कमी, कमजोरी, बैलेंस नहीं कर पाना, दुबला-पतला शरीर एवं दृष्टि में कमजोरी। अधिक मदिरापान एवं कुछ दवाओं के सेवन से भी अधिक गिरने की संभावना रहती है। गिरने से कमजोर हड्डियों के टूटने का डर बहुत बढ़ जाता है।
8. कॉर्टिजोन एवं हेपारिन के लंबे समय तक उपयोग के कारण भी ऑस्टियोपोरोसिस होता है, अतः इन दवाओं को लेते समय ऑस्टियोपोरोसिस से बचने के उपाय भी साथ-साथ करने चाहिए।
9. आवश्यकतानुसार बी.एम.डी. की जाँच।

ओस्टियोपोरोसिस से बचाव की तैयारी किशोरावस्था से ही शुरू हो जानी चाहिए

और पर्याप्त मात्रा में कैल्सियम लेना चाहिए तथा नियमित व्यायाम की आदत डालनी चाहिए।

निम्न स्त्रियों को बी.एम.डी. की जाँच अवश्य करानी चाहिए—

1. 65 वर्ष से अधिक उम्र। 45 वर्ष की उम्र की अपेक्षा 85 वर्ष की उम्र वाली स्त्रियों में फ्रैक्चर की संभावना आठ गुनी अधिक होती है।
2. 50 वर्ष से अधिक उम्र में यदि फ्रैक्चर के किसी अन्य संभावित कारण की उपस्थिति हो।
3. पहले कभी हड्डियों की कमजोरी के कारण फ्रैक्चर हो चुका हो। यदि पहले कभी रीढ़ की हड्डी में फ्रैक्चर हुआ हो तो दुबारा फ्रैक्चर होने की संभावना चार गुना बढ़ जाती है।

लिपिड्स—रजोनिवृत्ति के पहले अच्छे लिपिड्स HDL (High Density Lipoproteins) अच्छी मात्रा में पाए जाते हैं। रजोनिवृत्ति के बाद HDL की मात्रा में गिरावट और LDL (Low Density Lipoproteins) की मात्रा में बढ़ोत्तरी होने की संभावना बढ़ जाती है, जो रक्तवाहिनियों के लिए हानिकारक है। इससे हार्ट अटैक तथा मस्तिष्क में रक्त प्रवाह की कमी होने की संभावना बढ़ जाती है।

हृदय और रक्तवाहिनियों में बदलाव—मुख्य रक्तवाहिनियों में थक्का बनने के कारण उनमें रक्त प्रवाह अवरुद्ध होने लगता है, जिसके कारण हृदय और रक्तवाहिनियों की बीमारियाँ होती हैं। रजोनिवृत्ति के पहले इस्ट्रोजेन के कारण स्त्रियों में पुरुषों की अपेक्षा हार्ट अटैक की संभावना बहुत कम रहती है, जो रजोनिवृत्ति के बाद बढ़कर पुरुषों के बराबर हो जाती है। अधिक उम्र, मधुमेह, धूम्रपान, मोटापा और रक्त में लिपिड्स की असंतुलित मात्रावालों की रक्तवाहिनियों में इसका अधिक खतरा रहता है। रजोनिवृत्ति से पहले इस्ट्रोजेन इससे बचाव का काम करता है।

वजन—रजोनिवृत्ति के बाद पेट के ऊपर चर्बी जमा होने की संभावना रहती है। मधुमेह और हृदय की बीमारियों की भी आशंका वजन बढ़ने के साथ-साथ बढ़ जाती है। इनसे बचाव के लिए व्यायाम एवं संतुलित आहार कारगर उपाय हैं।

स्तन में बदलाव—स्तन के आकार का छोटा होना आम बात है।

त्वचा पर उम्र का प्रभाव—त्वचा में रक्त आपूर्ति कम एवं कोलाजन (Collagen) में कमी होने के कारण उसका लचीलापन कम हो जाता है, त्वचा में सिकुड़न आने लगती है और धीरे-धीरे झुर्रियाँ पड़ने लगती हैं। किसी की त्वचा में जल्दी तो किसी की त्वचा में देर से यह सिकुड़न आती है। किसी में नहीं या एकदम कम सिकुड़न हो सकती है तो किसी में बहुत अधिक।

दाँत झड़ना—दाँतों एवं जबड़ों में ऑस्टियोपोरोसिस होने की संभावना एवं झड़ना रजोनिवृत्ति के बाद की आम समस्या है।

तंत्रिका तंत्र में रजोनिवृत्ति के बाद बदलाव—

1. **नींद**—नींद आने में देरी, बार-बार नींद खुलना एवं खर्राटे आना।
2. **याददाश्त**—उम्र के साथ-साथ याददाश्त में कमी आती है, जो लिपिड की अधिक मात्रा, उच्च रक्तचाप, धूम्रपान, मदिरापान इत्यादि के कारण अधिक बढ़ जाती है।
3. अवसाद, एकाग्रता में कमी, मनोदशा में अचानक उतार-चढ़ाव।

वैवाहिक संबंध—यौन इच्छा में कमी एवं संपर्क के बाद दर्द।

मूत्र संबंधी परेशानियाँ—बार-बार मूत्र त्याग की इच्छा, मूत्र त्याग के समय दर्द या रुकावट एवं अनियंत्रित मूत्र स्राव।

स्वास्थ्य की देखभाल—रजोनिवृत्ति के बाद हर महिला की स्वास्थ्य संबंधी जाँच होनी चाहिए, जिसमें शारीरिक जाँच के साथ-साथ रक्त संबंधी जाँच एवं अन्य जरूरी जाँच भी सम्मिलित होनी चाहिए। इस उम्र की आम समस्याएँ हैं मोटापा, हड्डियों की कमजोरी, हृदय रोग, मधुमेह, कैंसर इत्यादि। इनसे संबंधित जाँच आवश्यक हैं, विशेषकर उन स्त्रियों में जिन्हें इनकी अधिक संभावना हो। स्वास्थ्य की जाँच के अलावा आहार और व्यायाम के संबंध में उचित सलाह तथा मदिरापान एवं धूम्रपान की हानियों के बारे में जानकारी भी आवश्यक है।

स्त्रियों में मृत्यु के मुख्य कारण—

40-64 वर्ष की उम्र के बीच क्रमशः

1. कैंसर (Cancer)
2. हृदय रोग (Heart Disease)
3. मस्तिष्क की रक्तवाहिनियों में रोग (Cerebrovascular Disease)
4. सड़क दुर्घटना (Motor Vehicle Accident)
5. श्वास संबंधी लंबी बीमारियाँ (COPD)
6. मधुमेह

65 वर्ष एवं उसके बाद की उम्र में क्रमशः

1. हृदय रोग।
2. कैंसर।

3. मस्तिष्क की रक्तवाहिनियों में रोग।
4. श्वास संबंधी लंबी बीमारियाँ।
5. न्यूमोनिया एवं इन्फ्लुएन्जा।
6. मधुमेह।
7. सड़क दुर्घटना।

उपरोक्त कारणों को ध्यान में रखते हुए प्रत्येक रजोनिवृत्त स्त्री को अपने स्वास्थ्य के प्रति जागरूक रहना जरूरी है एवं जितना संभव हो, अपना बचाव करना उचित है।

□

रजोनिवृत्ति की चिकित्सा
(Treatment of Menopause)

—डॉ. शांति राय

अंतिम मासिक स्राव के कुछ दिनों पहले से लेकर कुछ दिनों बाद तक स्त्री की मानसिक एवं शारीरिक क्रियाओं में धीरे-धीरे अनेकों बदलाव आते हैं। इनके विषय में जानकारी हो तो इस बदलाव के कारण परेशानियाँ कम होती हैं। यदि कोई समस्या अधिक तकलीफदेह हो, तब इसके लिए उचित उपचार आवश्यक हो जाता है। 40 वर्ष से अधिक उम्र की स्त्रियों में स्वास्थ्य संबंधी सामान्य समस्याएँ निम्नलिखित हैं—

1. आर्थाराइटिस (Arthritis)।
2. आस्थमा (Asthma)।
3. कमर दर्द।
4. कैंसर।
5. हृदय रोग।
6. श्वास संबंधी लंबी बीमारियाँ (COPD)।
7. अवसाद।
8. मधुमेह।
9. सिर दर्द एवं माइग्रेन।
10. रक्तचाप।
11. मानसिक विकार।
12. श्वास तंत्रिका का संक्रमण।
13. मोटापा।
14. ऑस्टियोपोरोसिस (Osteoporosis)।
15. न्यूमोनिया।
16. यौन संक्रमण।

17. त्वचा संबंधी विकार।
18. घाव।
19. मूत्र तंत्रिका में संक्रमण।
20. चक्कर।
21. दृष्टि में कमजोरी।

उपरोक्त समस्याओं का समाधान तकलीफ के अनुसार जाँच-पड़ताल के बाद समुचित दवा से किया जाता है, पर रजोनिवृत्ति के बाद होनेवाली बहुत सारी समस्याएँ इस्ट्रोजन की कमी के कारण उत्पन्न होती हैं और स्वाभाविक है कि इस्ट्रोजेन की आपूर्ति से इनका समाधान हो सकता है।

हॉर्मोन रिप्लेसमेन्ट थैरैपी (Hormone Replacement Therapy-HRT)—हॉर्मोन की आपूर्ति द्वारा चिकित्सा की विधि को हॉर्मोन रिप्लेसमेंट थैरैपी या HRT कहते हैं। पहले रजोनिवृत्ति को इस्ट्रोजेन की कमी से होनेवाली एक बीमारी के रूप में देखा जाता था और लंबे समय तक इस्ट्रोजेन का उपयोग इसके लिए किया जाता रहा। बाद में इस्ट्रोजेन के अनुषंगी दुष्प्रभाव पाए गए। इसके लंबे उपयोग के बाद गर्भाशय की अंत:परत के कैंसर का प्रकोप सामान्य महिलाओं की अपेक्षा पाँच गुना अधिक पाया गया। उसके बाद HRT का उपयोग अचानक काफी कम हो गया। फिर इसके ऊपर अनेकों खोजबीन और अनुसंधान हुए। अभी यह स्थिति है कि HRT का उपयोग जरूरत होने पर किसी विशेष समस्या के लिए किया जाता है। वयोवृद्ध महिलाओं में कोरोनरी आर्टरी डिसीज, हार्ट अटैक, लकवा, वेनस थ्रौम्बोइम्बोलिज्म और पित्त की थैली में सूजन की संभावना HRT से बढ़ सकती है। स्तन के कैंसर की संभावना भी इस्ट्रोजेन एवं प्रोजेस्ट्रोन दोनों लेने के बाद बढ़ जाती है, जो अक्सर पाँच वर्षों से अधिक उपयोग के बाद बढ़ती है। यदि गर्भाशय निकाला जा चुका हो तो HRT के लिए केवल इस्ट्रोजेन दिया जाता है, पर जिन स्त्रियों का गर्भाशय नहीं निकाला गया है, उन्हें केवल इस्ट्रोजेन के लंबे उपयोग के बाद गर्भाशय के अंत:परत के दुष्प्रभावित होने का, उसके पनपने का एवं कैंसर होने का डर बना रहता है।

निम्न परिस्थितियों में इस्ट्रोजेन का उपयोग वर्जित है—

- स्तन का कैंसर।
- योनि से असामान्य रक्तस्राव, जिसके कारण का पता न हो ।
- पहले कभी लीवर की बीमारी हो चुकी हो।
- वर्तमान में लीवर की बीमारी।
- वेनस या आर्टेरियल थ्रौम्बोइम्बोलिज्म (Venous or Arterial Thromboembolism)—इस अवस्था में रक्तवाहिनियों की दीवारों में

थक्का जमा हो जाता है और वहाँ रक्तप्रवाह अवरुद्ध हो जाता है।

- गर्भावस्था या गर्भ की संभावना।
- HRT की दवा से एलर्जी।

निम्न परिस्थितियों में भी इस्ट्रोजेन का इस्तेमाल सोच-समझकर करना चाहिए—

- स्मरण शक्ति की कमजोरी।
- पित्त की थैली की बीमारी।
- रक्त में ट्राइग्लिसराइड की बहुलता।
- पूर्व में पीलिया।
- थायरॉयड ग्रंथि की कार्यक्षमता में कमी (Hypothyroidism)।
- हृदय या किडनी की कार्यक्षमता में कमी के साथ-साथ शरीर में पानी का जमाव।
- रक्त में कैल्सियम की अत्यधिक कमी।
- पूर्व में एंडोमेट्रियोसिस की बीमारी।
- लीवर में हिमांजियोमा।

अधिकांश चिकित्सक अब इसका उपयोग वाहिका प्रेरक लक्षण (hot flashes), योनि में शुष्कता एवं ऑस्टियोपोरोसिस से बचाव के लिए करते हैं। इन तकलीफों के लिए भी हॉर्मोन की दवाएँ कम-से-कम समय के लिए एवं कम-से-कम मात्रा में दी जाती हैं। इन दवाओं का उपयोग विभिन्न तरीकों से किया जा सकता है जैसे—खाने की गोलियाँ, त्वचा पर लगानेवाली क्रीम, योनि में लगानेवाली क्रीम, सुइयाँ, इम्प्लांट, योनि में लगानेवाली रिंग इत्यादि। वाहिका प्रेरक लक्षणों के लिए हॉर्मोन के अलावा अन्य दवाएँ भी प्रयोग में लाई जाती हैं, जिनमें से कुछ चिकित्सक के द्वारा लिखने पर तथा कुछ बाजार में उपलब्ध हैं। सामान्यतः इन दवाओं से बहुत लाभ नहीं पहुँचता और खुले बाजार में उपलब्ध नॉन हॉर्मोनल, नॉन प्रिस्क्रीप्शनवाली दवाओं के विषय में पर्याप्त शोध भी अनुपलध हैं। योग, ध्यान एवं वजन में कमी लाने से तंत्रिका तंत्र पर अच्छा प्रभाव पड़ता है।

1. **ऑस्टियोपोरोसिस का उपचार**—ऑस्टियोपोरोसिस की चिकित्सा का मुख्य उद्देश्य है हड्डियों को टूटने से बचाना यानी फ्रैक्चर से बचाव। रजोनिवृत्ति के बाद ऑस्टियोपोरोसिस की दवाएँ उन स्त्रियों को अवश्य मिलनी चाहिए, जिनका टी-स्कोर-2 से कम हो। जिन्हें ऑस्टियोपोरोसिस होने की अधिक संभावना है, उन्हें -1.5 के नीचे होते ही दवा शुरू कर देनी चाहिए। दवाएँ दो प्रकार की होती हैं, पहली, जो हड्डियों के नव निर्माण में सहायक होती हैं और दूसरी, जो हड्डियों को खोखला (Bone Resorption) होने से रोकती है।

दवाएँ

हॉर्मोन—समयपूर्व रजोनिवृत्ति होने पर इस्ट्रोजन और प्रोजेस्टेरोन की आपूर्ति (HRT) करने से हड्डियों का खोखला होना रुकता है एवं कूल्हे के फ्रैक्चर होने की संभावना कम हो जाती है। हॉर्मोन का यह अच्छा प्रभाव उसको बंद करने के बाद बहुत ही जल्दी समाप्त हो जाता है और कुछ वर्षों के बाद फ्रैक्चर का डर पुन: वापस आ जाता है। जिन स्त्रियों को समयपूर्व रजोनिवृति हुई हो, उन्हें HRT का उपयोग 50 वर्ष की उम्र तक करने की सलाह दी जाती है।

रैलौक्सीफेन एवं अन्य सर्म्स (Selective Oestrogen Receptor Modulators)—ऑस्टियोपोरोसिस से बचाव के लिए 60 मिलीग्राम रैलौक्सीफेन की एक गोली प्रतिदिन दी जाती है। स्तन कैंसर से बचाव में भी इससे सहायता मिलती है, पर थ्रौम्बोइम्बोलिज्म का डर बढ़ जाता है।

बाइफौस्फोनेट्स (Biphosphonates)—ये दवाएँ हड्डियों को खोखला होने से बचाती हैं। इनके उपयोग से कोई विशेष दुष्प्रभाव नहीं पाया गया है। इसे सुबह खाली पेट एक ग्लास पानी के साथ घुटकना चाहिए। दवा लेने के बाद एक घंटे तक झुकना या लेटना नहीं चाहिए, क्योंकि इससे पाचन तंत्रिका के ऊपरी हिस्से में सूजन और जख्म हो सकता है। इसके अलावा जबड़े की हड्डी का क्षय भी कभी-कभी देखा गया है। कई तरह के बाइफौस्फोनेट्स बाजार में उपलब्ध हैं, जैसे रिजेंड्रोनेट, इबान्ड्रोनेट इत्यादि। इनमें से कुछ एक-एक सप्ताह पर, कुछ एक-एक महीने पर एवं कुछ एक वर्ष में एक बार दिए जाते हैं।

कैल्सिटोनिन—यह भी हड्डियों में खोखलेपन को रोकता है। यह दवा या तो नाक में स्प्रे के रूप में दी जाती है या इंजेशन के रूप में। पाँच वर्षों तक 200 आई.यू. स्प्रे रोजाना देने से हड्डी के फ्रैक्चर से बचाव होता है। यदि फ्रैक्चर हो चुका हो और उसमें दर्द हो तो कैल्सिटोनिन से दर्द में भी कमी आती है। कुछ लोगों को इस दवा से मिचली एवं पेट में भारीपन हो सकता है। नाक के स्प्रे से कुछ लोगों को नाक में सूजन (Sinusitis) भी हो सकती है।

पाराथायरॉयड हॉर्मोन (Parathyroid Hormone)—यह टेरीपाराटाइड के नाम से बाजार में मिलता है, जिसका 20 से 40 माइक्रोग्राम रोज सबक्यूटेनीयस सुई के रूप में दिया जाता है, करीब दो वर्षों तक।

कैल्सियम—रजोनिवृत्ति के बाद रोजाना 1200-1500 मि.ग्रा. कैल्सियम लेना चाहिए।

विटामिन डी—51 से 70 वर्ष की उम्र में 400 यूनिट और 70 वर्ष के बाद 600 यूनिट विटामिन डी प्रतिदिन लेना चाहिए।

आहार—आहार में प्रोटीन की मात्रा का बी.एम.डी. से संबंध है और प्रतिदिन 46 ग्राम प्रोटीन लेना आवश्यक है। बहुत अधिक प्रोटीन लेना भी हानिकारक हो सकता है। नमक की मात्रा भोजन में कम होनी चाहिए। अधिक नमकयुक्त भोजन हड्डियों को कमजोर बना सकता है।

व्यायाम—खुली हवा में व्यायाम, वजन उठानेवाले व्यायाम एवं तेजी से टहलना, बी.एम.डी. में सुधार के साथ-साथ स्वास्थ्य में अन्य सुधार भी लाता है।

गिरने से बचाव—जिन स्त्रियों को गिरने की अधिक आशंका रहती है, उन्हें गिरने से बचने के सभी उपाय करनी चाहिए। यदि कोई बार-बार गिरता है तो उसी अनुपात में हड्डियों के टूटने की संभावना भी बढ़ती जाती है। 90 प्रतिशत कूल्हे के फ्रैक्चर गिरने से ही होते हैं, अत: गिरें नहीं, इसके लिए हमेशा सावधानी और बचाने के उपाय करना चाहिए।

2. यौन संबंधी समस्याओं का उपचार—रजोनिवृत्ति के बाद योनियों में सूखापन आने लगता है, जिसके कारण संभोग में कठिनाई एवं दर्द होता है। इस सूखेपन का कारण है इस्ट्रोजन की कमी। इस्ट्रोजन की टैबलेट का सेवन करने से या इस्ट्रोजन क्रीम को योनि में कुछ दिनों तक लगाने से सूखेपन में कमी आती है। योनि में लगानेवाला इस्ट्रोजन का रिंग भी मिलता है, जो एक बार लगा देने के बाद करीब 90 दिनों तक प्रभावी रहता है, जिसके बाद उसे बदलना पड़ता है। इस्ट्रोजन की खानेवाली गोलियों के अलावा योनि में लगानेवाली गोलियाँ भी उपलब्ध हैं। यदि यौन क्रिया में अरुचि रहती हो तो इस्ट्रोजन से इसमें भी सुधार होता है। लुब्रीकेंट या मॉयस्चराइजर का भी उपयोग किया जा सकता है।

3. अवसाद की चिकित्सा—इसके लिए मानसिक रोग की दवा दी जाती है। कुछ स्त्रियों में इस्ट्रोजेन देने से भी फायदा होता है।

4. स्मरण शक्ति की कमजोरी एवं एल्जाइमर की बीमारी से बचाव— उम्र के साथ-साथ स्मरण शक्ति एवं बुद्धिमत्ता में धीरे-धीरे कमी आती है और 85 वर्ष की अधिक आयुवाली करीब 50 प्रतिशत स्त्रियों में स्मरण की भीषण कमी पाई जाती है। विटामिन बी12 और विटामिन बी1 की कमी, थायरॉयड की कार्यशीलता में कमी, क्रीप्टोकॉकोसिस नामक मस्तिष्क का संक्रमण तथा टरसियरी सिफलिस स्मरण शक्ति को घटा सकता है। इनकी पहचान करके सही चिकित्सा करने से याददाश्त को बचाया जा सकता है। इस्ट्रोजन से चिकित्सा को अलजाइमर रोकने के लिए प्रभावशाली नहीं पाया गया है।

5. कमजोरी और सुस्ती—इस्ट्रोजन के अलावा ऐंड्रोजेन की कमी से भी रजोनिवृत्ति के बाद कई तकलीफें होती हैं, जैसे अपने को बीमार महसूस करना,

अत्यधिक थकावट, यौन में अरुचि इत्यादि। ऐंड्रोजन एक पुरुष हॉर्मोन है, जो अल्पमात्रा में स्त्रियों में भी उनकी ओवरी से निकलता है। रजोनिवृत्ति के बाद जब ओवरी काम करना बंद कर देती है, तब इस्ट्रोजन के साथ-साथ शरीर में ऐंड्रोजन की भी कमी हो जाती है। जरूरत पड़ने पर ऐंड्रोजन को दवा के रूप में दिया जा सकता है।

6. दाँत झड़ना—दाँतों एवं जबड़ों में ऑस्टियोपोरोसिस होने की संभावना एवं झड़ना रजोनिवृत्ति के बाद आम समस्या है। यदि दाँतों का रख-रखाव और उनकी स्वच्छता पर ध्यान रखा जाए तो वे कम और देर से झड़ते हैं। हड्डियों की मजबूती भी दाँतों को ठीक रखती है।

7. लिपिड्स की गड़बड़ी—खानपान में सुधार, इस्ट्रोजेन से चिकित्सा एवं लिपिड कम करनेवाली दवाओं के सेवन से LDL की मात्रा में कमी एवं HDL की मात्रा में बढ़ोत्तरी लाई जा सकती है।

8. एथिरोस्क्लेरोसिस (Atherosclerosis) और हृदय रोग से बचाव—रजोनिवृत्ति के पश्चात् रक्त में थक्का बनानेवाले तत्त्व बढ़ जाते हैं। हृदय और मस्तिष्क संबंधी विकार बढ़ाने में इनकी मुख्य भूमिका है। इसके लिए नियमित व्यायाम और तेजी से टहलना काफी कारगर उपाय हैं। खान-पान में सुधार एवं थक्का बनना कम करनेवाली दवाएँ भी इसमें सहायक हैं। खानपान में भी घी, तेल, चीनी, मीठा, मिठाई एवं अधिक कार्बोहाइड्रेट का प्रयोग कम-से-कम करना चाहिए।

9. गर्मी के दौरों (Hot Flashes) का उपचार—गर्मी के दौरों को रोकने के लिए HRT अचूक दवा है, जिससे या तो ये बिल्कुल दूर हो जाते हैं या काफी कम। इस्ट्रोजेन देने के कई तरीके हैं—खाने की गोलियाँ, त्वचा पर लगाने के लिए पैच, योनि में लगनेवाली रिंग और क्रीम इत्यादि। कभी-कभी इस्ट्रोजेन का प्रयोग वर्जित होने की स्थिति में केवल प्रोजेस्टेरोन भी दिया जाता है, जो दौरों को रोकने में कुछ हद तक सफल है। HRT के बदले तन्त्रिका तंत्र पर असर डालनेवाली कुछ दवाएँ भी इन दौरों के लिए कभी-कभी उपयोग में लाई जाती हैं। फाइटो-इस्ट्रोजेन, जैसे सोया, तीसी इत्यादि भी कुछ लोगों को फायदा पहुँचाते हैं, पर इनसे सुनिश्चित लाभ की आशा नहीं की जा सकती।

गर्मी के दौरों को कम करने के लिए निम्नलिखित उपचार काफी लाभदायक है—

1. सोते समय तंग वस्त्र नहीं पहनना।
2. गर्मी के समय पंखा झलना या ठंडे पानी के छींटे देना।
3. अच्छी नींद सोना।
4. नियमित व्यायाम।
5. नियमित दिनचर्या।

6. मानसिक तनाव को कम करने की कोशिश।
7. लंबे समय तक लगातार काम नहीं करना।
8. यदि कार्यक्षेत्र अधिक तनावपूर्ण हो तो कार्य में परिवर्तन करने की कोशिश।
9. मदिरापान, मादक द्रव्य एवं नशीली दवाओं से परहेज।
10. स्वास्थ्यवर्द्धक संतुलित आहार।
11. भरपूर पानी पीना—कम-से-कम आठ-दस गिलास प्रतिदिन, विशेषकर दिन में।

□

मूत्र संबंधी असंयम
(Urinary Incontinence)

—डॉ. प्रमिला मोदी

मूत्र संबंधी असंयम का मतलब है—पेशाब का असंयमित रूप से निकलना यानी leak करना।

इसके मुख्य प्रकार हैं—

ट्रू इन्कन्टिनेन्स (True incontinence) यानी पेशाब का हमेशा चूते रहना जो योनि तथा मूत्र प्रणाली के बीच संबंध हो जाने के कारण होता है। इसे योनि एवं मूत्र संबंधी फिस्चुला (Genito-urinary fistula) यानी नासूर कहते हैं।

स्ट्रेस इन्कन्टिनेंस (Stress incontinence) यानी पेट या पेडू पर किसी भी तरह से जोर पड़ने पर पेशाब का अचानक निकल जाना।

अर्ज इन्कन्टिनेन्स (Urge incontinence) यानी पेशाब करने की इच्छा होने पर रोक न पाना।

यदाकदा पेशाब की थैली और योनि के बीच जन्मजात छिद्र भी पाया जाता है।

1. जेनाइटो यूरिनरी फिस्चुला (Genito-urinary fistula)

यह एक असामान्य स्थिति है, जिसमें प्रजनन अंगों एवं मूत्रांगों के बीच छिद्र द्वारा संबंध स्थापित हो जाता है, जिसके कारण पेशाब योनिमार्ग से लगातार बाहर निकलता रहता है। पेशाब निकलने की इस क्रिया को चाहकर भी रोका नहीं जा सकता है।

मूत्रांगों एवं जननांगों के बीच किस भाग में छिद्र है, उसके अनुसार यूरिनरी फिस्चुला (Urinary fistula) निम्नलिखित रूप से वर्गीकृत किया गया है—

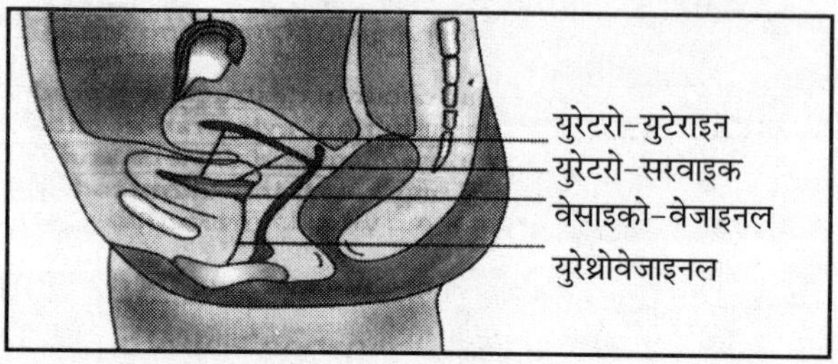

- युरेटरो-वेजाइनल (Uretero vaginal)
- युरेटरो-सरवाइकल (Uretero cervical)
- युरेटरो-युटेराइन (Uretero uterine)
- वेसाइको-वेजाइनल (Vasico vaginal)
- वेसाइको-सरवाइकल (Vesico cervical)
- वेसाइको-युटेराइन (Vasico uterine)
- युरेथ्रोवेजाइनल (Urethrovaginal)

इन सभी प्रकार के फिस्चुला में वेसिको वेजाइनल फिस्चुला (vasico vaginal fistula) सबसे अधिक पाया जाता है, जिसमें मूत्राशय और योनि के बीच छिद्र हो जाता है। फिस्चुला के कारण योनि से निरंतर पेशाब निकलता रहता है, जिससे गुप्तांग तथा जाँघ भीगते रहते हैं और कुछ अवधि के बाद जख्मी हो जाते हैं तथा वहाँ फोड़े हो जाते हैं। यह न केवल एक निजी समस्या बन जाती है, अपितु पारिवारिक एवं सामाजिक समस्या का भी रूप ले लेती है। पीड़िता सबसे अलग एकांत में रहना पसंद करती है, क्योंकि एक तो कपड़े गीले होते रहते हैं और दूसरे शरीर से पेशाब की दुर्गंध आती रहती है। कई बार परिवारवाले ऐसी महिला को बहिष्कृत कर देते हैं तथा वैवाहिक बंधन टूटने के कगार पर आ जाता है। संकोचवश चिकित्सक से परामर्श करने में काफी विलंब हो जाता है। कई बार अस्पताल न पहुँच पाने के कारण भी विलंब होता है।

वेसिको वेजाइनल फिस्चुला (V.V.F.) होने के कारण

यह बीमारी असुरक्षित प्रसव या अनुचित शल्य-चिकित्सा के कारण होती है। आँकडों के मुताबिक पिछड़े (under developed) इलाकों में जहाँ प्रसव की आधुनिक एवं सुरक्षित व्यवस्था उपलब्ध नहीं रहती है, VVF अधिक पाया जाता है। असावधानी से किए शल्य-चिकित्सा या बहुत कठिन शल्य क्रिया के कारण भी पेशाब की थैली चोट खाकर आंशिक रूप से कट सकती है और VVF हो सकता है।

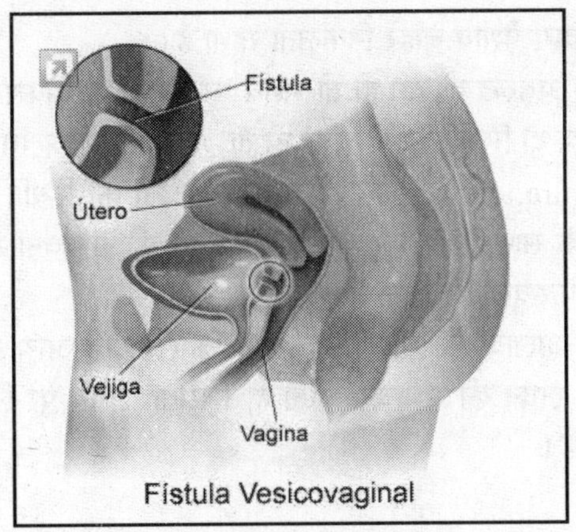

वेसिको वेजाइनल फिस्चुला

फिस्चुला या नासूर कहीं का भी हो, पेशाब निकलते रहना ही मुख्य लक्षण होता है।

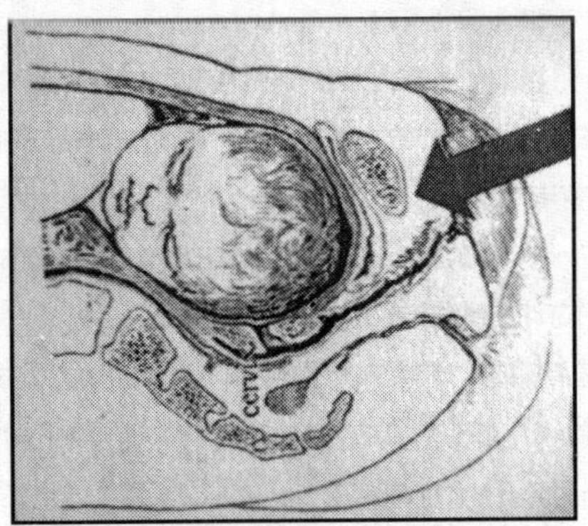

किफेलो पेल्विक डिस्प्रोपोरसन

प्रसव के समय माँ के कटिचक्र (pelvis) की बनावट संकरा (narrow) होने या गर्भस्थ शिशु के मोटा होने के कारण बच्चा खिसकते-खिसकते योनिमार्ग में अटक जाता है (obstructed labour)। इसे किफेलो पेल्विक डिस्प्रोपोरसन (cephalo pelvic disproportion) कहते हैं। ऐसी स्थिति में बच्चे के सिर तथा माँ के कटिचक्र (pelvic bone) की हड्डी के बीच मूत्राशय का कुछ भाग दब जाता है। काफी समय तक दबे रहने के कारण वहाँ का रक्त-संचालन रुक जाता है और वह हिस्सा 8-10 दिनों में सूखकर (slough बनकर) निकल जाता है। इस जगह पर सुराख बन जाता है, जहाँ से

लगातार योनिमार्ग द्वारा पेशाब बाहर निकलता रहता है।

अत: यदि प्रसव अवरुद्ध हो रहा हो तो समय पर सिजेरियन सेक्शन हो जाना चाहिए। यदि पहले से एक या दो सिजेरियन हो चुका हो तो ऑपरेशन में विलंब के कारण गर्भाशय फट जाता है (rupture uterus) और माँ तथा भ्रूण दोनों की स्थिति गंभीर हो जाती है। गर्भाशय के फटने के साथ-साथ मूत्राशय के भी फटने की संभावना रहती है और इसके कारण भी बाद में फिस्चुला हो जाता है।

सिजेरियन के अलावा पेट या योनि मार्ग से किए जा रहे अन्य ऑपरेशन के समय भी मूत्रांगों को चोट लगने की संभावना रहती है, जिसका समय पर निदान नहीं करने से फिस्चुला हो जाता है।

V.V.F. के कुछ अन्य निराले कारण

- गर्भपात हेतु नुकीली जड़ी-बूटी का इस्तेमाल।
- किसी नुकीले चीज पर गिरने के कारण; खासकर गाँव में गाय, बैल इत्यादि के सींग से चोट लगने पर।
- vaginal pessary (रबड़ या प्लास्टिक की चूड़ी) के योनि मार्ग में लंबी अवधि तक लगे रहने पर रगड़ खाने से मूत्राशय जख्मी हो सकता है तथा नासूर बन सकता है।
- गर्भाशय का कैंसर अंतिम अवस्था में मूत्राशय में भी फैलकर उसे जख्मी कर सकता है, जिसका नतीजा होता है—नासूर।
- कभी-कभी वेसिको वेजाइनल फिस्चुला तथा रेक्टो वेजाइनल फिस्चुला दोनों एक साथ ही हो जाते हैं, जब मल और मूत्र दोनों ही योनिमार्ग से निकलते हैं। इसे complex fistula कहते हैं।
- एंडोमेट्रिओसिस (Endometriosis)

रोकथाम

- सुरक्षित प्रसव।
- शल्य-चिकित्सा में उचित सावधानी।

उपचार

इतिहास गवाह है कि V.V.F. युगों से होता रहा है। 2050 B.C. में इजिप्ट (Egypt) की महारानी हेनहेनिट के रक्षित-मृत-शरीर (Mummy) में यह पाया गया था। आज भी 21वीं शताब्दी में चिकित्सा जगत् इस रोग के उन्मूलन के लिए प्रयत्नशील

है। इस रोग को निश्चित ही रोका जा सकता है, पर एक बार हो जाने पर उपचार बहुत सरल नहीं है।

- फिस्चुला बनने के बाद V.V.F. का ऑपरेशन 10–12 सप्ताह के बाद तथा युरेटरिक फिस्चुला का ऑपरेशन अतिशीघ्र किया जाता है।
- बिना ऑपरेशन किए आशान्वित उपचार पर रखा जाए कि ऑपरेशन किया जाए, इसका सही निर्णय चिकित्सक लेते हैं।

यदि फिस्चुला छोटा हो और उसकी पहचान जल्दी हो जाए तो ऑपरेशन नहीं करके केवल मूत्रमार्ग में कैथेटर (Indwelling catheter) लगाकर 4 सप्ताह तक छोड़ देने पर कई बार फिस्चुला ठीक हो जाता है। इस बीच एंटीबायोटिक देकर संक्रमण को रोका जाता है। इसे आशान्वित उपचार कहते हैं। यदि यूरेटरिक फिस्चुला हो तो स्टेंट लगाकर भी कुछ लोगों का फिस्चुला बिना ऑपरेशन के ही ठीक किया जा सकता है। यदि आशान्वित उपचार से फिस्चुला नहीं ठीक हो, तब ऑपरेशन आवश्यक हो जाता है।

जाँच-पड़ताल (Investigations)—(1) संपूर्ण रक्त परीक्षण (2) पेशाब की जाँच (3) अल्ट्रासोनोग्राफी (4) सी.टी. स्कैन (5) यूरोग्राम (urogram) (6) सिस्टोस्कोपी (cystoscopy) इत्यादि फिस्चुला की पहचान के लिए एवं ऑपरेशन कैसे किया जाए, यह सुनिश्चित करने के लिए किया जाता है।

ऑपरेशन—फिस्चुला ठीक करने के लिए ऑपरेशन की विभिन्न विधियाँ प्रयोग में लाई जाती हैं। विशिष्ट विधि का चुनाव मुख्यतः फिस्चुला के स्थान, उसके आकार एवं शल्य चिकित्सक के अनुभव के आधार पर किया जाता है। ऑपरेशन का मुख्य उद्देश्य होता है जननांग एवं मूत्रांग की दीवारों को सावधानीपूर्वक अलग करके छिद्र को टाँके लगाकर बंद कर देना।

विधियाँ

- Vaginal (योनिमार्ग द्वारा)
- Abdominal (पेट खोलकर)
- Laproscopy (लेप्रोस्कोपी द्वारा)
- Robotic (रोबोटिक)

ऑपरेशन के उपरांत कैथेटर को तीन सप्ताह तक मूत्राशय में ही छोड़ दिया जाता है, ताकि मूत्राशय हमेशा खाली रहे, मूत्र जमा न रहे। इस दौरान Antibiotic द्वारा मूत्र प्रणाली का संक्रमण से बचाव किया जाता है। पौष्टिक तथा संतुलित आहार घाव भरने एवं शीघ्र स्वास्थ्य लाभ करने में मदद करता है। ऑपरेशन के बाद करीब एक वर्ष तक

गर्भधारण मना है एवं उसके बाद भी प्रसव क्रिया सिजेरियन द्वारा कराना अनिवार्य है।

जोर लगने पर मूत्र विसर्जन (Stress incontinence)

इसमें जोर से खाँसने, हँसने या छींकने पर या पेट के अंदर किसी भी तरह का अचानक दबाव (pressure) बढ़ने पर पेशाब निकल जाता है।

Stress incontinence निम्न परिस्थितियों में अधिक हुआ करता है—

1. गर्भावस्था के समय।
2. प्रसव 4–5 से अधिक होने पर (multiparty)।
3. अत्यधिक मोटापा।
4. रजोनिवृत्ति (Menopause) के बाद।
5. दमा या खाँसी का प्रकोप।
6. पेशाब में बार-बार संक्रमण।

उपचार

1. व्यायाम।
2. दमा, सर्दी-खाँसी का सही उपचार।
3. पेशाब के संक्रमण की पहचान और उपचार।
4. रजोनिवृत्त महिलाओं में इस्ट्रोजन का क्रीम रोज एक बार योनि एवं मूत्र छिद्र में लगाना।
5. दवाएँ।
6. **शल्य क्रिया**—इसके लिए विभिन्न विधियाँ इस्तेमाल में लाई जाती हैं, जिनका चुनाव शल्य चिकित्सक अपने अनुभव के आधार पर करता है। आजकल अधिक उपयोग में लाई जानेवाली विधि है TVT (Trans Vaginal Tape) जिसमें एक विशेष फीता द्वारा मूत्र द्वार की संकोचिनी मांसपेशी (Sphincter) को मजबूत किया जाता है।

3. अर्ज इन्कन्टिनेंस (Urge incontinence)

इस बीमारी में मूत्र त्याग की इच्छा अचानक इतनी तीव्र होती है कि शौचालय तक जाते-जाते पेशाब निकलने लगता है। अधिकांशत: पेशाब में संक्रमण या मांसपेशियों में कमजोरी के कारण ऐसा होता है। अत: पेशाब की जाँच और उसके अनुसार दवा दी जाती है। उचित दवा का प्रयोग करने पर यह बीमारी ठीक हो जाती है। इलाज पूरे होने के 2–3 सप्ताह बाद दुबारा पेशाब जाँच करानी चाहिए।

उपचार

1. मूलाधार (Perineum) की मांसपेशियों का व्यायाम।
2. समय बाँधकर पेशाब करना, यानी पेशाब लगने की इच्छा से पहले ही पेशाब कर लेना और ज्यादा देर तक पेशाब नहीं रोकना।
3. रजोनिवृत्त महिलाओं में इस्ट्रोजन नामक हॉर्मोन का उपयोग चिकित्सक की सलाह के अनुसार।
4. Electrical stimulation द्वारा मांसपेशियों में मजबूती लाना।
5. अधिक चाय, कॉफी न लेना।
6. **दवाएँ**—चिकित्सक की सलाह के अनुसार Tolterodine या Imipramine।

□

भ्रंश
(Genital Prolapse)

—डॉ. मंजु गीता मिश्रा

अनेक स्त्रियों में गर्भाशय और दूसरे श्रोणि अंग अपनी जगह रुक नहीं पाते और नीचे की तरफ सरकने लगते हैं। गर्भाशय स्वाभाविक स्थिति में सामने की ओर मुड़ा हुआ और आगे को झुका हुआ रहता है, जिससे स्त्री के खड़े होने पर वह पूर्णतया क्षैतिज स्थिति में आ जाता है। आमतौर से स्त्री के खाँसने, छींकने या कुंथन करते समय गर्भाशय या योनि की दीवार नीचे की ओर नहीं आती, परंतु भ्रंश की स्थिति में थोड़ा भी बल पड़ने पर योनि की दीवार योनि छिद्र तक या छिद्र से बाहर निकल आती है। इसे भ्रंश (Prolapse) कहते हैं।

भ्रंश (Prolapse) के कारण—

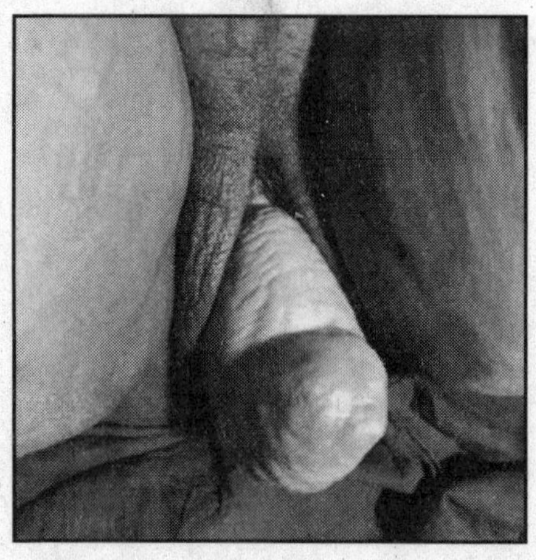

भ्रंश

1. बार-बार गर्भावस्था और प्रसव होने से अंग शिथिल पड़ जाते हैं। एक प्रसव की कमजोरी और असर मिटने से पहले अगर दूसरा गर्भ ठहर जाए तो जननांग कमजोर हो जाते हैं और अपने स्थान से खिसकते हैं। इसी कारण हमारे देश में गर्भाशय भ्रंश अधिक होता है, क्योंकि सही जन्मांतर एवं छोटा परिवार व्यापक रूप से अपनाया नहीं जाता।
2. वृद्धावस्था
3. पुराने एवं लंबे समय से रही खाँसी या दमा की बीमारी
4. कम आयु में प्रथम प्रसव
5. प्रसव के समय बच्चेदानी का मुँह पूरा खुलने के पहले ही ऊपर से जोर देना या औजार लगाना ।

लक्षण

1. इस विकार में ऐसा लगता है, जैसे योनि में कोई चीज नीचे उतर आई है और वहाँ से कुछ बाहर आने लगता है। शारीरिक श्रम करते वक्त, जोर पड़ने, खाँसने, हँसने और वजन उठाने पर यह अनुभूति प्रबल हो उठती है एवं लेटने से सब सामान्य सा लगता है।
2. किसी-किसी महिला को निचले पेट में दर्द, खिंचाव, भारीपन और कमर दर्द आदि रहते हैं। बार-बार पेशाब आना, पूरी तरह पेशाब नहीं उतरना, हर समय शंका बनी रहना, बाहर रहे अंग को अंदर दबाने के बाद ही शंका निवारण होना, मूत्र में जलन होना, कभी-कभी पेशाब पूरी तरह रुक जाना आदि।
3. मल शंका का पूर्णतया निवारण नहीं होता है।
4. खाँसने या किसी कार्यवश जोर लगाने से पेशाब की कुछ मात्रा का अनायास बाहर आ जाना।
5. मूत्र त्याग में कठिनाई का अनुभव या बार-बार मूत्र त्याग होना।
6. पूर्ण भ्रंश की स्थिति में (योनि के अधिक मात्रा में बाहर निकल जाने से) दैनिक कार्यों में असुविधा एवं रगड़ या चोट से घाव हो जाता है और स्राव होने लगता है।

Prolapse यानी भ्रंश के स्तर—गर्भाशय या योनि मार्ग की दीवार कितनी दूर तक नीचे की ओर सरक गई है, उसके अनुसार भ्रंश को निम्न स्तरों में विभाजित किया जाता है—

- पहली अवस्था—गर्भाशय ग्रीवा अपनी जगह से नीचे आ जाती है, पर योनि द्वार से ऊपर ही रहती है।

- दूसरी अवस्था—गर्भाशय ग्रीवा खिसककर योनि द्वार तक पहुँच जाती है।
- तीसरी अवस्था—गर्भाशय ग्रीवा योनि द्वार के बाहर आ जाती है।
- चौथी अवस्था—पूरा गर्भाशय योनि द्वार के बाहर आ जाता है।

बचाव के उपाय

प्रसवकालीन सावधानियाँ—

- सही उम्र में प्रथम प्रसव
- सही जन्म अंतर
- छोटा परिवार
- प्रसव दौरान सही चिकित्सा सेवा
- प्रसव पश्चात् जनन अंग ठीक रखने हेतु व्यायाम
- गर्धारण करने से पहले यह सुनिश्चित कर लेना कि शरीर तंदुरुस्त और बालिग हो चुका हो।
- गर्भावस्था में देख-रेख, व्यायाम, आराम और तनाव से मुक्त रहकर स्वस्थ-संतुलित खुराक लेना बहुत उपयोगी है। इससे शरीर का वजन अनावश्यक नहीं बढ़ता और मांसपेशियों की ताकत भी बनी रहती है।
- प्रसूति के लिए डॉक्टर या नर्स का होना बहुत जरूरी है अथवा अस्पताल में प्रसव कराना चाहिए, ताकि बच्चे को जन्म देने में कम-से-कम कठिनाई हो।
- प्रसवोपरांत व्यायाम नितांत उपयोगी होते हैं।
- बच्चों में 3 से 5 साल का अंतर भी जरूरी होता है।
- प्रसव के बाद ढीली हुई श्रोणि की मांसपेशियों को फिर से चुस्त बनाने के लिए व्यायाम बहुत फायदा करता है, जिसके करने की विधि इस प्रकार है—

श्रोणि की मांसपेशियों को उसी प्रकार सिकोड़ें जैसे मूत्र-त्याग क्रिया को रोकना हो और दस तक गिनने के बाद मांसपेशियों को ढीला छोड़ दें। फिर दस तक गिनें और फिर वही व्यायाम दोहराएँ। पहले दिन 12 बार, फिर बढ़ाते-बढ़ाते सुबह-शाम 24-24 बार करने का नियम बना लें। इस व्यायाम से योनि की मांसपेशियों की कसावट फिर ठीक हो जाएगी ।

भ्रंश का उपचार

- प्रोलेप्स का स्थायी उपचार ऑपरेशन ही है। ऑपरेशन के दो मुख्य प्रकार हैं—एक में गर्भाशय को निकाल दिया जाता है और काट-छाँटकर योनि को सही आकार दे दिया जाता है, जबकि दूसरे में गर्भाशय को बिना हटाए हुए

काट–छाँट द्वारा उसे अपनी जगह पर बैठा दिया जाता है। अधिक उम्र की महिलाओं में पहले प्रकार का एवं कम उम्र में दूसरे प्रकार का ऑपरेशन किया जाता है।

- कम उम्र की महिला में जो आगे बच्चा चाहती है, ऑपरेशन न करके कुछ दिनों के लिए आशान्वित उपचार किया जा सकता है।
- बहुत वृद्धावस्था में या अनेक बीमारियों से ग्रसित स्त्रियों में ऑपरेशन के बदले पेसरी लगाया जा सकता है। पेसरी लगाने के पश्चात् समय–समय पर चिकित्सक से दिखाना जरूरी रहता है। पेसरी से केवल स्थिति सँभलती है, समाप्त नहीं होती।

□

गर्भाशय-ग्रीवा (सर्वाइकल) कैंसर से बचाव

—डॉ. प्रज्ञा मिश्रा चौधरी

महिलाओं में होनेवाले कुल कैंसर में से 22 से 50 प्रतिशत कैंसर गर्भाशय-ग्रीवा के होते हैं। प्रति वर्ष विश्व में पाँच लाख नए लोगों को ग्रीवा कैंसर होता है, जिसका एक-चौथाई भारत में होता है। भारत में कैंसर से होनेवाली मृत्यु में गर्भाशय ग्रीवा का कैंसर स्त्रियों के लिए सर्वोपरि है। यह किसी भी आयु में हो सकता है, पर 40 वर्ष से अधिक की आयु में एवं बहुप्रसवा स्त्रियों में यह अधिक पाया जाता है। बंध्या, अप्रसूता या जिनके बच्चे नहीं हुए हैं, उनमें प्रायः नहीं पाया जाता है। विकसित देशों की अपेक्षा अविकसित देशों में इसकी दर काफी अधिक है। निम्न स्त्रियों में सर्वाइकल कैंसर की संभावना अधिक होती है—

- धूम्रपान।
- यौवनारंभ के समय या वयस्क होने के पहले यौन संबंध।
- एक से अधिक व्यक्तियों के साथ यौन संबंध या पुरुष साथी का अनेक स्त्रियों से यौन संबंध।
- रोग-प्रतिरोधक क्षमता को कम करनेवाली दवाओं (Immunosuppressant Drugs) का उपयोग, जिन्हें अंग प्रत्यारोपण के बाद या अन्य कई बीमारियों में लेना जरूरी होता है।

गर्भाशय-ग्रीवा कैंसर की एक विशेषता यह है कि कैंसर होने से पहले इसकी सतह में कुछ बदलाव होते हैं, जिसे दुर्विकास (Cervical Intraepithelial Neoplasia) कहते हैं, जो करीब 5 से 10 वर्षों तक धीरे-धीरे विकसित होते हुए कैंसर का रूप ले लेते हैं। यह दुर्विकास पहले हल्का (CIN-1) फिर मध्यम (CIN-2) और अंत में गंभीर (CIN-3) स्थिति के दौर से गुजरता है, तब कैंसर होता है। इसलिए अगर इस दुर्विकास

(CIN) की चिकित्सा ठीक से की जाए तो सर्वाइकल कैंसर से बचा जा सकता है। पैप स्मीयर, कॉलपोस्कोपी एवं एच.पी.वी. की जाँच से CIN का पता चल जाता है। इस जाँच को 25 और 64 साल के बीच की उम्र की सभी औरतों को उपलब्ध होना चाहिए।

गर्भाशय-ग्रीवा के दुर्विकास (CIN) की पहचान

पैप स्मीयर—यह एक जाँच है, जिससे गर्भाशय-ग्रीवा की कोशिकाओं में आए बदलाव की पहचान की जाती है। यह कैंसर का पता लगाने की जाँच नहीं, बल्कि सर्विक्स की सेहत जानने के लिए एक जाँच है। इसमें सर्विक्स को स्पेकुलम से देखते हुए उसके चारों ओर एक लकड़ी के स्पेचुला को रगड़ते हुए घुमाकर या एक ब्रश से कोशिकाओं को निकालकर माइक्रोस्कोप द्वारा उसकी जाँच की जाती है। कोशिकाओं को देखकर उनके परिवर्तन के अनुसार उसमें दुर्विकास, कैंसर या संक्रमण का अंदाजा लगाया जा सकता है। यदि कैंसर की संभावना लगे तो अन्य जाँच करके इसकी पुष्टि की जाती है और फिर उसका उपचार होता है। यदि CIN हो तो दुर्विकास के स्तर के अनुसार उसका उपचार होता है। गंभीर दुर्विकास हो तो अन्य जाँच द्वारा कैंसर की संभावना का निवारण करना जरूरी है। हल्का CIN आगे चलकर CIN-2 में परिवर्तित हो सकता है या वापस सामान्य स्थिति में भी लौट सकता है। CIN-2 भी या तो पुन: CIN-1 में परिवर्तित हो सकता है या कुछ समय बाद बढ़कर CIN-3 का रूप ले सकता है। CIN-3 होने के बाद कैंसर होने की संभावना बहुत बढ़ जाती है और पुन: CIN-2 होने की गुंजाइश नहीं होती। CIN की स्थिति 5 से 10 वर्षों तक चलती है, तब गर्भाशय-ग्रीवा में कैंसर होता है। इस लंबी अवधि में कभी भी अपनी ठीक से जाँच कराई जाए तो कैंसर होने से रोका जा सकता है।

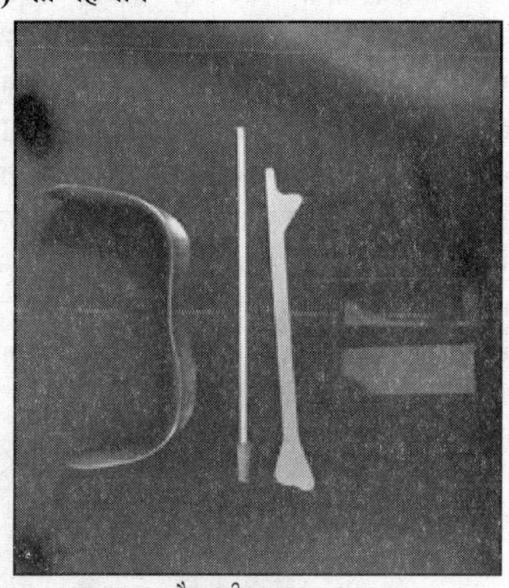

पैप स्मीयर उपकरण

विकसित देशों में पैप-स्मीयर परीक्षण के व्यापक उपयोग के कारण 50 प्रतिशत से भी अधिक संख्या में आक्रामक गर्भाशय-ग्रीवा कैंसर के मामलों में कमी आई है।

कभी-कभी पैप स्मीयर से स्थिति स्पष्ट नहीं हो पाती है और दुबारा पैप स्मीयर

करना पड़ता है। कभी-कभी कोशिकाओं में कुछ छोटे परिवर्तन दिखाई पड़ते हैं जिसे डिस्कैरियोसिस (Dyskaryosis) या असामान्य बदलाव कहते हैं। असामान्य बदलाव पाए जाने पर दोबारा पैप स्मीयर किया जाता है या जरूरत के अनुसार कॉल्पोस्कोपी की जाती है।

कॉल्पोस्कॉपी—यदि पैप स्मीयर में असामान्य कोशिकाएँ पाई जाएँ तो कॉलपोस्कोपी द्वारा जाँच की जाती है। कॉल्पोस्कोप एक यंत्र है, जिसमें मैग्निफाइंग ग्लास लगा रहता है, जिससे देखने पर योनि तथा गर्भाशय-ग्रीवा की कोशिकाएँ बड़ी होकर दिखाई पड़ती हैं और असामान्य ऊतकों (Tissue) की पहचान आसान हो जाती है। यदि कहीं पर असामान्य ऊतक दिखाई पड़े तो वहाँ से एक छोटा सा टुकड़ा नमूना के लिए निकाल लिया जाता है, जिसे बायोप्सी कहते हैं। इस नमूने की जाँच प्रयोगशाला में की जाती है। यह परीक्षण आउटडोर में भी हो सकता है। मासिकस्राव के समय परीक्षण नहीं कराना चाहिए। परीक्षण के दो दिन पहले से यौन संबंध नहीं होना चाहिए। कॉल्पोस्कॉपी के बाद कभी-कभी अधिक रक्तस्राव या संक्रमण हो सकता है, जिसकी उचित चिकित्सा जरूरी है।

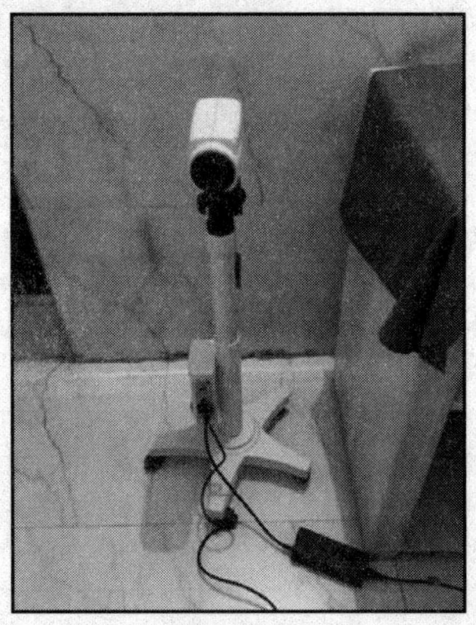

कॉल्पोस्कॉपी

एच.पी.वी. परीक्षण—अनेक शोधों द्वारा पाया गया है कि विश्व भर में 99 प्रतिशत से अधिक गर्भाशय-ग्रीवा कैंसर में एच.पी.वी. (Human Papilloma Virus)

वर्तमान होते हैं। गर्भाशय-ग्रीवा कैंसर और एच.पी.वी. में गहरा संबंध है। यदि नियमित गर्भाशय-ग्रीवा परीक्षण के साथ-साथ एच.पी.वी. के लिए भी परीक्षण किया जाए तो गर्भाशय-ग्रीवा में होनेवाले कैंसर को रोका जा सकता है। यह जाँच पैप-स्मीयर से अधिक संवेदनशील है, पर नियमित परीक्षण में उसकी भूमिका अभी भी विकसित हो रही है।

उपचार

गर्भ-ग्रीवा में कैंसर पकड़ने के पहले पूर्ववर्ती परिवर्तनों की समुचित चिकित्सा कर दी जाए तो यह कैंसर होगा ही नहीं और स्त्री मृत्यु दर में काफी कमी आ जाएगी। इन परिवर्तनों का उपचार विभिन्न तरीकों से किया जाता है जैसे—कॉटेराइजेशन, लेजर और लेज इत्यादि। यदि उम्र 40 वर्ष से अधिक हो, संतान उत्पत्ति की और इच्छा नहीं हो या बार-बार जाँच कराना संभव नहीं हो तो ऐसी स्त्रियों का उपचार गर्भाशय को शल्य क्रिया द्वारा हटाकर भी किया जाता है।

निवारक टीकाकरण

गर्भाशय-ग्रीवा कैंसर के लगभग सभी मामलों के विकास में (एच.पी.वी.) संक्रमण एक आवश्यक कारण रहा है। करीब 70 प्रतिशत गर्भाशय-ग्रीवा कैंसर में एच.पी.वी. के दो उपभेद 16 या 18 में से कोई एक या दोनों पाए जाते हैं। इन दोनों उपभेदों के प्रति प्रभावी टीका अमेरिका और यूरोपीय संघ से लाइसेंस प्राप्त कर चुका है। चूँकि टीका केवल कुछ उपभेदों के लिए ही प्रभावी होता है, अतः टीकाकरण के बाद भी नियमित पैप-स्मीयर परीक्षण करवाना चाहिए। छह माह के अंतर्गत तीन टीका लगवाया जाता है। गार्डासिल (Gardasil) एवं सर्वारिस (Cervarix) नाम के दो टीके उपलब्ध हैं। यौन संबंध शुरू होने से पहले अगर यह टीका लगवाया जाए तो यौन संबंध से होनेवाले एच.पी.वी. संक्रमण से यह बचाव करता है और गर्भग्रीवा के कैंसर की संभावना अत्यंत कम हो जाती है। एच.पी.वी. संक्रमण हो जाने के बाद टीका लगवाने पर उतना लाभ नहीं मिलता है।

□

स्त्री जननांगों का कैंसर
(Gynaecological Cancer)

—डॉ. रवि ब्याहुत

महिला प्रजनन प्रणाली के कैंसर को गायनीकालॉजिकल कैंसर कहते हैं। यह असामान्य कोशिकाओं के अनियंत्रित ढंग से विकसित होने पर होता है। ये असामान्य कोशिकाएँ शरीर के अन्य हिस्सों में भी फैल सकती हैं। जब ऐसा होता है तो उसे मेटास्टेसिस (Metastasis) कहते हैं।

कैंसर का नाम शरीर के उस अंग या भाग पर आधारित होता है, जहाँ से उसकी शुरुआत होती है। भले ही आगे चलकर वह शरीर के अन्य हिस्सों में भी फैल जाए। जैसे अंडाशय से शुरू होनेवाला कैंसर, जो शरीर के अन्य अंगों या भागों में फैलने के उपरांत भी अंडाशय का कैंसर ही कहलाता है।

हर वर्ष बड़ी संख्या में महिलाओं में गायनीकालॉजिकल कैंसर की पहचान की जाती है। हर महिला में इन कैंसरों के होने का खतरा होता है, परंतु उनमें से कुछ को ही ये कैंसर होते हैं। अतः हर महिला को उन लक्षणों का ज्ञान होना आवश्यक है, जो गायनीकालॉजिकल कैंसर के कारण होते हैं।

गायनीकालॉजिकल कैंसर के प्रकार—

1. अंडाशय का कैंसर (Ovarian Cancer)—एक या दोनों अंडाशयों में शुरू होता है, जो हॉर्मोन और अंडे (बीजाणु) उत्पन्न करनेवाले ठोस अंडाकार अंग हैं।
2. गर्भाशय कैंसर (Uterine Cancer)—गर्भाशय के मुख्य हिस्से में शुरू होता है, जो उलटे रखे नाशपाती के आकार और आकृतिवाला खोखला अंग है, महिला के गर्भवती होने पर शिशु यहीं पर विकसित होता है।
3. ग्रीवा कैंसर (Cervical Cancer)—गर्भाशय-ग्रीवा में शुरू होता है, जो

गर्भाशय के निचले भाग में बेलनाकार हिस्सा है। इसका ऊपरी छोर गर्भाशय से एवं निचला छोर योनि से जुड़ा होता है।

4. योनि कैंसर (Vaginal Cancer)—योनि (जनन मार्ग) में शुरू होता है। मांसल ट्यूब समान नलिका गर्भाशय-ग्रीवा से लेकर मादा जननांगों के बाहरी हिस्से योनिमुख तक होती है।

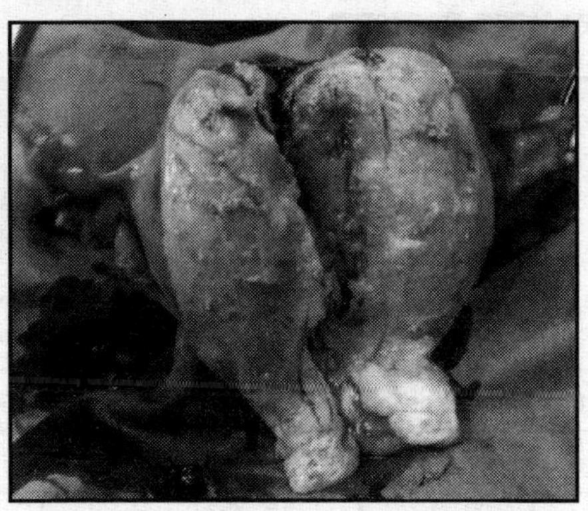

गर्भाशय की अंत:परत का कैंसर

5. योनिमुख कैंसर (Vulval Cancer)—यह योनिमुख में शुरू होता है, उसमें योनि का द्वार, अंदरूनी और बाहरी लब, लघु भगोष्ठ (labia minora) भगोष्ठ (labia majora), भग-शिश्न और जघन शैल भी शामिल हैं।
6. डिंबवाही नली कैंसर (Fallopian Tube Cancer)—डिंबवाही नली कैंसर सामान्यत: अंडाशय कैंसर के समान ही होता है।

गायनीकालॉजिकल कैंसर के लक्षण

- योनि से असामान्य या निरंतर रक्तस्राव जैसे—रजोनिवृत्ति के बाद या मासिक चक्र के बीच या संभोग के बाद।
- योनि से असामान्य स्राव।
- संभोग के दौरान दर्द।
- खुजली, जलन या दर्द।
- गाँठ, मस्सा या फोड़ा।
- उदर में सूजन।
- उदर में दर्द, दबाव, खिंचाव या भारीपन का अहसास।

- मल–मूत्र की प्रवृत्ति में बदलाव।

वैसे तो अनेक स्थितियों में ये लक्षण हो सकते हैं और इन लक्षणों के होने का यह मतलब नहीं कि ये कैंसर के कारण हो, पर इन लक्षणों के दिखाई देने पर चिकित्सक से परामर्श लेना जरूरी है।

गायनीकालाजिकल कैंसर के लक्षण

लक्षण	ग्रीवा कैंसर (Cervical Cancer)	अंडाशय का कैंसर (Ovarian Cancer)	गर्भाशय कैंसर (Uterine Cancer)	योनि कैंसर (Vaginal Cancer)	योनिमुख कैंसर (Vulval Cancer)
योनि से असामान्य रक्तस्राव या स्राव	Y	Y	Y	Y	
कूल्हे में दर्द या भारीपन		Y	Y		Y
उदर या पीठ में दर्द		Y			
मल–मूत्र की प्रवृत्ति में बदलाव		Y		Y	
खुजली या जलन					Y
योनिमुख में गाँठ, मस्सा या छाले					Y

गायनीकालॉजिकल कैंसर के खतरे के कारण (Risk Factors)

यह जानने की कोई विधि नहीं है कि किस महिला को कैंसर होगा, परंतु गायनीकालॉजिकल कैंसर विकसित होने के खतरे से संबंधित मुख्य कारण हैं—

1. बढ़ती उम्र।
2. पारिवारिक इतिहास में कैंसर।
3. वायरस संक्रमण जैसे मानवीय पैपीलोमा वायरस (H.P.V.)।
4. धूम्रपान।
5. अत्यधिक वजन।
6. प्रजनन इतिहास—बच्चों की संख्या, पहले बच्चे के होते समय माँ की उम्र इत्यादि।
7. पहचाने गए जीन उत्परिवर्तन (Gene transformation)।

8. कुछ हॉर्मोंस का गलत प्रभाव—शरीर द्वारा उत्पन्न या दवाई के रूप में लिये गए।
9. माँ के गर्भ में जीवन शुरू करते समय माँ को दी गई कुछ दवाएँ।

गायनीकालॉजिकल कैंसर की पहचान

इनकी पहचान के लिए मुख्य रूप से निम्न जाँच की जाती हैं—

1. पूरी शारीरिक जाँच (General Examination)।
2. जननांगों की जाँच-योनिमार्ग द्वारा (Pelvic examination)।
3. पैप स्मीयर (Pap smear) एवं काल्पोस्कोपी (Colposcopy)।
4. रक्त जाँच—जैसे Ca-125।
5. इमेजिंग जाँच—
- योनि मार्ग द्वारा अल्ट्रासाउंड
- सी.टी. स्कैन।
- एम.आर.आई.।
- पी.ई.टी. स्कैन।

6. हिस्टोपैथोलॉजी/साइटोलॉजी।
- उत्तकों (Cells) का दूरबीन से परीक्षण।
- बायोप्सी।
- एफ.एन.ए.सी. जाँच।

उपचार

गायनीकालॉजिकल कैंसर से पीड़ित महिला के उपचार में अपनाई जानेवाली प्रक्रिया इस बात पर निर्भर करती है कि बीमारी किस प्रकार की है, किस चरण में है, कितना विस्तृत है तथा पीड़ित महिला का सामान्य स्वास्थ्य कैसा है ?

उपरोक्त बातों को ध्यान में रखते हुए निम्न उपचार किए जाते हैं एवं उनमें से एक, दो या सभी विकल्प अपनाए जा सकते हैं—

- सर्जरी।
- रेडियोथेरापी।
- कीमोथेरापी एवं।
- हार्मोनलथेरापी।

अंडाशय कैंसर (Ovarian Cancer)—यह एक या दोनों अंडाशयों में शुरू होता है।

लक्षण

- योनि से असामान्य रक्तस्राव, रजोनिवृत्ति के बाद रक्तस्राव।
- योनि से असामान्स स्राव।
- कूल्हे में दर्द या भारीपन।
- उदर या पीठ में दर्द।
- मल-मूत्र की प्रवृत्ति में बदलाव।

खतरे के कारण

यह पता लगाना कि किस महिला को यह कैंसर होगा, संभव नहीं है, परंतु कुछ कारण हैं, जो इसके खतरे को बढ़ाते हैं, जैसे—

- 40 वर्ष से ज्यादा की उम्र।
- निकट संबंधी (जैसे माँ, बहन, मौसी, नानी) को अंडाशय कैंसर हुआ हो।
- अगर स्वयं को स्तन, गर्भाशय या बड़ी आँत का कैंसर हुआ हो।
- कभी गर्भवती न हुई हो।
- Endometriosis हुआ हो।
- जेनेटिक असामान्यता BRCA-1 या BRCA-2 की उपस्थिति होने पर।
- 10 वर्ष या उससे अधिक समय तक एस्ट्रोजन लेने पर।

अंडाशय कैंसर की संभावना को कम कैसे किया जा सकता है?

अब तक की जानकारी में ऐसा कोई उपाय नहीं है, जिससे अंडाशय कैंसर से पूर्णत: बचा जा सके, परंतु कुछ उपाय हैं, जिससे इसके होने की संभावना को कम किया जा सकता है—

- पाँच वर्ष या अधिक समय तक गर्भ निरोधक गोलियों का सेवन।
- दोनों अंडाशय एवं गर्भाशय निकलवाना।
- बच्चों का जन्म।

गर्भाशय कैंसर

यह गर्भाशय के मुख्य हिस्से में शुरू होता है, जो उलटे नाशपाती की आकृति और आकार का होता है। यह एक खोखला अंग है, जहाँ महिला के गर्भवती होने पर शिशु विकसित होता है।

लक्षण

- योनि से असामान्य या निरंतर रक्तस्राव, जैसे—मासिक चक्र के समय अत्यधिक रक्तस्राव, रजोनिवृत्ति के बाद रक्तस्राव या मासिक चक्र के बीच में कभी भी थोड़ा या अधिक रक्तस्राव।
- कूल्हे में दर्द या भारीपन।

किन्हें अधिक खतरा है ?

- 50 वर्ष या अधिक उम्र।
- मोटापा।
- एस्ट्रोजन हार्मोन का इस्तेमाल (प्रोजेस्टेरॉन के बिना)।
- गर्भधारण न हो रहा हो।
- मासिक बहुत कम होना।
- टेमोक्सिफेन का इस्तेमाल।
- निकट संबंधी जैसे माँ, मौसी, बहन, नानी या दादी को गर्भाशय या अंडाशय का कैंसर हो।

गर्भाशय कैंसर की संभावना को कम कैसे किया जा सकता है ?

- गर्भनिरोधक गोलियों का इस्तेमाल करके।
- वजन सामान्य रखकर, व्यायाम करके।
- अगर एक या एक से अधिक खतरे के कारण दिखाई दें तो चिकित्सक से मिलकर।

ग्रीवा कैंसर (Cervical Cancer)

सभी महिलाओं को ग्रीवा कैंसर होने का खतरा होता है। जिन महिलाओं में बच्चेदानी पूर्ण रूप से निकाली जा चुकी है (Total hysterectomy including cervix removal) उनमें ग्रीवा कैंसर होने का खतरा नहीं होता है।

यह भारतीय महिलाओं में होनेवाले कैंसरों में सबसे ज्यादा होनेवाला कैंसर है तथा भारतीय महिलाओं में कैंसर से होनेवाली मृत्यु का सबसे मुख्य कारण है।

लक्षण

- शुरुआती चरण में हो सकता है किसी प्रकार का लक्षण न दिखे।
- योनि से असामान्य या निरंतर रक्तस्राव, जैसे-रजोनिवृत्ति के बाद या मासिक

चक्र के बीच या संभोग के बाद।
- योनि से असामान्य स्राव (लाली या पीलापन लिये हुए बदबूदार)
- पैरों में दर्द या सूजन ।

खतरे के कारण

- एच.पी.वी. का संक्रमण ग्रीवा कैंसर के खतरे का सबसे प्रमुख कारण है। यह करीब 99 प्रतिशत ग्रीवा कैंसर में पाया जाता है।
- जिन महिलाओं को H.P.V का संक्रमण कभी न हुआ हो, उनमें ग्रीवा कैंसर का खतरा न के बराबर होता है।
- धूम्रपान।
- तीन या ज्यादा बच्चे।
- यह उम्रदराज महिलाओं में ज्यादा होता है।
- गर्भनिरोधक गोलियों का लंबे समय तक प्रयोग 5 वर्ष से अधिक ।
- शरीर की प्रतिरक्षा (Immunity) कमजोर होने पर, जैसे AIDS के मरीजों में या जो immunity कम करनेवाली दवा ले रही हों।
- अनेक पुरुषों के साथ सहवास करने से या पति के अनेक महिलाओं के साथ सहवास करने से।

पैप टेस्ट से भविष्य में होनेवाले ग्रीवा कैंसर का शुरुआती स्थिति में ही पता लगाया जा सकता है। जल्द इलाज से कैंसर को होने से पहले ही रोका जा सकता है।

ग्रीवा कैंसर की संभावना को कैसे कम किया जा सकता है ?

निम्नलिखित उपाय को अपनाकर ग्रीवा कैंसर के होने की संभावना को कम किया जा सकता है—

1. H.P.V. के संक्रमण से खुद को बचाकर, जैसे—H.P.V. के टीके लगवाकर।
2. कंडोम का इस्तेमाल करके
3. कम-से-कम लोगों के साथ सहवास करके
4. नियमित रूप से पैप स्मीयर का टेस्ट करवाकर-21 साल की उम्र में शुरू करें और हर तीन वर्ष पर कराती रहें।
5. धूम्रपान न करके।

योनि कैंसर (Vaginal Cancer)

यह कैंसर योनि (जनन मार्ग) में शुरू होता है।

लक्षण

- योनि से असामान्य रक्तस्राव, मासिक चक्र के मध्य, रजोनिवृत्ति के बाद संभोग के बाद या मासिक चक्र के समय ज्यादा रक्तस्राव ।
- योनि से असामान्य स्राव।
- मल-मूत्र की प्रवृत्ति में बदलाव
- कूल्हे या उदर में दर्द ।

खतरे के कारण

- H.P.V. का संक्रमण ।
- असामान्य पैप स्मीयर जाँच रिपोर्ट।
- शरीर की प्रतिरक्षा प्रणाली कमजोर होने पर, जैसे—AIDS के मरीज या Immunity कम करनेवाली दवा लेनेवालों में।
- माँ के गर्भ में रहते समय डायइथाइलस्टिलवेस्ट्रोल का एक्सपोजर।
- धूम्रपान।

यदि उपरोक्त में से एक या अधिक कारण उपस्थित हों तो चिकित्सकीय सलाह ली जानी चाहिए।

योनि कैंसर की संभावना को कैसे कम किया जा सकता है ?

- H.P.V. का टीका लेकर यह ग्रीवा, योनि एवं योनिमुख के कैंसर करानेवाले एच.पी. वायरस के प्रकार से प्रतिरक्षा प्रदान करता है।
- कम-से-कम लोगों के साथ शारीरिक संबंध रखकर ताकि H.P.V. या HIV के संक्रमण की संभावना कम हो।
- धूम्रपान न करके।

योनिमुख कैंसर (Vulval Cancer)

योनिमुख में शुरू होता है।

लक्षण

- योनिमुख में खुजली या जलन।
- योनिमुख के रंग में बदलाब।
- योनिमुख में गाँठ, मस्सा या छाले।
- कूल्हे में दर्द।

खतरे के कारण

- H.P.V. का संक्रमण।
- असामान्य पैप स्मीयर जाँच रिपोर्ट।
- 50 वर्ष या अधिक की उम्र।
- शरीर की प्रतिरक्षा प्रणाली कमजोर होने पर, जैसे—AIDS के मरीजों या Immunity कम करनेवाली दवा लेनेवालों में।
- योनिमुख में लगातार खुजली या जलन रहना।
- धूम्रपान।

योनिमुख कैंसर की संभावना को कैसे कम किया जा सकता है ?

- H.P.V. का टीका लेकर।
- कम-से-कम लोगों से शारीरिक संबंध रखकर।
- धूम्रपान न करके।

□

गर्भजनित बीजपोषक बीमारियाँ (Gestational Trophoblastic Disease-GTD)

—डॉ. शांति राय

गर्भजनित बीजपोषक बीमारियाँ (Gestational Trophoblastic Disease-GTD)—जी.टी.डी. कुछ ऐसे ट्यूमर के समुदाय को कहते हैं, जो बीटा एच.सी.जी. (βHCG) नामक हॉर्मोन उत्पन्न करते हैं। ये बीमारियाँ अधिकांशत: गर्भ से संबंधित होती हैं और बीटा एच.सी.ज़ी. का स्राव अपरा (Placenta) यानी पुरैन के अंकुर से होता है। ऐसे कुछ ट्यूमर सुगम (benign) होते हैं और कुछ दुर्दम (malignant)। ट्यूमर का विस्तार कितनी दूर तक हुआ है, उसके आधार पर इनके विभिन्न नाम दिए गए हैं।

(1) मोलर प्रेग्नैंसी या Hydatidiform Mole—यह एक असामान्य गर्भ की स्थिति है, जिसमें भ्रूण और अपरा सही रूप में विकसित नहीं हो पाते हैं और गर्भ में अंगूर के गुच्छे जैसे अंकुर पाए जाते हैं।

(2) कोरियोकार्सिनोमा (Choriocarcinoma)—यह एक दुर्दम ट्यूमर है और सही चिकित्सा नहीं होने पर जानलेवा हो सकता है।

(3) प्लैसेंटल साइट ट्रोफोब्लास्टिक ट्यूमर (Placental Site Trophoblastic Tumour)

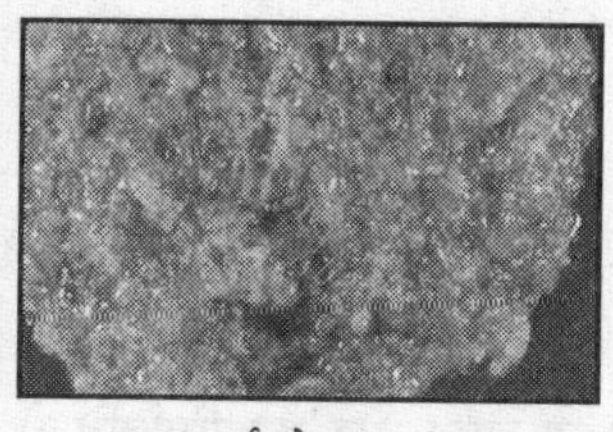

पूर्ण मोल

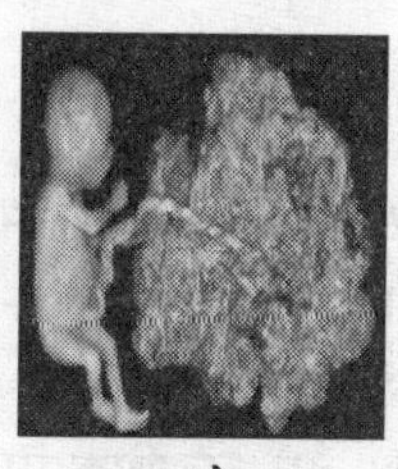

अधूरा मोल

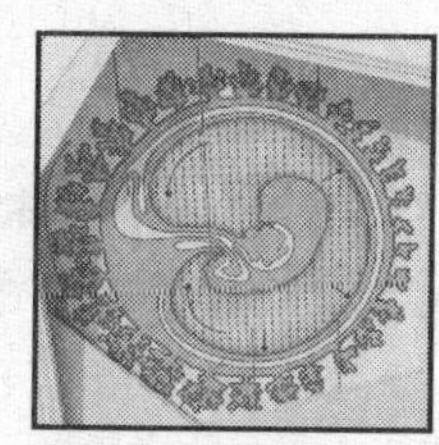

कोरियोकार्सिनोमा

मोलर गर्भ—इस बीमारी में या तो पूरा का पूरा गर्भ अंकुर के रूप में परिणत पाया जाता है या इसका कुछ भाग सामान्य गर्भ के जैसा और कुछ भाग अंकुर यानी मोल के रूप में रहता है। यदि पूरा-का-पूरा गर्भाशय अंकुरों से भरा हो तो उसे संपूर्ण (Complete) मोल कहते हैं और यदि कुछ भाग सामान्य गर्भ के रूप में हो तो उसे अधूरा (Incomplete) मोल कहते हैं।

आघटन

आँकड़ों के अनुसार प्रति 1000 प्रसव पर एक या दो जी.टी.डी. अमेरिका में होते हैं। जिन महिलाओं की उम्र 20 वर्ष से कम या 35 वर्ष से अधिक है, उनमें इसकी बहुलता होती है और चालीस की उम्र के बाद संभावना साढ़े सात गुणी बढ़ जाती है। यदि पहले कभी मोलर गर्भ हो चुका है तो वैसी महिलाओं को दुबारा मोलर होने की संभावना दस गुणी बढ़ जाती है और यदि दो बार हो चुका तो 23 गुणा। पिता की बढ़ती उम्र का भी इससे संबंध पाया गया है। इस बीमारी की भौगोलिक बहुलता भी पाई गई है और साउथ-इस्ट एशिया के लोगों में अमेरिका-इंगलैंड की अपेक्षा इसकी अधिक संभावना रहती है।

रोगजनन—सामान्य गर्भ की प्रारंभिक अवस्था में अपरा के अंकुर (Villi) कुछ इस तरह विकसित होते हैं कि वे माँ के गर्भाशय की रक्तवाहिनियों में प्रविष्ट हो सकें। मोलर गर्भ में ये अंकुर यह काम ठीक से नहीं कर पाते हैं और इनमें पानी जमा हो जाता है, जिसके कारण ये अंगूर की तरह दिखते हैं और उन्हें मोल (Mole) कहते हैं। यह असामान्यता सभी अंकुरों में हो सकती है या हो सकता है कि कुछ अंकुर सामान्य भी हों और इसी के अनुसार उन्हें पूरा (Complete) या अधूरा (Partial) मोल कहा जाता है। गर्भाधान के समय क्रोमोजोम की संख्या की गड़बड़ी के कारण गर्भ मोलर गर्भ का रूप ले लेता है।

पूर्ण मोल (Complete Mole)—इसमें सारे के सारे 46 क्रोमोजोम पिता से प्राप्त होते हैं, (सामान्य गर्भ में 23 माँ से और 23 पिता से मिलते हैं) और सभी अंकुर अंगूर के रूप में परिवर्तित हो जाते हैं।

लक्षण

1. गर्भावस्था के दूसरे, तीसरे या चौथे महीने में रुक-रुककर रक्तस्राव, जो कभी-कभी तीव्र भी हो सकता है।
2. रक्ताल्पता, कमजोरी, चक्कर।
3. गर्भ के तीव्र लक्षण, जैसे अत्यधिक मिचली या वमन, पेट का गर्भावधि से अधिक फैलाव, स्तन में दर्द इत्यादि।

4. रक्त में बीटा एच.सी.जी. की मात्रा सामान्य गर्भ से बहुत अधिक।

यदि मोलर प्रेग्नैंसी की उचित चिकित्सा समय पर नहीं की जाए तो बाद में उच्च रक्तचाप और प्रीइलैम्पसिया हो सकता है। पाँच प्रतिशत पीड़िताओं में थायरॉयड ग्रंथि की विषमता हो जाती है और रक्त में थायरॉसीन की मात्रा बढ़ जाती है।

अधूरा मोल (Partial Hydatidiform Mole)—इसके लक्षणों और जटिलताओं की तीव्रता 'पूर्ण मोल' से कम होती हैं। निषेचित डिंब का कुछ भाग 'Mole' बनाता है और कुछ भाग भ्रूण, पानी की थैली और अपरा (Placenta) बनाता है। रक्त में β-HCG की मात्रा पूर्ण मोल की अपेक्षा अधूरे मोल में काफी कम होती है।

अधूरे मोल में क्रोमोजोम की संख्या 69 होती है—69XXX, 69XXY या 69XYY (सामान्य व्यक्तियों में यह संख्या 46 होती है 46XX या 46XY)। अधूरे मोल में 46 क्रोमोजोम पिता एवं 23 क्रोमोजोम माँ से प्राप्त होते हैं।

पहचान—रक्त में बीटा एच.सी.जी. की अत्यधिक मात्रा एवं अल्ट्रासाउंड से गर्भाशय में भ्रूण और अपरा के बदले अंकुरों का पाया जाना इस बीमारी की पहचान है। टी.वी.एस. (योनिमार्ग से अल्ट्रासाउंड) की स्पष्टता के कारण इसकी पहचान अब गर्भ की प्रारंभिक अवस्था में ही काफी आसानी से हो जाती है, जो पहले संभव नहीं था। कहीं-कहीं आज भी, जहाँ शिक्षा और सुविधा का अभाव है, इसको पहचानने में देर हो जाती है।

उपचार—एक बार मोलर गर्भ की पहचान सुनिश्चित हो जाए तो उसका उपचार है—गर्भ समापन, जो चूषण यंत्र द्वारा किया जाता है (Suction Evacuation)। यदि पीड़िता Rh निगेटिव हो तो उसे Rh ऐंटीबडी की सुई भी दी जानी चाहिए।

यदि महिला को और बच्चे नहीं चाहिए और अगर ऐसी स्त्री बंध्याकरण भी चाहती है तो ओवरी को बचाते हुए गर्भाशय निकाल देना उचित है। मोलर में एक या दोनों ओवरी कभी-कभी काफी बड़ी हो जाती हैं, पर सफाई या गर्भाशय निकालने के बाद धीरे-धीरे ये वापस अपने सही आकार को प्राप्त कर लेती हैं। यदि उनमें बड़े-बड़े सिस्ट हों तो ऑपरेशन के दौरान उनका पानी निकाल दिया जाता है। यदा-कदा सिस्ट के कारण ओवरी ऐंठ जाती है और उसका रक्त संचालन बंद हो चुका होता है, ऐसी ओवरी को निकालना जरूरी हो जाता है।

ऑपरेशन के पहले थायरॉयड की जाँच और उसके लिए सावधानी जरूरी है। रक्त में βHCG के अलावा छाती का एक्स-रे एवं रक्त के कुछ अन्य जाँच Hb प्रतिशत, TLC, DLC, BT, CT, Blood Sugar, ABO grouping RH typing भी कराना जरूरी है।

ऑपरेशन के समय इंबोलिज्म नहीं हो, इसके लिए सावधानी बरतना और उसके

लिए सशंकित रहना आवश्यक है। रक्त की व्यवस्था भी रहनी चाहिए, ताकि जरूरत हो तो तुरंत रक्त का आदान किया जा सके।

मोलर प्रेग्नेंसी के बाद की देखभाल

15 से 20 प्रतिशत कंप्लीट मोल को बाद में कैंसर (Choricarcinoma) होने का भय रहता है, जिनमें से तीन-चौथाई की बीमारी गर्भाशय तक ही सीमित रहती है। बाकी एक-चौथाई में शरीर के अन्य अवयवों में भी रोग फैल जाता है, जो Metastasis कहलाता है। अन्य अवयवों में रोग का फैलाव रक्त के माध्यम से होता है। अधूरे (Partial) मोल में केवल दो से चार प्रतिशत को ही कैंसर होने की संभावना रहती है और वह भी अधिकांशत: गर्भाशय तक ही सीमित रहता है। अन्य अवयवों तक विस्तार अधूरे मोल में यदा-कदा ही होता है।

कोरियोकार्सिनोमा की तुरंत पहचान हो जाए, इसके लिए मोलर प्रेग्नैंसीवाली महिला को सफाई या ऑपरेशन के बाद भी देखरेख में रहना आवश्यक होता है। किसी भी कैंसर की पहचान जितनी ही जल्दी हो, उपचार से उसके संपूर्ण सुधार और पूर्ण स्वास्थ्य लाभ की संभावना उतनी ही अधिक होती है।

कोरियोकैंसर को पहचानने के लिए जाँच

रक्त में बीटा एच.सी.जी. की मात्रा—सफाई या ऑपरेशन के बाद हर एक सप्ताह पर माँ के रक्त में बीटा एच.सी.जी. की मात्रा देखी जाती है, जो सामान्य परिस्थिति में धीरे-धीरे कम होते-होते अंतत: बिल्कुल खत्म हो जाती है। बीटा एच.सी.जी. की मात्रा का लगातार बढ़ते जाना, एक मात्रा पर पहुँचकर रुक जाना या एक बार कम होकर पुन: बढ़ने लगना कैंसर का लक्षण होता है। कैंसर के लिए उपचार शुरू करने के पहले यह देख लेना जरूरी है कि महिला पुन: गर्भवती न हो गई हो। अत: इस दौरान गर्भनिरोध आवश्यक है, क्योंकि गर्भाधान के बाद पुन: बीटा एच.सी.जी. निकलना शुरू होगा और सही निगरानी नहीं हो पाएगी। गर्भनिरोध के लिए हॉर्मोन की गोलियाँ या सुई ली जा सकती हैं। प्राकृतिक उपाय या कंडोम (Barrier method) उतने सफल उपाय नहीं हैं और कॉपर-टी लगवाना इन लोगों के लिए सुरक्षित उपाय नहीं है।

कोरियोकार्सिनोमा से बचाव—मोलर प्रेग्नैंसी की सफाई या ऑपरेशन के बाद यदि पीड़िता को जाँच के लिए बार-बार आना संभव नहीं हो तो निम्न परिस्थितियों में कीमोथैरेपी दी जानी चाहिए, ताकि कोरियोकार्सिनोमा से बचाव हो सके—

- कंप्लीट मोल।
- उम्र 40 वर्ष से ऊपर।

- पहले भी मोलर प्रेग्नेंसी हो चुका हो।
- रक्त में बीटा एच.सी.जी. की मात्रा बहुत अधिक हो।

मोलर गर्भ के साथ-साथ सामान्य भ्रूण (Incomplete Mole)

प्रति बीस हजार से एक लाख गर्भों में एक गर्भ ऐसा भी होता है, जिसके कुछ भाग में मोल और कुछ भाग में एक सामान्य भ्रूण उपस्थित रहता है। ऐसे गर्भ में स्वतः गर्भपात की संभावना बहुत अधिक रहती है और उच्च रक्तचाप भी हो सकता है, पर यदि माँ की इच्छा है तो पूरी देखरेख में ऐसे गर्भ को विकसित होने दिया जा सकता है, पर बच्चे की क्रोमोजोमल जाँच हो जानी चाहिए।

इनवेसिव मोल (Invasive Mole)—कभी-कभी मोलर गर्भ से पीड़ित स्त्रियों में जरायु अंकुर गर्भाशय की दीवार को भेदते हुए उसके बाहर आसपास के उत्तकों तक पहुँच जाते हैं, जिसे इन्वेजिव मोल कहते हैं।

2. Gestational Trophoblastic Neoplasia (GTN)—

Gestational Choriocarcinoma (GCC)

यह एक अत्यंत ही दुर्दम ट्यूमर है, जिसमें जरायु अंकुर (Villi) सर्वथा अनुपस्थित रहते हैं और केवल कोशिकाएँ ही होती हैं, जो आसपास फैलती जाती हैं। ये कोशिकाएँ cytotrophoblast और syncytiotrophoblast होती हैं, जो प्रारंभ में केवल गर्भाशय में ही सीमित रहती हैं, पर कुछ ही दिनों में माँ की रक्तवाहिनियों द्वारा अन्य अवयवों में प्रवेश प्राप्त कर लेती हैं, जैसे फेफड़ा, मस्तिष्क, लीवर इत्यादि में। यह कैंसर मुख्यतः मोलर गर्भ के बाद ही उत्पन्न होता है, पर कभी-कभी बिना मोलर गर्भ के सामान्य प्रसव, अस्थानिक गर्भ, सिजेरियन या गर्भपात के पश्चात् भी हो सकता है, जिसे नन-मोलर कहते हैं।

इसका मुख्य लक्षण है—अनियमित रक्तस्राव। यदि प्रसव या गर्भपात के बाद अनियमित रक्तस्राव काफी दिनों तक चलता रहे तो बीटा एच.सी.जी. की जाँच अवश्य करानी चाहिए, जिसकी मात्रा कोरियोकार्सिनोमा में काफी बढ़ जाती है।

कोरियोकार्सिनोमा की अवस्थाएँ (Stages)

Stage 1. गर्भाशय में सीमित

Stage II. गर्भाशय से बाहर फैलाव, पर जननेन्द्रियों तक सीमित

Stage III. फेफड़े में फैलाव

Stage IV. अन्य अवयवों में फैलाव

उपचार—अधिकांश महिलाओं में इस बीमारी का पता प्रथम स्टेज में ही चल जाता है और उपचार मुख्यतः कीमोथैरेपी से किया जाता है। बायोप्सी जाँच जरूरी नहीं होती, केवल βHCG की जाँच और अल्ट्रासाउंड से देखकर चिकित्सा शुरू की जाती है।

प्लैसेंटल साइट ट्रोफोब्लास्टिक ट्यूमर (Placental Site Trophoblastic Tumour-PSTT)—ये ट्यूमर यदा-कदा ही पाए जाते हैं और ये किसी भी प्रकार के गर्भ के बाद हो सकते हैं। इसमें βHCG की मात्रा अपेक्षाकृत कम होती है। इसका उपचार है—गर्भाशय को ऑपरेशन द्वारा हटा देना। यदि गर्भाशय बचाना अत्यंत ही आवश्यक हो तो हिस्ट्रोस्कोप की सहायता से पीड़ित भाग को हटाने के बाद कीमोथेरैपी दी जा सकती है, पर इस तरह के ट्यूमर पर प्रायः कीमोथेरैपी का असर कम पड़ता है। PSTT अधिकांशतः गर्भाशय तक ही सीमित रहता है और दूर के अवयवों में प्रवेश काफी देर से होता है, पर एक बार अन्य अवयवों में प्रवेश पा जाने पर स्थिति काफी गंभीर हो जाती है और मृत्यु की संभावना बढ़ जाती है।

एपीथीलॉयड ट्रोफोब्लास्टिक ट्यूमर (Epitheloid Trophoblastic Tumour)—पिछले गर्भ के काफी दिनों बाद ये ट्यूमर होते हैं और कभी-कभी गर्भ का इतिहास नहीं भी मिलता है। यह बीमारी बिरले देखने को मिलती है। इसका उपचार गर्भाशय हटाकर किया जाता है।

जी.टी.डी. के उपचार के लिए हिस्ट्रेटोमी—कोरियोकार्सिनोमा या मोलर बीमारी के लिए निम्नलिखित परिस्थितियों में गर्भाशय को ऑपरेशन द्वारा हटा देना चाहिए—

- प्लैसेंटल साइट ट्रोफोब्लास्टिक ट्यूमर (PSTT)।
- एपीथीलॉयड टाइप ट्रोफोब्लास्टिक ट्यूमर (PSTT Epitheloid)।
- बेअसर कीमोथेरैपी, यानी जब दवाएँ फायदा नहीं पहुँचा रही हों।
- अति तीव्र रक्तस्राव, जो काबू में नहीं लाया जा सके।
- यदि और बच्चों की इच्छा न हो तो अन्य स्थितियों में भी गर्भाशय निकालना उचित है, क्योंकि गर्भाशय हटा देने से कीमोथेरैपी के कम डोज देने पड़ते हैं।

कीमोथीरैपी—कीमोथेरैपी के लिए GTN को दो प्रकार में विभाजित किया गया है—

1. कम खतरनाक (Low Risk)।
2. अधिक खतरनाक (High Risk)।

बीमारी कितनी खतरनाक है, इसके लिए निम्न बिंदुओं पर ध्यान दिया जाता है—

1. महिला की उम्र।
2. पहले का गर्भ सामान्य था कि मोलर, गर्भपात या अस्थानिक।
3. गत गर्भ से अंतराल (महीनों में)।
4. उपचार से पहले बीटा एच.सी.जी. की मात्रा।
5. ट्यूमर का आकार।
6. रोग के विस्तार का स्थान।

यदि माँ की उम्र 40 वर्ष से कम हो और पूर्व गर्भ मोलर हो तो रोग कम खतरनाक होता है। माँ की उम्र 40 से अधिक या पिछला गर्भ सामान्य या गर्भपात होने पर रोग अधिक खतरनाक की श्रेणी में आता है। उसी प्रकार यदि पिछला गर्भ गत चार महीने के अंदर हुआ हो तो खतरा कम और एक वर्ष से पहले हुआ हो तो खतरा अधिक होता है। बीटा एच.सी.जी. की मात्रा अधिक ($>10^4$) हो, रोग का आकार पाँच सेंटीमीटर से कम हो और विस्तार केवल फेफड़े तक हुआ हो, तो बीमारी कम खतरनाक की श्रेणी में आती है। अन्य अंगों में विस्तार होने पर, खासकर लीवर और मस्तिष्क में तथा रोग का आकार पाँच सेंटीमीटर या उससे अधिक होने पर खतरे की श्रेणी बढ़ जाती है।

कम खतरनाक बीमारी का उपचार कैंसरनाशक केवल एक दवा Methotrexate या Actinomycin D से किया जाता है। एक दवा से उपचार को मोनोथेरैपी कहते हैं। मेथोट्रेक्सेट की सुई एक दिन बीच देकर चार दी जाती हैं। उपचार के दौरान बीटा एच.सी.जी. की जाँच हर सप्ताह की जाती है। यदि इसकी मात्रा क्रमशः कम होती गई तो हर दो सप्ताह पर चार सुई के मात्रा की पुनरावृत्ति की जाती है। यदि मात्रा कम नहीं हुई तो अन्य दवाओं का उपयोग करना पड़ता है। बीटा एच.सी.जी. के पूर्णतः खत्म होने के बाद भी दवा के और दो कोर्स पड़ते हैं।

प्रत्येक कीमोथैरैपी के कोर्स को शुरू करने के पहले रक्त की जाँच जरूरी होती है, जिसमें लाल और श्वेत रक्त कणों की जाँच तथा लीवर और किडनी की जाँच जरूरी है। मेथोट्रेक्सेट की हर सुई के दूसरे दिन फोलिनिक एसिड की सुई दी जाती है। बहुत चिकित्सक मेथोट्रेक्सेट के बदले ऐक्टीनोमाइसिन-डी देते हैं।

अधिक खतरनाक बीमारी (High Risk GTN) की कीमोथैरैपी

इसके लिए एक से अधिक दवाओं का एक साथ उपयोग किया जाता है। अधिकांशतः तीन दवाएँ एक कोर्स में दी जाती हैं।

मस्तिष्क में फैलाव—यह काफी गंभीर स्थिति है। कीमोथैरैपी, रेडियेशन एवं ऑपरेशन सबको मिलाकर उपचार करना पड़ता है।

उपचार के बाद देखभाल—स्टेज एक, दो और तीन GTN में बीटा एच.सी.जी. की जाँच हर सप्ताह की जाती है, जब तक लगातार तीन सप्ताह तक रिपोर्ट निगेटिव नहीं मिले। इसके बाद एक वर्ष तक हर महीने जाँच होनी चाहिए। चौथी स्टेजवालों की यह जाँच दो वर्षों तक चलती है। इस देखरेख की अवधि में गर्भाधान बिल्कुल वर्जित है, नहीं तो देखभाल सही नहीं हो पाएगी।

☐

स्त्री रोग के उपचार हेतु लघु शल्यक्रिया

—डॉ. हेमाली हायडी सिन्हा

महिलाओं को जीवनकाल में स्त्री रोग विशेषज्ञ से कई बार सलाह लेने की आवश्यकता होती है। अधिकांश मौके पर जाँच के बाद दवाइयों से ही उपचार हो जाता है, पर कई बार शल्य क्रिया की भी आवश्यकता होती है, जो जटिल हो सकती है या लघु।

आजकल नई-नई उपचार की विधियों के उपलब्ध होने से कई लघु शल्य क्रियाएँ अस्पताल में बिना भरती हुए ही की जा सकती हैं। इन विधियों के बारे में महिलाओं को जानकारी का अभाव हैं तथा इन्हें लेकर उनके मन में कई भ्राँतियाँ हैं। इससे वे डर जाती हैं कि परिवार से दूर रहना पड़ेगा या वे घर में अपनी भागीदारी नहीं निभा पाएँगी, जिसके कारण वे इन शल्य क्रियाओं को कराने में हिचकती हैं। इससे रोग का समुचित उपचार नहीं हो पाता है।

लघु शल्य क्रियाएँ कई तरह की होती हैं, जो निम्नलिखित हैं—

1. पैप स्मीयर (Pap Smear)

यह शल्य क्रिया न होकर एक प्रकार की जाँच है। इसमें गर्भाशय की ग्रीवा (सर्विक्स) से एक विशेष लकड़ी की डंडी, जिसे आयर स्पेचुला (Ayer's Spatula) कहा जाता है, के द्वारा उसकी ऊपरी सतह की कोशिकाओं को खुरचकर जाँच के लिए लिया जाता है।

इसे गर्भाशय की ग्रीवा के कैंसर की जाँच के लिए उपयोग किया जाता है। महिला को बेहोश करने की भी आवश्यकता नहीं है। सामान्य अंदरूनी जाँच के समय ही यह प्रक्रिया पूरी की जा सकती है।

यह जाँच हर **महिला** को 21 साल की उम्र के बाद दो साल में एक बार करानी

चाहिए। पश्चिमी देशों में सर्वाइकल कैंसर की दर कम होने में इस जाँच का बड़ा योगदान है।

2. सर्वाइकल बायोप्सी (Cervical Biopsy)

यदि गर्भाशय की ग्रीवा में कोई जख्म हो तो इस विधि से उसका एक छोटा टुकड़ा एक विशेष औजार (पंच बायोप्सी फॉरसेप्स) द्वारा निकालकर उसे जाँच के लिए भेजा जाता है। इससे जख्म के कारण का पता चलता है और सही उपचार में सुविधा होती है। आजकल यह बायोप्सी एक विशेष यंत्र कोल्पोस्कोप की सहायता से भी ली जाती है। यह मशीन दूरबीननुमा होती है, जो ग्रीवा के जख्म को कई गुणा बढ़ाकर दिखाती है, जिससे बायोप्सी लेने में मदद मिलती है तथा कुछ केमिकल लगाने के उपरांत वहाँ से गुजरनेवाली रक्त धमनियाँ भी स्पष्ट दिखाई देती हैं।

यह पूरी प्रक्रिया कुछ मिनटों में बिना बेहोश किए बाह्य रोग विभाग में ही पूरी की जाती है। बायोप्सी रिपोर्ट के आधार पर उपचार किया जाता है।

कोल्पोस्कोप से ग्रीवा के जख्म की तसवीरें ली जाती हैं, ताकि उपचार के बाद सुधार देखा जा सके।

3. एंडोमेट्रीयल बायोप्सी (Endometrial Biopsy)

इस प्रक्रिया में गर्भाशय की भीतरी सतह से एक छोटा सा टुकड़ा निकालकर जाँच की जाती है। कभी-कभी मासिक के समय अत्यधिक रक्तस्राव होने पर या फिर नि:संतान महिला में यह देखने के लिए कि गर्भाशय की झिल्ली में रोग तो नहीं, यह शल्य क्रिया की जाती है। पहले अल्ट्रासाउंड से भीतरी सतह (Endometrial) की मोटाई मापी जाती है। यह भी सुनिश्चित किया जाता है कि उसमें कोई पॉलिप या छोटी गाँठ तो नहीं। इसके बाद उससे एक छोटा सा टुकड़ा एक विशेष औजार द्वारा निकालकर जाँच के लिए भेजा जाता है।

अब तो इस विधि के लिए गर्भाशय की ग्रीवा को फैलाने की आवश्यकता भी नहीं होती है, जिसके कारण बेहोश किए बिना ही यह प्रक्रिया पूरी की जा सकती है।

उपरोक्त सभी शल्य क्रियाएँ वॉर्ड में पहले से भरती किए बिना की जा सकती हैं। शल्य क्रिया पूर्ण होने के बाद दो घंटे के भीतर महिला घर जा सकती है। इससे खर्च व परेशानी दोनों ही कम होते हैं।

4. एंडोमेट्रीयल ऐस्पिरेशन (Endometrial Aspiration)

इस प्रक्रिया में एक विशेष प्रकार की सिरिंज से गर्भाशय की झिल्ली के 'सेल्स' को

जाँच के लिए एकत्र किया जाता है। कई केंद्रों में आजकल इसका प्रयोग एंडोमेट्रीयल बायप्सी के स्थान पर किया जा रहा है।

5. हिस्टेरोस्कोपी (Hysteroscopy)

गर्भाशय की अंत:परत को देखने के लिए 'हिस्टेरोस्कोप' नामक यंत्र का उपयोग किया जाता है, जिसके एक सिरे पर कैमरा लगा होता है। इस कैमरे के द्वारा स्क्रीन पर अंत:परत को बड़े रूप में देखा जा सकता है। इसके लिए जो नली प्रयोग की जाती है, उसका व्यास 3 मिमी. से भी कम होता है तथा इसे गर्भाशय के भीतर बिना ग्रीवा को फैलाए डाला जा सकता है। यदि कोई छोटा पॉलिप हो तो उसे निकाला भी जा सकता है। बेहोशी की सुई देकर या सुन्न कर यह प्रक्रिया पूरी की जाती है। कई अस्पतालों में इसे भी 'डे केयर' के तौर पर बिना भरती किए किया जाता है।

6. डी एंड सी (Dilatation and Curettage)

इस प्रकिया में बेहोश कर गर्भाशय की झिल्ली को विशेष औजार से हटाकर जाँच के लिए भेजा जाता है। इसमें ग्रीवा को फैलाना आवश्यक है। मासिक में अधिक स्राव, गड़बड़ी या गर्भाशय की झिल्ली के कैंसर का शक होने पर यह प्रक्रिया आवश्यक है।

माइनर शल्य क्रिया में जटिलता की संभावना कम रहती है। कभी-कभी रक्तस्राव हो सकता है या सावधानी में चूक से संक्रमण का डर रहता है।

7. बारथोलीन ग्रंथि में फोड़ा

महिला के योनि द्वार पर दोनों तरफ बारथोलीन ग्रंथियाँ होती हैं। संक्रमण होने पर इनकी नली सूज जाती है, जिनमें मवाद (पीब) भर जाता है, जिससे काफी पीड़ा व असहजता महसूस होती है।

उपचार हेतु बेहोश कर सूजनवाले स्थान पर चीरा लगाकर मवाद को बाहर निकाला जाता है। इससे राहत मिलती है। इसका मुख मवाद निकलते रहने के लिए खुला ही छोड़ दिया जाता है।

8. वल्वल बायोप्सी (Vulval Biopsy)

कभी-कभी योनि द्वार पर सफेद दाग या अधिक खुजली से जख्म हो जाता है, जो दवा से ठीक नहीं हो पाता है। बायोप्सी द्वारा पता किया जा सकता है कि कोई खतरनाक बीमारी या कैंसर की शुरुआत तो नहीं। इस प्रक्रिया में एक छोटे से विशेष यंत्र द्वारा एक छोटा टुकड़ा निकालकर जाँच के लिए भेजा जाता है।

इसमें टाँका लगाने की आवश्यकता अधिकांशत: नहीं होती है।

9. एपीसियोटोमी (Episiotomy)

प्रसव के समय यदि योनि की मांसपेशियाँ कम लचीली हों तो योनि द्वार में एक छोटा चीरा लगाया जाता है, जिससे प्रसव आसानी से हो सके। प्रसव के बाद टाँके लगाकर उसे पुन: पूर्व आकार दे दिया जाता है।

यह प्रक्रिया उक्त भाग को दवा से निश्चेत करके की जाती है, बेहोश करने की आवश्यकता नहीं होती है।

कुछ अन्य लघु शल्य क्रियाएँ भी हैं, जो जाँच या निदान में उपयोगी हैं। कभी-कभी इनके द्वारा प्राप्त जानकारी बड़ी शल्य क्रिया की आवश्यकता से बचाती है।

मुख्य संदेश

1. स्त्री रोग के उपचार में लघु शल्य क्रिया का महत्त्वपूर्ण योगदान है।
2. यह जाँच व उपचार दोनों में ही उपयोगी होता है।
3. इनके लिए अधिकांश स्त्रियों को बेहोश करने की आवश्यकता नहीं होती, केवल उस विशेष भाग को निश्चेत कर ही शल्य क्रिया पूरी की जाती है।
4. लघु शल्य क्रिया में सावधानी बरतने पर जटिलता की संभावना नहीं के बराबर होती है।
5. कभी-कभी संक्रमण या अधिक रक्तस्राव हो सकता है।
6. पैप स्मीयर प्रत्येक महिला को 21 वर्ष की उम्र के बाद दो वर्षों में एक बार अवश्य कराना चाहिए। इससे सर्वाइकल कैंसर की रोकथाम में सहयोग मिलता है।

□

लैप्रोस्कोपी एवं हिस्ट्रोस्कोपी

—डॉ. पूनम दीक्षित

लेप्रोस्कोपी एक आधुनिक चिकित्सा पद्धति है, जिसके तहत विभिन्न रोगों की जाँच एवं शल्य चिकित्सा की जाती है। विशेष उपकरणों के सहयोग से बिना पेट को खोले स्त्री रोगों की शल्य चिकित्सा की जाती है।

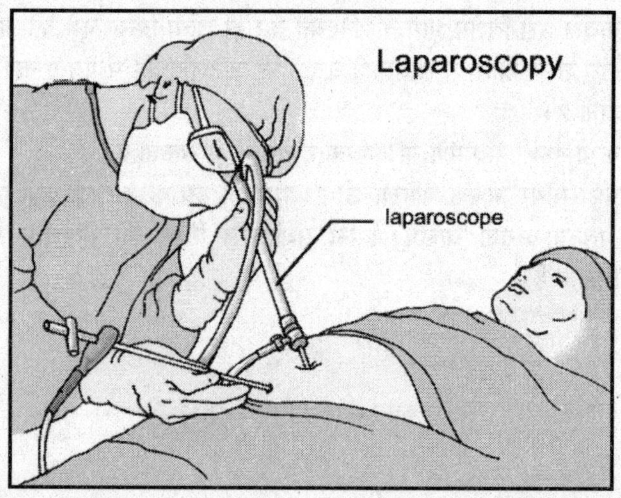

पिछले पचास वर्षों में विज्ञान के नए अविष्कार एवं प्रगति का परिणाम है कि आज यह सुविधा हर जगह उपलब्ध है। इस प्रक्रिया के विकास का मुख्य श्रेय Dr. Raol Palmar (फ्रांस) को जाता है। इस प्रक्रिया का बाँझपन के इलाज में पहली बार प्रयोग किया गया। ऐसे ही एक जर्मनी के स्त्री रोग विशेषज्ञ Dr. Kurt Semm ने कई नए उपकरणों को बनाया और उसके प्रयोग से लैप्रोस्कोपी सर्जरी को एक नई दिशा दी।

लैप्रोस्कोपी को जाँच एवं शल्य क्रिया के लिए प्रयोग में लाया जाता है।

प्रक्रिया

लैप्रोस्कोपी में विशेष उपकरणों की आवश्यकता होती है—एक दूरबीन, कैमरा, टी.वी., कुछ ट्रोकार एवं विशेष प्रकार की कैंची, फॉरसेप्स एवं लाइट सोर्स। नाभि के पास छोटे से चीरे से लैप्रोस्कोप डाला जाता है एवं कैमरे के द्वारा पेट के अंदर की छवि टी.वी. में स्क्रीन पर देखकर शल्य चिकित्सा की जाती है। एक विशेष मशीन (Insufflator) द्वारा पेट में कार्बनडाईऑक्साइड गैस (Co^2) डालकर अंदरूनी अवयवों एवं चमड़ी के बीच जगह बनाई जाती है। चीरफाड़ करनेवाले औजार औसतन 30-40 से.मी. लंबे होते हैं। सर्जरी के सारे सिद्धांत सामान्य सर्जरी की तरह होते हैं। सर्जरी पूरा कर लेने पर पेट से Co^2 निकालकर सभी उपकरणों के हटाने के बाद छोटे चीरे को सिलकर बंद कर दिया जाता है।

संतानहीनता

बहुधा बीमारी एवं अंदरूनी अवयवों को देखने के लिए लैप्रोस्कोप डाल कर पता किया जाता है कि वस्तुस्थिति क्या है। संतानहीनता के इलाज में लैप्रोस्कोप अथवा दूरबीन द्वारा जाँच की अहम् भूमिका होती है।

दूरबीन द्वारा डिंबवाहिनी नलिका (Fallopian tube) की अवस्था को देखा जाता है। एक नीले रंग की Dye (Methylene Blue) गर्भाशय की ग्रीवा के द्वारा डालकर देखी जाती है कि डिंबवाहिनी नलिका स्वस्थ है कि नहीं।

संक्रमण के लक्षण एवं प्रभाव भी देखे जा सकते हैं। इसके अलावा कुछ ऐसी बीमारियाँ, जो बाँझपन का कारण हो सकती हैं, जैसे कि Endometriosis, Adhesion एवं PCOS को देखकर इसकी शल्य चिकित्सा भी की जाती है।

लैप्रोस्कोपी द्वारा फैलोपियन ट्यूब को सही बनाने की प्रक्रिया को ट्यूबोप्लास्टी (Tuboplasty) कहते हैं।

ट्यूबोप्लास्टी (Tuboplasty) की सफलता इस पर निर्भर है कि डिंबवाहिनी नलिका किस हद तक क्षतिग्रस्त है। सामान्यत: इस प्रक्रिया की सफलता 30-60 प्रतिशत है।

संतानहीनता के कारणों में पॉलीसिस्टिक ओवेरियन सिंड्रोम (PCOS) का प्रमुख स्थान है (30 प्रतिशत)। इसके प्रारंभिक इलाज के न सफल होने पर दूरबीन द्वारा अंडाशय में सूक्ष्म छिद्र बनाए जाते हैं, जिसे ovarian drilling कहते हैं। इसकी सफलता 50 प्रतिशत है। छिद्र बनाते समय सावधानी बरतनी चाहिए कि अंडाशय को कोई नुकसान नहीं पहुँचे। सिर्फ चार छिद्र बनाने चाहिए एवं Diathermy मशीन की 40w पर रखकर चार सेकंड के लिए प्रक्रिया को करना चाहिए ।

Ectopic Pregnancy (अस्थानिक गर्भ)

दूरबीन द्वारा इस गंभीर स्थिति की तुरंत पहचान एवं शल्य चिकित्सा की जा सकती है। प्रारंभिक पहचान लक्षण एवं अल्ट्रासाउंड से की जाती है।

दूरबीन डालकर देखने के बाद फैलोपियन ट्यूब को काटकर हटाया जा सकता है अथवा सिर्फ Ectopic Pregnancy को। अगर दूसरी तरफ की फैलोपियन ट्यूब स्वस्थ है तो असामान्य फैलोपियन ट्यूब को पूरी तरह हटा देना बेहतर होता है, इस प्रक्रिया को Salpingectomy कहते हैं।

बंध्याकरण

दूरबीन द्वारा परिवार नियोजन के लिए बंध्याकरण किया जाता है। लैप्रोस्कोप डालने के पश्चात् डिंबवाहिनी नली को एक रिंग डालकर बाँधा जाता है।

Fibroids

लैप्रोस्कोपी द्वारा Fibroid को हटाने की प्रक्रिया को लैप्रोस्कोपिक मायोमेक्टोमी (Laparoscopic Myomectomy) कहते हैं। कम उम्र की महिला, जिनमें गर्भाशय को बचाना जरूरी है, इस सर्जरी से लाभान्वित हो सकती है।

Hysterectomy–गर्भाशय को हटाने का ऑपरेशन दूरबीन द्वारा किया जा सकता है। इसकी कई विधियाँ हैं। Total Laparoscopic Hysterectomy (TLH) एक संपूर्ण प्रक्रिया है।

गर्भाशय—ग्रीवा के कैंसर की प्रारंभिक अवस्था की शल्य चिकित्सा दूरबीन द्वारा की जा सकती है, जिसे रैडिकल हिस्टेरेक्टॉमी (Radical Hysterectomy) कहते हैं। इस शल्य चिकित्सा में गर्भाशय के साथ लिम्फ नोड्स को पूरी तरह हटा दिया जाता है।

Ovarian cysts

दूरबीन के द्वारा ओवेरियन सिस्ट या ओवेरियन ट्यूमर की शल्य चिकित्सा करने से पहले उसकी पूरी जाँच प्रक्रिया कर लेना आवश्यक है। ओवेरयिन ट्यूमर सुगम है कि दुर्दम इसकी पहचान के लिए अल्ट्रासाउंड एवं सी.ए.-125 की मात्रा बहुत सहायक हैं। लक्षण, खून की जाँच एवं अच्छे अल्ट्रासाउंड की मदद से 96 प्रतिशत ट्यूमर के स्वभाव के बारे में पता लगाया जा सकता है। तात्पर्य यह है कि किस ट्यूमर की सर्जरी दूरबीन द्वारा की जाए, यह चुनाव महत्त्वपूर्ण है।

सही चुनाव के बाद सिस्ट अथवा ट्यूमर को सही तरीके से निकाला जाता है। सिर्फ cyst निकालने की प्रक्रिया को cystectomy कहते हैं, जो कम उम्र की महिलाओं में

किया जाता है। 40 एवं इससे ज्यादा उम्र की महिलाओं में पूरी ओवरी को निकाल देना उचित होता है, जिसे उओफोरेक्टॉमी (Oophorectomy) कहते हैं।

लैप्रोस्कोपिक सर्जरी के फायदे

1. इस शल्य चिकित्सा के पश्चात् लंबा निशान नहीं रहता है।
2. आपरेशन के बाद दर्द कम होता है और जल्दी स्वास्थ्य लाभ होता है।
3. अधिक दिनों तक आराम एवं देखभाल की आवश्यकता नहीं होती है।
4. हर्निया एवं आंतरिक अवयवों के चिपकने की संभावना कम होती है।

लैप्रोस्कॉपिक सर्जरी की हानियाँ

1. अन्य शल्य क्रियाओं की तरह लैप्रोस्कोपी में भी निश्चेतना के सभी खतरे हो सकते हैं। ऑपरेशन के पहले संपूर्ण जाँच आवश्यक है। हृदय रोग, उच्च रक्तचाप जैसी बीमारियों की पहचान पहले से कर लेना खतरों को कम करता है।
2. अंदरूनी अवयवों अथवा रक्तवाहिनी नलियों को क्षति पहुँच सकती है।
3. हिस्टेरेक्टॉमी तथा यदाकदा अन्य ऑपरेशन के दौरान भी यूरेटर एवं पेशाब की थैली को क्षति पहुँच सकती है।

निम्न परिस्थितियों में शल्य क्रिया के लिए लैप्रोस्कॉपी नहीं करनी चाहिए—

1. अत्यधिक रक्तस्राव से सदमे की स्थिति।
2. खून की अत्यधिक कमी।
3. हृदय रोग।
4. अत्यधिक मोटापा।
5. पूर्व में पहले पेट खोलकर ऑपरेशन—इसमें आँत के चिपकने का खतरा होता है और लैप्रोस्कोपी के उपकरणों द्वारा आँत में छेद हो सकता है। ऐसी परिस्थिति में यदि लैप्रोस्कॉपी करना ही हो तो अतिरिक्त सावधानी की जरूरत होती है।

हिस्टेरोस्कॉपी (HYSTEROSCOPY)

दूरबीन के द्वारा गर्भाशय की अंदरूनी जाँच की प्रक्रिया को हिस्ट्रोस्कोपी कहते हैं। कैमरा, हिस्ट्रोस्कोप एवं फाइबर लाइट के द्वारा गर्भाशय ग्रीवा एवं डिंबवाहिनी नली के छिद्र को देखा जाता है।

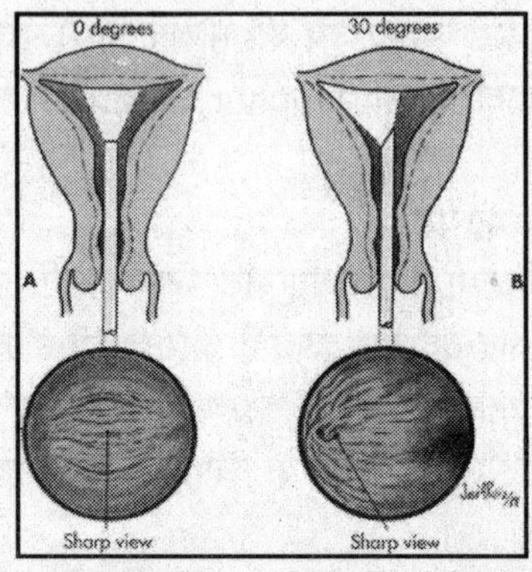

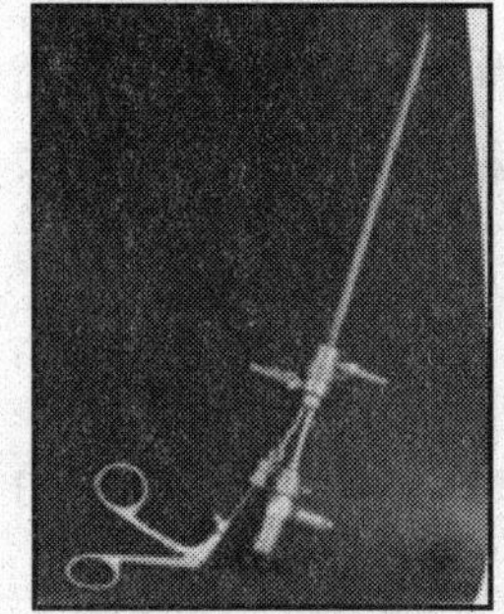
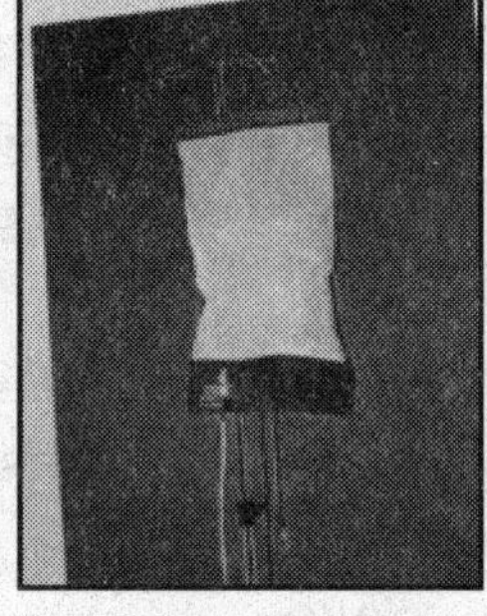
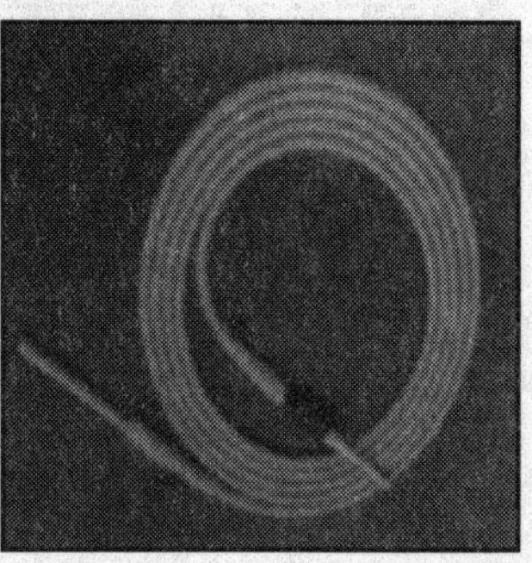

हिस्टेरोस्कॉपी के लिए यंत्र *प्रेशर कफ* *फायबर ऑप्टिक केवल*

अंदरूनी जाँच के लिए नार्मल सेलाइन को 60–40mm प्रेशर पर गर्भाशय के अंदर डाला जाता है, ताकि सबकुछ अच्छी तरह देखा जा सके एवं आवश्यकता पड़ने पर शल्य चिकित्सा की जा सके।

इस प्रक्रिया को केवल दर्द निवारक दवा देकर आउटडोर (Office procedure) में भी किया जा सकता है तथा मरीज को पूरी तरह बेहोश करके भी। सामान्यत: मरीज प्रक्रिया के 6 से 8 घंटे के बाद घर जा सकती है।

लैप्रोस्कोपी की तरह हिस्ट्रोस्कोपी का प्रयोग भी जाँच एवं शल्य प्रक्रिया दोनों के लिए किया जाता है। संतानहीनता की जाँच प्रक्रिया में हिस्ट्रोस्कोपी के अनेक फायदे हैं। टी.बी. जैसे संक्रमण, चिपकाव (adhesion) अथवा संरचनात्मक गड़बड़ी की पहचान की जाती हैं।

प्रारंभिक प्रक्रिया के दौरान ही कई बीमारियों का इलाज किया जा सकता है, जैसे कि चिपकाव (adhesion) को हटाना, Polyp को हटाना अथवा septum को हटाना।

मासिक की अनियमितता एवं अत्यधिक रक्तस्राव के इलाज में हिस्ट्रोस्कोपी की

बहुत महत्त्वपूर्ण भूमिका है। गर्भाशय के अंदर देखने से कई ऐसे कारणों का पता चलता है, जो पहले अल्ट्रासाउंड में नहीं दिख पाए थे, जैसे polyp या fibroid। इन्हें हिस्ट्रोस्कोप के द्वारा हटाया जा सकता है।

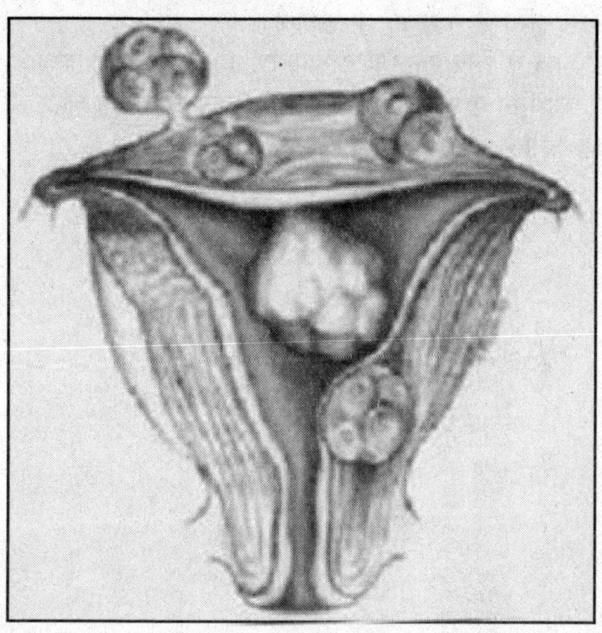

रजोनिवृत्ति के बाद रक्तस्राव होने पर गर्भाशय का कैंसर है कि नहीं, इसकी पहचान के लिए हिस्ट्रोस्कोपी बहुत उपयोगी है।

गर्भाशय में पड़ी हुई बाहरी वस्तु (foreign body) का निष्कासन

कॉपर-टी जब साधारण तरीके से नहीं निकल सके, तब हिस्ट्रोस्कोपी से देखकर चिमटे से पकड़कर उसे आसानी से निकाला जा सकता है। गर्भपात के बाद हड्डी के टुकड़े गर्भाशय की अंत:परत से चिपककर रह जाते हैं, इन टुकड़ों को भी निकालने में हिस्ट्रोस्कोप सहायक होता है।

हिस्ट्रोस्कोपी की जटिलताएँ—कोई भी प्रक्रिया पूर्णतः सुरक्षित नहीं होती है। संभावित जटिलताओं की जानकारी एवं तत्परता से इलाज करना ही निवारण होता है।

निम्नांकित समस्याएँ उत्पन्न हो सकती हैं—

- गर्भाशय में छेद होना—यह बहुत गंभीर समस्या नहीं है, पर ऐसा हो जाने पर मरीज को अतिरिक्त निगरानी में रखना पड़ता है।

- हिस्ट्रोस्कोपिक सर्जरी में कभी-कभी एक गंभीर जटिलता उत्पन्न हो सकती है, जो गर्भाशय के फैलाव के लिए उपयुक्त किए जानेवाले द्रव से होती है। रक्त में अत्यधिक द्रव के प्रवेश के कारण सोडियम की कमी, फेफड़े में पानी और मस्तिष्क में सूजन आ जाती है।

इससे बचाव के लिए एक विशेष उपकरण का प्रयोग किया जाता है, जो शरीर में जा रहे द्रव (ग्लाइसिन या सेलाइन) की मात्रा को मापता है। एक लीटर होते ही प्रक्रिया को रोक दिया जाता है।

□

बड़ी शल्य क्रियाएँ
(Major Gynaecological Surgery)

—डॉ. शांति राय

स्त्रियों की कई बीमारियों का सही उपचार शल्य क्रिया यानी ऑपरेशन द्वारा ही हो पाता है। ये शल्य क्रियाएँ भिन्न-भिन्न तरह की होती हैं, जो कारक रोग के ऊपर निर्भर हैं। कुछ ऑपरेशन लघु, कुछ बड़े और कुछ वृहद होते हैं। लघु शल्य क्रियाओं के विषय में जानकारी इसी पुस्तक के अध्याय 30 में दी गई है। स्त्री रोग के लिए निम्न बड़े ऑपरेशन किए जाते हैं—

1. हिस्टेरेक्टॉमी

ऑपरेशन द्वारा गर्भाशय को काटकर हटा देना हिस्टेरेक्टॉमी कहलाता है। अनेक कारणों से गर्भाशय को हटाना आवश्यक हो जाता है, पर प्रायः देखा जाता है कि बिना किसी औचित्य के भी गर्भाशय को हटा दिया जाता है, जो सर्वथा अनुचित है। हिस्टेरेक्टॉमी एक वृहद शल्य क्रिया है, जिसका उपयोग तभी होना चाहिए, जब इससे स्त्री के बेहतर स्वास्थ्य की संभावना हो।

हिस्टेरेक्टॉमी के मुख्य उपयोग—

- फाइब्रोमायोमा, अगर तकलीफ दे रहा हो।
- भ्रंश (गर्भाशय का आंशिक या पूर्ण रूप से बाहर आ जाना-Prolapse)
- अत्यधिक रक्तस्राव
- एंडोमेट्रियोसिस
- ऐसी बीमारियाँ, जिनमें बाद में कैंसर होने की संभावना रहती हो।
- जननांगों के कैंसर—यदि इस शल्य क्रिया से सुधार की संभावना हो।

इस ऑपरेशन की कई विधियाँ हैं—योनि मार्ग द्वारा, पेट में चीरा लगाकर या

लैप्रोस्कोप के द्वारा। गर्भाशय का आकार काफी बड़ा होने पर या पेट के अंदर किसी और जटिलता की संभावना होने पर चीरा लगाकर ऑपरेशन करना उचित है। लैप्रोस्कोपी में पूर्ण प्रशिक्षित शल्य चिकित्सक ही इस विधि से ऑपरेशन कर सकते हैं। कभी-कभी लैप्रोस्कोप द्वारा करते-करते कुछ जटिलता होने पर पेट खोलकर ऑपरेशन पूरा करना पड़ता है। योनि मार्ग द्वारा हिस्टेरेक्टॉमी उन स्त्रियों की की जाती है, जिन्हें भ्रंश यानी प्रोलैप्स की शिकायत है। इसके अलावा बिना प्रोलैप्स के भी कई चिकित्सक आसानी से योनि मार्ग द्वारा गर्भाशय को निकाल देते हैं, पर इसके लिए पेट के अंदर गर्भाशय के इर्द-गिर्द कोई चिपकाव या जटिलता नहीं होनी चाहिए। तीनों विधियों के अपने-अपने फायदे हैं, पर थोड़ी-बहुत जटिलता किसी में भी हो सकती है। महिला की बीमारी एवं डॉक्टर की पटुता के आधार पर यह निर्धारित किया जाता है कि ऑपरेशन किस विधि से किया जाएगा।

हिस्टेरेक्टॉमी के प्रकार

1. टोटल
2. सबटोटल या सुप्रासर्वाइकल
3. रेडिकल
4. टोटल के साथ दोनों ट्यूब और ओवरी को हटा देना (Hysterectomy + Bilateral oophotectomy)

1. टोटल—इसमें पूरे गर्भाशय को हटा दिया जाता है और हिस्टेरेक्टॉमी का अर्थ ही है पूरा गर्भाशय हटा देना। यदा-कदा पेट में मूत्र की थैली या अन्य अवयवों के अत्यधिक चिपके रहने के कारण गर्भाशय की ग्रीवा को छोड़ना पड़ता है। इसे सुप्रासर्वाइकल या सबटोटल हिस्टेरेक्टॉमी कहते हैं। कभी-कभी, खासकर रजोनिवृत्ति के बाद या कैंसर के लिए ऑपरेशन करते समय गर्भाशय के साथ-साथ दोनों तरफ की फैलोपियन ट्यूब एवं ओवरी को भी हटा देना जरूरी होता है। यदि कैंसर नहीं हो या जननांगों में कैंसर की संभावना नहीं हो, तब रजोनिवृत्ति के पहले हिस्टेरेक्टॉमी के साथ-साथ ओवरी नहीं हटाए जाते हैं, क्योंकि ओवरी से बहुत सारे हार्मोन निकलते हैं, जो स्त्री के स्वास्थ्य के लिए जरूरी हैं। रजोनिवृत्ति के बाद ओवरी धीरे-धीरे अपना काम करना बंद कर देते हैं, अत: उन्हें निकालने से कोई हानि नहीं होती और भविष्य में ओवरी की बीमारी होने का डर भी खत्म हो जाता है।

2. सबटोटल या सुप्रासर्वाइकल—इसमें गर्भाशय के मुख्य भाग को निकाल दिया जाता है, केवल उसका ग्रीवा बच जाता है। ऐसा अधिकांशत: तब करना पड़ता है, जब पूरा का पूरा गर्भाशय निकालना अत्यंत कठिन हो। तीव्र एंड्रोमेट्रियोसिस या पहले के

तीव्र संक्रमण के कारण गर्भाशय के इर्द-गिर्द के अवयवों का अत्यधिक चिपकाव होने पर कभी-कभी गर्भाशय ग्रीवा तक पहुँचना या उसे हटा पाना असंभव हो सकता है। ऐसा करने से उन चिपके हुए अवयवों को चोट पहुँचने या कट जाने का डर रहता है। प्रसव के तुरंत बाद भी अधिक रक्तस्राव के कारण यदि गर्भाशय को हटाने की मजबूरी होती है, तो बहुत बार ग्रीवा छोड़ना पड़ता है। इस छोड़े हुए भाग में ग्रीवा संबंधी अन्य बीमारियों के होने की संभावना भविष्य में बनी रहती है, जैसे—कैंसर इत्यादि।

3. रेडिकल—ऐसे ऑपरेशन में पूरे गर्भाशय के अलावा दोनों ट्यूब, दोनों ओवरी, योनि का ऊपरी भाग एवं इनके आसपास के ऊतक हटा दिए जाते हैं। गर्भाशय ग्रीवा, गर्भाशय या योनिमार्ग के ऊपरी भाग में होनेवाले शुरुआती कैंसर के लिए यह ऑपरेशन किया जाता है।

4. टोटल के साथ दोनों ट्यूब और ओवरी को हटा देना (Hysterectomy with Bilateral Salpingo-oophorectomy)—यह ऑपरेशन गर्भाशय के शुरुआती कैंसर और फैलोपियन ट्यूब या ओवरी के कैंसर के लिए किया जाता है। कैंसर के अलावा अन्य बीमारियों में यदि गर्भाशय हटाने की जरूरत पड़ती है, तो स्त्री की उम्र के अनुसार ओवरी को बचाना या हटाना पड़ता है। यदि रजोनिवृत्ति (मेनोपॉज) हो चुका हो या दो-तीन वर्षों में होने की संभावना हो तो ओवरी को हटा देना ही उचित है, क्योंकि मेनोपॉज के बाद ओवरी से अंडे निकलना या पर्याप्त मात्रा में हॉर्मोन निकलना लगभग बंद हो जाता है।

ऑपरेशन के बाद परेशानियाँ

हिस्टेरेक्टॉमी एक बड़ा ऑपरेशन है और किसी भी बड़े ऑपरेशरन में जो परेशानियाँ होती हैं, वे इसमें भी हो सकती हैं, जैसे ऑपरेशन के निहित खतरे, ऑपरेशन के बाद पेट में हल्का-फुल्का दर्द। यदि मेनोपॉज के पहले ओवरी निकाल दिया गया, तो स्त्री को हॉर्मोन की कमी हो जाती है, जिसके कारण तरह-तरह की तकलीफें हो सकती हैं। इनमें मुख्य हैं—हड्डियों का शीघ्रता से कमजोर होते जाना और मूत्र एवं योनि में जलन व शुष्कता। इनके समाधान के लिए हॉर्मोन के टैबलेट, मलहम, कैल्सियम की गोली इत्यादि चिकित्सक के परामर्श के अनुसार दी जाती हैं।

जटिलताएँ

ऑपरेशन के समय—

1. यदि पेट खोलते समय या खोलने के बाद सभी अवयव एक-दूसरे से इतनी तीव्रता से चिपके हुए पाए गए कि उन्हें अलग करना असंभव हो या अंतड़ी

के फटने का डर हो तो गर्भाशय को बिना निकाले ही पेट को बंद करना पड़ सकता है।

2. अँतड़ी, मूत्राशय या यूरेटर को चोट या उनका फट जाना।
3. अत्यधिक रक्तस्राव।
4. बेहोशी एवं ऑपरेशन के निहित अन्य खतरे

ऑपरेशन के बाद—

1. मूत्रस्राव (Urinary Fistula)
2. मलस्राव (Faecal Fistula)
3. चिरस्थायी अकारण पेट दर्द

हिस्टेरेक्टॉमी के बाद की जटिलताएँ—

1. बुखार, संक्रमण और जख्म में दर्द
2. एक से पाँच प्रतिशत छोड़े हुए ओवरी में सिस्ट
3. हर्निया
4. ऑपरेशन में जटिलता के कारण मूत्र मार्ग का फिस्चुला

मायोमेक्टॉमी (Myomectomy)

गर्भाशय से फायब्रॉयड या myoma को ऑपरेशन के द्वारा निकालने की विधि को मायोमेक्टॉमी कहते हैं। यदि मायोमा यानी फायब्रॉयड के कारण अधिक रक्तस्राव, श्रोणि (पेडू) में दर्द या बंध्यापन की शिकायत हो तो इसे निकालना पड़ता है। यह ऑपरेशन पेट चीरकर या लैप्रोस्कोप द्वारा किया जाता है। यदि फायब्रॉयड गर्भाशय की दीवार से निकलते हुए आंशिक या पूर्ण रूप से गर्भाशय गुहा में पहुँच जाए तो उसे योनि मार्ग द्वारा हिस्टेरोस्कॉप की सहायता से निकाला जा सकता है। ऑपरेशन के पहले यह भलीभाँति जान लेना आवश्यक है कि गर्भाशय में किस स्थान पर मायोमा स्थित है, उनकी संख्या क्या है और उनका आकार क्या है। कभी-कभी मायोमेक्टॉमी के दौरान कुछ ऐसी जटिलताएँ पाई जाती हैं कि गर्भाशय को हटाना जरूरी हो जाता है। मायोमेक्टॉमी के पहले स्त्री एवं उसके परिवार को यह समझ लेना अत्यंत आवश्यक है कि इस ऑपरेशन के बाद भी पुनः नए मायोमा के बनने की संभावना रहती है। इसके अलावा यदि अत्यधिक रक्तस्राव के लिए मायोमेक्टॉमी की जा रही हो तो रक्तस्राव कम होने की गारंटी मायोमेक्टॉमी नहीं देती है। संभव है कि मायोमेक्टॉमी के बाद भी अधिक रक्तस्राव बना रहे।

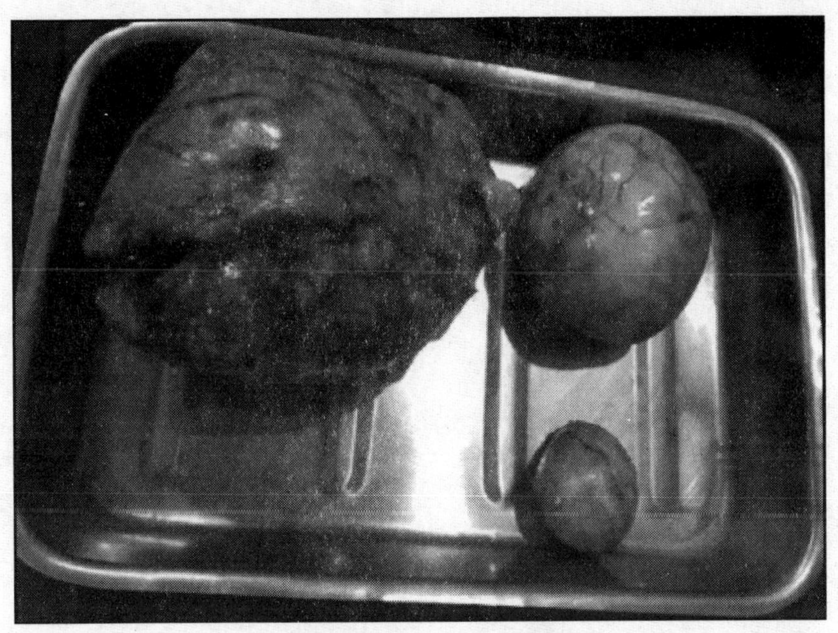

मायोमेक्टॉमी से निकाले हुए फायब्रॉयड

यदि मायोमा का आकार काफी बड़ा हो और महिला को रक्त की अत्यधिक कमी हो तो GnRH एगोनिस्ट की सुई लगाकर कुछ दिन ऑपरेशन टाला जा सकता है, क्योंकि इससे मायोमा के आकार में कमी के साथ-साथ रक्तस्राव की मात्रा में भी काफी कमी आ जाती है, पर यह प्रभाव कुछ महीनों के लिए ही होता है। GnRH ली हुई महिलाओं को ऑपरेशन के बाद पुनः मायोमा होने की अधिक संभावना रहती है तथा ऑपरेशन के दौरान भी मायोमा निकालना थोड़ा कठिन हो जाता है। GnRH के अलावा कुछ अन्य नई दवाएँ भी आजकल उपयोग में लाई जाती हैं वे हैं—एंटीप्रोजेस्टेरोन जैसे मिफेप्रिस्टोन तथा यूलिप्रिस्टल इत्यादि। ये दवाएँ उन स्त्रियों को दी जाती हैं, जिन्हें कुछ दिनों के लिए ऑपरेशन टालना हो या जिनके लिए ऑपरेशन जोखिम भरा हो या जिनको निकट भविष्य में रजोनिवृत्ति की संभावना हो।

लैप्रोस्कॉपी—इस ऑपरेशन के विषय में अध्याय 31 में विस्तार से दिया गया है। इस शल्य क्रिया के लिए विशेष प्रशिक्षण की आवश्यकता होती है अन्यथा ऑपरेशन के दौरान गंभीर जटिलताएँ उत्पन्न हो सकती हैं।

लैपैरोटॉमी—चीरा लगाकर पेट को खोलना लैपैरोटॉमी कहलाता है। कई बार रोग की सही पहचान पेट को बिना खोले नहीं हो पाती है। पेट खोलकर आँखों से देखने

पर सही स्थिति का पता चलता है, तब आवश्यकतानुसार रोग की शल्य चिकित्सा की जाती है।

इन शल्य क्रियाओं के अतिरिक्त भी अनेकों अन्य शल्य क्रियाएँ विभिन्न रोगों के लिए विभिन्न परिस्थितियों में की जाती हैं, पर ऊपर बताई हुई शल्य क्रियाएँ अधिकांशत: उपयोग में आती हैं।

□

मोटापा
(Obesity)

—डॉ. शारिका राय

यदि किसी भी व्यक्ति का वजन इतना अधिक बढ़ जाए कि उसके कारण उसके स्वास्थ्य पर बुरा असर पड़ने लगे तो उस व्यक्ति को मोटा कहते हैं। शरीर में कितनी शक्ति जमा होती है और कितनी खर्च, उसी पर मनुष्य का वजन निर्भर करता है। यदि कम शक्ति खर्च की जाए और खा-पीकर अधिक शक्ति जमा की जाए तो परिणाम मोटापा होगा। मोटापा एक विश्वव्यापी रोग के रूप में उभरकर सामने आ चुका है। गत बीस वर्षों में पूरे विश्व में मोटे लोगों की संख्या में काफी वृद्धि हुई है और भारत भी उससे अछूता नहीं है। चिंता की बात यह है कि और देशों की अपेक्षा कम वजन में ही भारतीयों का स्वास्थ्य दुष्प्रभावित होने लगता है।

मोटापे की पहचान

किसी भी व्यक्ति का वजन कितना होना चाहिए, यह उसकी उम्र और उसकी लंबाई पर निर्भर करता है। वजन औसत से थोड़ा ही अधिक या कम होना स्वस्थ होने की पहचान है। औसत से काफी अधिक वजन होने पर उसे मोटापे की श्रेणी में रखेंगे।

1. बी.एम.आई. (Body Mass Index)—व्यक्ति के किलोग्राम में वजन को उसकी मीटर में लंबाई के स्वायर से विभाजित (Weight in Kilograms÷Height in Metres^2) करने पर बी.एम.आई. का पता चलता है। उदाहरण के लिए यदि किसी व्यक्ति का वजन 90 किलोग्राम है और ऊँचाई 1.6 मीटर तो बी.एम.आई होगा 90 $\div 1.6 \times 1.6 = 35.16$ kg/m^2। बी.एम.आई. के अनुसार मोटापे की निम्न श्रेणियाँ निर्धारित की गई हैं—

वजन	BMI
• कम (underweight)	18.5 से कम
• सामान्य	18.5—24.9
• अधिक	25—29.9
• मोटा (obese)	30—34.9
• अतिमोटा (severe obese)	35—39.9
• भीषण मोटा (morbidly obese)	40 से अधिक

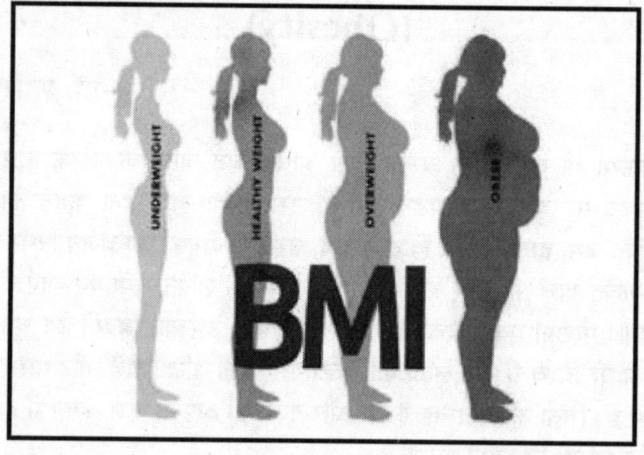

2. कमर की मोटाई—महिलाओं में यदि कमर का घेरा 35 इंच या 88 सेंमी. से अधिक हो तो इसे ज्यादा कहा जाएगा।

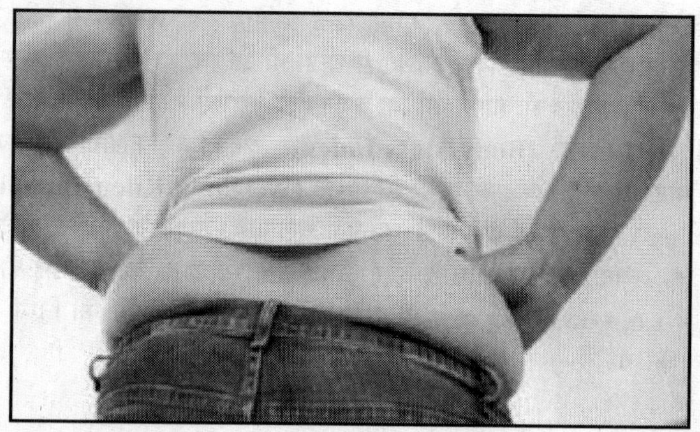

कमर की मोटाई

मोटापे के खतरे—मोटापा स्वास्थ्य पर बुरा प्रभाव डालता है। मोटापा जितना अधिक होगा, खतरे की संभावना भी उतनी ही अधिक होगी। अधिक मोटे व्यक्ति की आयु भी सामान्य व्यक्ति की अपेक्षा कम होती है।

मोटे लोगों में निम्न बीमारियों की संभावना बढ़ जाती है, जो मोटापा की श्रेणी के अनुसार बढ़ती जाती है—

1. मधुमेह (टाइप 2)।
2. उच्च रक्तचाप।
3. दिल का दौरा (Coronary Artery Disease)।
4. हृदय का बड़ा हो जाना।
5. नींद में साँस की रुकावट।
6. मस्तिष्क में रक्तस्राव।
7. पित्त की थैली में पथरी एवं अन्य बीमारियाँ।
8. लिवर की बीमारी।
9. ओस्टियोआर्थ्राइटिस।
10. बंध्यापन।
11. पी.सी.ओ.डी.।
12. मासिक चक्र का बहुत-बहुत दिनों पर आना या रुक जाना।
13. स्तन, गर्भाशय और बड़ी आँत का कैंसर।
14. किसी भी जख्म के सूखने में देर।
15. रक्तवाहिनियों में घनास्रता (Deep Vein Thrombosis)।

मोटापा का उपचार

मोटे व्यक्ति के लिए वजन कम करना अत्यंत ही कठिन है और अगर कम हो भी गया तो उसे कम ही रखना एवं पुनः बढ़ने नहीं देना और भी कठिन है। अतः वजन जब बढ़ने लगे, उसी समय उस पर काबू पाना आवश्यक है, ताकि अधिक न बढ़ पाए। इसके लिए समय-समय पर अपना वजन लेते रहना, स्वस्थ भोजन लेना और नियमित व्यायाम करते रहना जरूरी है। वजन कम करने के लिए निम्नलिखित उपाय किए जाते हैं—

1. **खान-पान में बदलाव**—खाना ऐसा होना चाहिए, जिसमें घी, तेल और चीनी-मीठे की मात्रा न्यूनतम हो या नहीं हो। हरी साग-सब्जियाँ, सलाद, ताजे फल लाभदायक होते हैं। रेशेदार सब्जी एवं फल स्वास्थ्य के लिए अच्छे होते हैं। भोजन में कैलोरी की मात्रा अपने वजन एवं बी.एम.आई. के अनुसार तय करनी चाहिए। अधिक बी.एम.आई. वाले को कम कैलोरी एवं कम

बी.एम.आई. वाले को अधिक कैलोरी की जरूरत होती है। इसके अलावा आप कितने क्रियाशील हैं, यह भी कैलोरी की आवश्यकता निर्धारित करता है, अधिक सक्रिय हों तो अधिक कैलोरी की आवश्यकता पड़ेगी और बैठनेवाला काम हो तो कम कैलोरी चाहिए।

2. **व्यायाम**—व्यायाम करने से या तेजी से टहलने से अधिक कैलोरी व्यय होती है, जो शरीर में उपलब्ध वसा को कम करता है। मोटापा कम करने के अलावा भी व्यायाम के अनेकों अन्य लाभ हैं।
3. **व्यावहारिक बदलाव**—अपने व्यवहार में थोड़ा-बहुत परिवर्तन करने से भी शरीर में वसा की कमी होती है, जैसे लिफ्ट के बदले सीढ़ियों का उपयोग करना, थोड़ी दूर जाने के लिए वाहन का प्रयोग न कर पैदल जाना, घर के छोटे-छोटे काम स्वयं करना इत्यादि।

व्यायाम, भोजन एवं व्यावहारिक बदलाव से ही मोटापे से जुड़ी बीमारियों की संभावना काफी कम हो जाती है, पर यदि अत्यधिक मोटापा हो तो उसे कम करने के लिए अन्य उपाय भी करने पड़ते हैं।

4. **दवाएँ**—मोटापा कम करनेवाली कुछ खास दवाएँ होती हैं, जिनका उपयोग उन लोगों के लिए किया जाता है, जो अत्यधिक मोटे हों और खान-पान, व्यायाम या व्यावहारिक बदलाव से वजन कम नहीं हो पा रहा हो। अधिकांशतः निम्नलिखित दवाएँ उपयोग में लाई जाती हैं, जो चिकित्सक के परामर्श से ही लेनी चाहिए—

1. ऑर्लीस्टेट (Orlistat) 60 या 120 मिलीग्राम का कैप्सूल दिन में दो बार भोजन के साथ लिया जाता है। यह दवा भोजन को पूरा पचने नहीं देती है, जिससे मोटापा में कमी आती है। कमजोर पाचन के कारण विटामिन ए, डी, ई और के1 की शरीर में कमी हो जाती है अतः दवा के रूप में इनकी आपूर्ति की जानी चाहिए।
2. लॉर्कासेरिन (Lorcaserin) 10 मिलीग्राम की गोली दिन में दो बार दी जाती है।
3. फेनटर्मिन (Phentermine) और टोपिरामेट (Topiramate) की मिलीजुली गोली।
4. लिट्राग्लूटाइड (Litraglutide)।

5. ऑपरेशन —

A. Liposuction—इस ऑपरेशन में पेट के ऊपर जमी अधिक वसा को हटा

दिया जाता है, पर इसके बाद पुनः वहाँ वसा के जमा होने की एवं मोटापा की संभावना बनी रहती है।

B. Bariatric Surgery—इसमें आमाशय को भिन्न-भिन्न विधियों द्वारा छोटा कर दिया जाता है, ताकि व्यक्ति अधिक खाना खा ही नहीं पाए। मोटापा कम करने की विधियों में यह ऑपरेशन काफी सफल पाया गया है। इसका उपयोग उन व्यक्तियों के लिए किया जाता है, जिनका बी.एम.आई. 40 या उससे अधिक हो। यदि 35 से 40 के बीच में बी.एम.आई. हो पर साथ में मोटापे से संबंधित अन्य कोई जटिलता भी हो, तब भी ऑपरेशन करना उचित है।

दवाओं का सेवन या ऑपरेशन गर्भावस्था में नहीं किया जाता है। गर्भावस्था में खान-पान में भी अधिक कमी करना भ्रूण के लिए हानिकारक हो सकता है, क्योंकि उसके विकास में कमी होगी। उचित है कि गर्भाधान के पहले ही अपने वजन को कम किया जाए एवं सही बी.एम.आई. प्राप्त करने की कोशिश की जाए।

प्रजनन से संबंधित निम्न जटिलताएँ मोटापे से जुड़ी हुई हैं—

1. मासिक चक्र का रुक-रुककर आना या बंद हो जाना।
2. ओव्युलेशन नहीं होना और अंडाशय में बहुत सारे छोटे-छोटे सिस्ट का बन जाना (PCOD)।
3. बंध्यापन।
4. पुरुषों में शुक्राणुओं की कमी एवं उनकी क्रियाशीलता में कमी।
5. गर्भपात।
6. समयपूर्व प्रसव।
7. समयपश्चात् प्रसव।
8. गर्भावस्था का मधुमेह।
9. गर्भावस्था में उच्च रक्तचाप।
10. अल्ट्रासाउंड की जाँच में दिक्कत एवं गलती।
11. भ्रूण का गर्भाशय में उल्टा या आड़ा होना।
12. सिजेरियन सेक्सन की संभावना बढ़ जाना।
13. ऑपरेशन के समय निश्चेतना में जटिलता।
14. ऑपरेशन में परेशानी तथा मूत्राशय एवं आँत को चोट लगने का डर।
15. घाव सूखने में देर।
16. हर्निया की अधिक संभावना।

कैलोरी गणना—किसी भी व्यक्ति को सामान्य वजन बनाए रखने के लिए

प्रतिदिन कितने कैलोरी की आवश्यकता है, यह उसकी लंबाई, उसके वर्तमान वजन एवं उसके विभिन्न कार्यों से निर्धारित होता है। जो अधिक लंबे हैं और जो परिश्रम वाले कार्य करते हैं, उन्हें अधिक कैलोरी की आवश्यकता होती है, जबकि मोटे लोगों को एवं आराम करनेवालों को कम कैलारी की आवश्यकता होती है। एक स्त्री को प्रतिदिन उसके कार्य के आधार पर 1500 से 3000 किलो कैलोरी की आवश्यकता पड़ती है।

सामान्य मात्रा में सामान्य भोजन से वजन भी सामान्य रहता है। मीठे, तले एवं बाजारू खाद्य पदार्थ कम मात्रा में खाने पर भी अधिक कैलोरी उत्पन्न करते हैं, जिससे मोटापा बढ़ता है, अतः अच्छे स्वास्थ्य के लिए इनसे परहेज करना चाहिए। □

लेखकों की सूची

डॉ. अलका पांडेय	–	एम.बी.बी.एस., एम.डी., पी–एच.डी., सहायक प्राध्यापक (प्रसव एवं स्त्री रोग विभाग), पटना मेडिकल कॉलेज अस्पताल, पटना
डॉ. अभिलाषा शाण्डिल्य डॉ. अमिता सिन्हा	–	एम.बी.बी.एस., एम.एस., सहायक प्राध्यापक (प्रसव एवं स्त्री रोग), नालंदा मेडिकल कॉलेज अस्पताल, पटना
डॉ. हिमांशु राय	–	एम.बी.बी.एस. (प्रतिष्ठा), एम.डी., एफ.आई. सी.ओ.जी., निदेशक, सृजन फर्टिलिटी सेंटर, पटना
डॉ. हेमाली हायडी सिन्हा	–	एम.बी.बी.एस., एम.डी., प्राध्यापक सह विभागाध्यक्ष, प्रसव एवं स्त्री रोग विभाग, एम्स, पटना
डॉ. मंजु गीता मिश्रा	–	एम.बी.बी.एस., एम.एस., पूर्व प्राध्यापक, पटना मेडिकल कॉलेज अस्पताल, पटना
डॉ. नीलम	–	एम.बी.बी.एस., डी.जी.ओ., एम.डी., प्रसव एवं स्त्री रोग विशेषज्ञ, पटना
डॉ. प्रमिला मोदी	–	एम.बी.बी.एस., एम.एस., प्रसूति एवं स्त्री रोग विशेषज्ञ, मोदी नर्सिंग होम, पटना
डॉ. पूनम दीक्षित	–	एम.बी.बी.एस., एम.एस., एफ.आर.सी.ओ.जी., प्रसव एवं स्त्री रोग विशेषज्ञ, लैप्रोस्कोपिक सर्जन, पटना
डॉ. प्रज्ञा मिश्रा चौधरी	–	एम.बी.बी.एस., एम.आर.सी.ओ.जी., पी–एच. डी., डी.एफ.एफ.पी., एम.आई.सी.ओ.जी., स्त्री रोग विशेषज्ञ, पटना

डॉ. आर.के. गोस्वामी	–	एम.बी.बी.एस., एम.एस., कैंसर शल्य चिकित्सक, पटना
डॉ. रवि ब्याहुत	–	एम.डी. (रेडियोथैरैपी), सहायक प्राध्यापक, रेडियोथैरैपी विभाग, पटना मेडिकल कॉलेज अस्पताल, पटना
डॉ. शारिका राय	–	एम.बी.बी.एस., एम.डी., प्रसव एवं स्त्री रोग विशेषज्ञ, पटना
डॉ. शिप्रा राय	–	एम.बी.बी.एस. (प्रतिष्ठा), एम.एस., एफ.आर.सी.ओ.जी., एफ.आई.सी.ओ.जी. प्रसव एवं स्त्री रोग विशेषज्ञ, पटना
डॉ. शांति राय	–	एम.बी.बी.एस. (प्रतिष्ठा), डी.जी.ओ., एम.एस., एम.एन.ए.एम.एस., एफ.आई.सी.एस., एफ.आई.सी.ओ.जी. पूर्व प्राध्यापक एवं विभागाध्यक्ष (प्रसव एवं स्त्री रोग), पटना मेडिकल कॉलेज अस्पताल, पटना

□□□